Springer

消化道术后
并发症实例分析

Case Studies of Postoperative
Complications after Digestive Surgery

〔荷〕米格尔·A. 奎斯塔（Miguel A. Cuesta）
〔荷〕亚普·博尼亚尔（Jaap Bonjer） | 编著

何显力　姚宏伟　王　楠 | 主译

北京科学技术出版社

First published in English under the title
Case Studies of Postoperative Complications after Digestive Surgery
edited by Miguel Angel Cuesta Valentin and Jaap Bonjer
Copyright © Springer International Publishing Switzerland, 2014
This edition has been translated and published under licence from Springer Nature Switzerland AG.

著作权合同登记号：图字 01-2019-3455 号

图书在版编目（CIP）数据

消化道术后并发症实例分析 /（荷）米格尔·A. 奎斯塔（Miguel A. Cuesta），（荷）亚普·博尼亚尔（Jaap Bonjer）编著；何显力，姚宏伟，王楠主译 . —北京：北京科学技术出版社，2021.7

书名原文：Case Studies of Postoperative Complications after Digestive Surgery

ISBN 978-7-5714-1213-5

Ⅰ.①消… Ⅱ.①米… ②亚… ③何… ④姚… ⑤王… Ⅲ.①消化系统疾病 – 外科手术 – 并发症 – 研究 Ⅳ.①R656.606

中国版本图书馆CIP数据核字（2020）第222659号

责任编辑：何晓菲
责任校对：贾 荣
责任印制：李 茗
图文制作：北京永诚天地艺术设计有限公司
出 版 人：曾庆宇
出版发行：北京科学技术出版社
社　　址：北京西直门南大街16号
邮政编码：100035
电　　话：0086-10-66135495（总编室）
　　　　　0086-10-66113227（发行部）
网　　址：www.bkydw.cn
印　　刷：北京利丰雅高长城印刷有限公司
开　　本：889 mm × 1194 mm　1/16
字　　数：532千字
印　　张：21
版　　次：2021年7月第1版
印　　次：2021年7月第1次印刷
ISBN 978-7-5714-1213-5

定　价：268.00元

译者名单

主　译

何显力（空军军医大学唐都医院　教授、主任医师）

姚宏伟（首都医科大学附属北京友谊医院　教授、主任医师）

王　楠（空军军医大学唐都医院　副教授、副主任医师）

副主译（按姓氏拼音排序）

杜　鹏（上海交通大学医学院附属新华医院　副教授、主任医师）

龚剑锋（东部战区总医院普通外科　教授、主任医师）

刘　正（中国医学科学院肿瘤医院　副主任医师）

乔　庆（空军军医大学唐都医院　副教授、副主任医师）

宋文杰（空军军医大学西京医院　副教授、副主任医师）

吴　涛（空军军医大学唐都医院　副教授、副主任医师）

译　者（按姓氏拼音排序）

陈　昊（兰州大学第二医院　教授、主任医师）

董　瑞（空军军医大学唐都医院　副教授、副主任医师）

都庆国（陕西省人民医院　副主任医师）

高志冬（北京大学人民医院　副教授、副主任医师）

黄　俊（中山大学附属第六医院　副主任医师）

李　昂（首都医科大学宣武医院　主任医师）

李徐奇（西安交通大学第一附属医院　副研究员、副主任医师）

林　毅（首都医科大学附属北京安贞医院　副主任医师）

刘焕然（大连医科大学附属第一医院　教授）

孟文建（四川大学华西医院　副教授）

宁　振（大连医科大学附属第一医院　副主任医师）

施　磊（宁夏医科大学总医院　副主任医师）

宋　扬（空军军医大学唐都医院　副主任医师）

田　丰（空军军医大学唐都医院　副教授、副主任医师）

汪　栋（首都医科大学附属北京友谊医院　副主任医师）

汪　灏（南京大学医学院附属鼓楼医院　副教授、主任医师）

王　品（兰州大学第二医院　主治医师）

王成果（空军军医大学唐都医院　讲师、主治医师）

王金榜（河南省肿瘤医院　副主任医师）

王鑫鑫（中国人民解放军总医院第一医学中心　副教授、副主任医师）

吴伟强（解放军联勤保障部队第 940 医院　副主任医师）

吴现瑞（中山大学附属第六医院　副主任医师）

夏　晖（中国人民解放军总医院第四医学中心　副主任医师）

夏　鹏（西安交通大学第一附属医院　主任医师）

邢加迪（北京大学肿瘤医院　副主任医师）

闫小龙（空军军医大学唐都医院　教授、主任医师）

杨　昆（四川大学华西医院　副教授）

杨　烈（四川大学华西医院　教授）

杨静悦（空军军医大学西京医院　副教授、副主任医师）

杨盈赤（首都医科大学附属北京友谊医院　副教授、主任医师）

杨诏旭（空军军医大学西京医院　副教授、副主任医师）

阴继凯（空军军医大学唐都医院　副教授、副主任医师）

张　章（空军军医大学唐都医院　副教授、副主任医师）

郑波波（陕西省人民医院　主治医师）

朱震宇（中国人民解放军总医院第五医学中心　副主任医师）

校　对（按姓氏拼音排序）

贺加星（空军军医大学唐都医院　主治医师）

贾国战（空军军医大学唐都医院　副主任医师）

金　超（空军军医大学唐都医院　主治医师）

谭　凯（空军军医大学唐都医院　主治医师）

唐海利（空军军医大学唐都医院　主治医师）

王　珂（空军军医大学唐都医院　主治医师）

王　楠（空军军医大学唐都医院　护师）

杨　涛（空军军医大学唐都医院　副主任医师）

杨　莹（空军军医大学唐都医院　主治医师）

张　波（空军军医大学唐都医院　主治医师）

张战胜（空军军医大学唐都医院　主治医师）

周　帅（空军军医大学唐都医院　主治医师）

主译简介

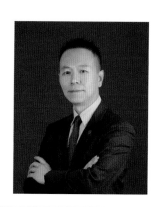

何显力

空军军医大学唐都医院普通外科主任，教授、主任医师

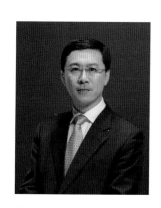

姚宏伟

首都医科大学附属北京友谊医院（国家消化系统疾病临床医学研究中心）普通外科分中心胃肠外科副主任，教授、主任医师

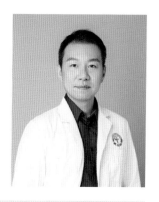

王　楠

空军军医大学唐都医院普通外科副主任，副教授、副主任医师

作者简介

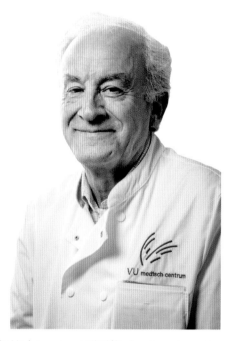

〔荷〕米格尔·A. 奎斯塔（Miguel A. Cuesta）

荷兰 VU 大学医学中心胃肠及外科手术部教授

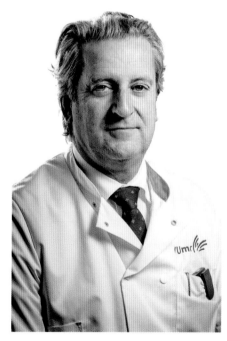

〔荷〕亚普·博尼亚尔（Jaap Bonjer）

欧洲腔镜外科学会主席，荷兰阿姆斯特丹医学中心外科主任

译者前言

消化外科的发展历史可以向前追溯近 400 年，其间消化外科医师为无数患者解除病痛，创造了一个又一个生命奇迹。但是，在进一步提高救治效果的道路上，术后并发症一直是一只凶险的"拦路虎"。随着外科手术技术和器械设备的快速发展，消化外科手术质量有了很大的提升，但仍难以完全避免术后并发症的发生。《消化道术后并发症实例分析》由荷兰 Cuesta 教授和 Bonjer 教授领衔编撰，70 位经验丰富的外科医师分享了他们工作中遇到的 100 多个术后出现严重并发症的实际临床病例。通过他们对这些并发症的诊断、治疗及转归的详细描述，读者可以从中获取很多宝贵的经验。本书的实践性、描述性和可读性很强，并配有丰富的影像资料及精美的手绘图，内容脉络分明、全面充实，可加深消化外科医师对手术的理解。在何显力教授、姚宏伟教授两位主译的带领下，我们联合国内胸外科、胃肠外科、肿瘤科等多学科中青年专家组成团队，将该书翻译出版，期望能让临床医师及相关研究人员从中获益。

感谢全体参译专家、全体审校人员和北京科学技术出版社编辑为本书出版所付出的努力。在忠于原著的原则下，为了使本书内容更符合汉语的语言习惯，译者和审校人员对译稿进行了多次修改和润色，力争达到"信、达、雅"的翻译标准。希望本书能为消化外科同道带来裨益，进而为发生术后并发症的患者带来福音。

由于译者水平有限，书中的不当之处望同道们海涵并予以批评指正。

王楠

前　言

　　一直以来，外科医师都在不断致力于为患者提供最好的治疗。他们专注于提升手术质量的例证不胜枚举，如采用更小的切口以减轻术后疼痛和降低切口感染及切口疝发生的风险、改进外科技术设备以便更安全地进行组织切除术、术中借助影像技术引导以便更加精准地进行组织切除术等。在过去几十年里外科领域取得了一系列重大进展：用于诊断的有创外科操作已被多种影像学技术取代，这些影像学技术能够提供病灶部位的高分辨率三维图像，从而使外科团队能够精确设计手术入路；腹部大切口已经被穿刺型切口取代，使患者在术后早期即可下床走动并在数天内恢复正常活动，术后无须长时间住院；通过置于管腔内的支架或者影像引导下经皮穿刺置入引流管来缓解阻碍患者康复的梗阻或消除积液等。

　　尽管外科手术的质量已大大提升，但许多外科手术仍然受累于所谓的"治疗结果并不尽如人意"，而且如何定义"并发症"这个词有待商榷。Francis D. Moore 在 *A miracle and a prioilege*（《奇迹与荣幸》，未出版中文版）一书中描述了一个由 Ernest Amory Codman 开发的分类系统，该系统对由于诊断、技术或判断上的错误而引起的手术治疗效果不佳进行分类，这种基于医疗失误的分类方法与根据病种进行分类的方法完全不同。这一分类系统为进一步改进手术技术提供了极佳的平台。

　　对患者的病情了如指掌至关重要。疾病的自然进程、疾病对其他器官系统的影响及外科干预后的预期结果都是评估患者病情和制订最佳治疗方案时要考虑的首要和核心因素。这一复杂的过程需要集合所有参与治疗并对患者疾病有全面深入了解的医护人员的集体智慧。如今，多学科诊疗模式已经成为 21 世纪外科实践的主要方向。

　　充分的准备和合理的预案对于手术的成功至关重要。深入理解相关解剖结构，细致地确定患者的体位、手术入路，精确地进行显露、游离、切断和结扎等操作，以及最重要的一点——手术团队和麻醉团队成员共同讨论上述细节，都是决定手术和术后康复过程顺利的重要因素。

　　逐步完善并实施规整的检查项目清单制度可以使纷繁复杂的术前、术中和术后诊疗过程得以标准化和文档化。患者的术后管理需要专业的医护团队，团队成员不但要按时观察并评估患者病情，还要具备专业知识与技能，在促进术后康复的同时能够及时发现影响术后康复的异常情况。

　　《消化道术后并发症实例分析》（*Case Studies of Postoperative Complications after Digestive Surgery*）是消化道术后并发症系列丛书的第二部，本书的目的是通过一个个病例来描述和讨论消化外科术后常见并发症的诊断和治疗。本书与 *Treatment of Postoperative*

Complications after Digestive Surgery（《消化外科术后并发症的治疗》，未出版中文版）密切相关。在这两部书中，超过 50 位非常敬业且经验丰富的外科医师分享了他们的经验，读者可以从他们所经历的术后并发症中吸取教训。后者的内容主要为教科书式内容，共 25 章，侧重于介绍如何通过术前评估病情、制订手术计划、完善术前准备、手术操作及对患者进行围手术期的管理来预防术后常见并发症。

本书的实践性和描述性更强，将 100 多个实例分析呈现在读者面前，为读者提供非常宝贵的学习机会。本书还提供了大量影像资料及注重解剖学细节的手绘示意图。在这个数字化时代，我们在选择铅笔还是鼠标这个问题上确实有些犹豫。但是，将影像和解剖学经验融合并转化为手绘图的过程，对主刀医师及手术团队其他成员的术前设计准备都是极为重要的。Wendy Vetter、Dana Hamers 和 Miguel Cuesta 为部分案例绘制了蕴含他们深刻见解的示意图，希望此举能激发读者们拿起彩色铅笔的兴趣。

我们希望这本书能够丰富全球的外科医师、外科住院医师的知识储备并加深他们对手术的理解，激励他们为外科学的持续进步做出贡献。

Miguel A.Cuesta

Jaap Bonjer

于荷兰阿姆斯特丹

目　录

第1章
食管切除术后疑似吻合口并发症

Surya S.A.Y Biere

关键词 术后；并发症；吻合口瘘；食管切除

诊断和手术指征

患者男性，60岁，主诉吞咽困难3个月，诊断为食管下段腺癌。

经过超声内镜和胸腹部CT及PET-CT检查，确定肿瘤分期为$cT_3N_1M_0$。行新辅助放化疗。6周后，行Ivor-Lewis食管切除术加二野淋巴结清扫术。

术后并发症的诊断与治疗

术后第6天，患者出现发热、呼吸困难并进行性加重至呼吸衰竭需要气管插管及机械通气。胸腹部CT检查提示吻合口瘘合并脓胸（图1.1）。再次行开胸探查术，可见吻合口处有一个1/3周长的瘘口，并继发脓胸及纵隔炎。给予引流及右肺胸膜剥脱后，将吻合处缺血部分予以切除，以端-端方式重新吻合。切除第3肋，经肋间用前锯肌瓣将吻合口予以包埋保护。患者术后转入ICU，双肺下叶不张以及双肺斑片状阴影，考虑为呼吸窘迫综合征伴有脓毒血症（图1.2）。给予稳定持续的呼气末正压通气10cmH$_2$O以及60%的吸入氧浓度支持，2天后拔除气管插管。1天后因为再次发热及呼吸困难又重新插管，经历了机械通气、抗生素治疗、空肠造瘘肠内营养治疗后，终于再次拔除气管插管并将患者转入中等护理病房。这期间出现黄疸（由于药物反应及脓毒血症）、高钠血症及谵妄。术后第

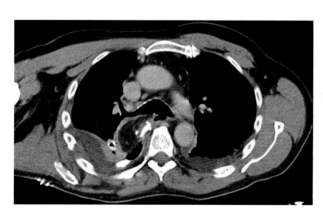

图 1.1 CT检查提示吻合口瘘合并脓胸

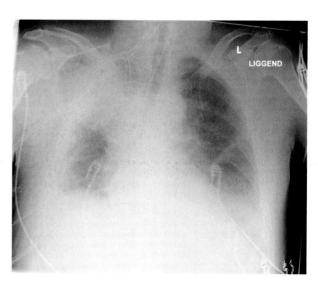

图 1.2 术后胸部X线片，右侧胸腔可见前锯肌瓣的轮廓

26天，患者转至普通病房，无并发症出现，于术后第44天出院。

讨论

因患者术后脓毒血症及呼吸困难持续加重，因此怀疑此例 Ivor-Lewis 食管切除患者并发术后胸内吻合口瘘。CT 检查进一步证实了吻合口瘘合并脓胸及纵隔炎的诊断。在对患者进一步评估后，立刻采取有效措施，再次开胸探查，对纵隔炎及脓胸予以引流，并行吻合口重建。胸膜剥脱对于脓胸的处理是必要的，且能够使肺充分膨胀。发生瘘之后吻合口的重建依然存在争议。有些食管外科医师主张将吻合口断开，行颈部食管造瘘及胃造瘘，尤其是当管状胃存在较长的缺血段时。经过一段较长时间的恢复，再进行结肠代食管术重建上消化道。但是当缺血段较短时，其他医师倾向于保留吻合口，瘘口放置支架，脓胸引流或者将缺血坏死处切除后重建吻合口，并以带蒂肌瓣保护新的吻合口（示意图1.1）。肌瓣可以使愈合概率增加，避免吻合口断开及再手术的风险。然而，如果本例患者再次手术以及明确瘘之后情况继续恶化或出现肌瓣坏死，则须将吻合口断开。关于瘘发生后用于包埋的吻合口的可用材料，包括胸膜瓣、心包瓣、肋间肌瓣、胸大肌瓣或前锯肌瓣。本例选择前锯肌瓣是合理的，因为肋间肌瓣在开胸切口处无法使用。

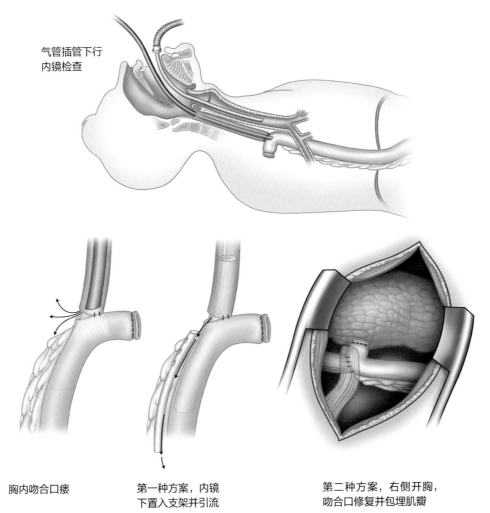

气管插管下行内镜检查

胸内吻合口瘘　第一种方案，内镜下置入支架并引流　第二种方案，右侧开胸，吻合口修复并包埋肌瓣

示意图 1.1　当食管癌切除术后确诊吻合口瘘合并脓胸或纵隔炎时，有两种处理方案：内镜下置入支架覆盖瘘口并局部充分引流；或右侧开胸，行吻合口修复并包埋肌瓣

对于胸腔镜手术的病例，外科医师必须在再次胸腔镜手术与开胸手术之间做出选择。如果胸腔镜手术可以充分引流脓胸且可使瘘口闭合，则胸腔镜手术是一个好的选择[1]。

其他可能的方法，如创伤更小的三管置入法等，还需要更多的研究[2]。

（田丰　译）

参考文献

[1] Li XH, Hu Y, Rong TH, et al. Medical thoracoscopy and gastroscopy for the treatment of intrathoracic anastomotic leakage following esophagectomy. Oncol Lett. 2012;5:198–200.

[2] Yin G, Xu Q, Chen S, et al. Fluoroscopically guided three-tube insertion for the treatment of postoperative gastroesophageal anastomotic leakage. Korean J Radiol. 2012;13:182–8.

第 2 章
食管 - 管状胃颈部吻合口瘘

Surya S.A.Y Biere

关键词　颈部瘘；吻合；吞咽困难；经胸食管切除；颈部支架

诊断和手术指征

患者女性，64 岁，因吞咽困难行进一步检查，确诊为食管中段鳞状细胞癌。经超声内镜、胸腹部 CT 以及 PET-CT 检查后临床分期为 $cT_{3-4}N_2M_0$。患者行新辅助放化疗。治疗后临床表现及 PET-CT 结果均显示肿瘤病灶及局部淋巴结明显缩小。

6 周后，行胸腹腔镜联合食管癌 3 期食管切除术、二野淋巴结清扫术、颈部吻合术。

术后并发症的诊断与治疗

患者术后第 5 天开始经口进食。第 8 天出现颈部切口感染、唾液流出及漏气，提示出现颈部吻合口瘘。行伤口护理及经空肠造瘘注入流食，瘘持续超 10 天未见好转。CT 检查见瘘口与上纵隔相通且引流入纵隔（图 2.1）。由于瘘持续存在，遂在瘘口水平放置支架。第 1 个支架置入后，伤口仍持续有渗漏，X 线透视下吞咽可见支架脱落，瘘口可见。重新行胃镜检查，将旧支架取出，并放置新支架（图 2.2），漏出立即停止，患者可以逐渐经口进食。术后第 31 天，患者出院，可经空肠造瘘注入 1L 流食，经口进食部分食物。经胃镜检查确认吻合口愈合 2 周后，在门诊取出支架。

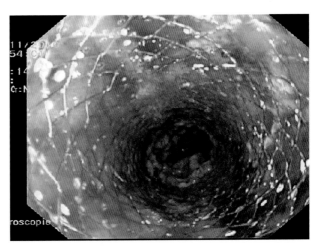

图 2.1　CT 检查示上纵隔持续瘘口　　　　图 2.2　支架覆盖瘘口

病理报告示标本残端无肿瘤组织残留，15 个淋巴结均为阴性。

讨论

对于食管 – 管状胃颈部吻合口瘘的治疗大多采取保守方式，包括伤口持续引流、伤口换药护理、空肠造瘘营养。经保守治疗后，局限性的瘘管形成会在数日后逐渐停止。但是此种方法不适用于两种例外情况（示意图 2.1）。第一种，漏出物下行进入纵隔引起纵隔炎；第二种，颈部瘘管存在 10 天以上且持续大量漏出。

本案例中，使用颈部支架的指征为持续的吻合口瘘，CT 检查可见瘘口并引流入上纵隔。使用支架比起保守治疗可能还有一个优势是可避免迟发性的狭窄。支架脱落是常见并发症，尤其当环咽肌末端放置支架的空间非常狭小时。支架放入后患者就可以饮水及摄入清淡饮食。至于支架放置多久可使瘘口闭合且避免狭窄尚存在争议——可能 4~6 周较为合适[1]。有报道称，食管癌切除术颈部吻合口瘘的发生率约为 14%[2]。近期一项有关颈部吻合口与胸内吻合口的随机对照研究的 meta 分析显示，颈部吻合口瘘的发生率更高[3]。一项 242 例经胸食管癌切除并颈部吻合术的研究显示，瘘的发生率为 11.1%，且只有 50% 的发生瘘的患者出现纵隔炎[4]。

（田丰 译）

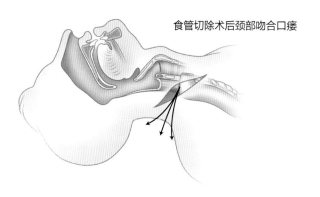

食管切除术后颈部吻合口瘘

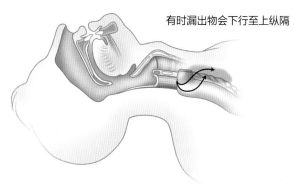

有时漏出物会下行至上纵隔

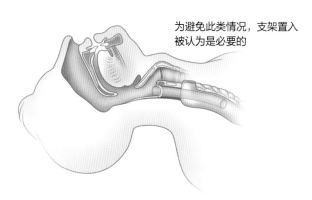

为避免此类情况，支架置入被认为是必要的

示意图 2.1　食管切除术后颈部吻合口瘘，有时漏出物会下行至上纵隔。为避免此类情况，支架置入是必要的

参考文献

[1] Scheepers JJ, van der Peet DL, Veenhof AA, et al. Systematic approach of postoperative gastric conduit complications after esophageal resection. Dis Esophagus. 2010;23:117–21.

[2] Hulscher JBF, van Sandwick JW, de Boer AG, et al. Extended transthoracic resection compared with limited transhiatal resection for adenocarcinoma of the esophagus. N Engl J Med. 2002;347:1662–9.

[3] Biere SSAY, Maas KW, Cuesta MA, van der Peet DL. Cervical or thoracic anastomosis after esophagectomy for cancer: a systematic review and meta-analysis. Dig Surg. 2011;28:29–35.

[4] Korst RJ, Port JL, Lee PC, Altorki NK. Intrathoracic manifestations of cervical anastomotic leaks after transthoracic esophagectomy for carcinoma. Ann Thorac Surg. 2005;80:1185–90.

第3章
食管癌术后乳糜瘘

Alberto Martinez Isla, Jack L.Martin, Anthony J. Healey

关键词　乳糜瘘；颈部吻合；胸导管；乳糜胸

诊断和手术指征

患者女性，63岁，被诊断为中段食管鳞状细胞癌，术前分期为 $T_3N_1M_0$。既往接受过放化疗并通过十二指肠营养管进行肠内营养支持。自诉症状有所缓解后，术前已恢复经口进食。

手术

行食管癌3期食管切除、颈部吻合加二野淋巴结清扫术。肿瘤周围组织纤维化导致手术难度较大，术中难以分辨邻近肿瘤的胸导管是否被切除。同时，食管裂孔水平以上的胸导管分出多个分支，遂将上述分支予以结扎。

病理

鳞状细胞癌 T_3N_1。

术后并发症的诊断与治疗

患者术后出现乳糜胸，起初每天引流量为500ml，接下来的数天里增至1000ml左右（图3.1，图3.2）。根据引流液的牛奶状外观以及甘油三酯含量高判断为乳糜胸。给予中链甘油三酯酸（medium-chain triglyceride，MCT）饮食后，引流液颜色变淡，但引流量仍在每天1000ml以上（图3.3）。患者一般状况尚可，经慎重考虑后，计划行胸腔镜手术以明确乳糜瘘部位并结扎胸导管，必要时开胸探查。手术前，患者经口进食奶油。胸腔镜下，瘘口被找到——不在远端，而是在中纵隔区域。在此位置夹闭胸导管并重新放置胸腔引流管。术后引流液为血性并不再呈乳糜样外观。引流管于术后第3天拔除。

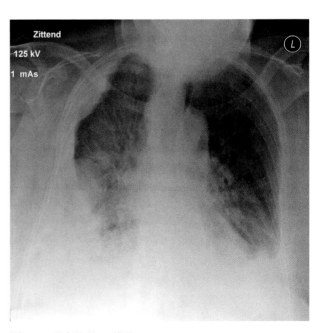

图3.1　乳糜胸的 X 线片

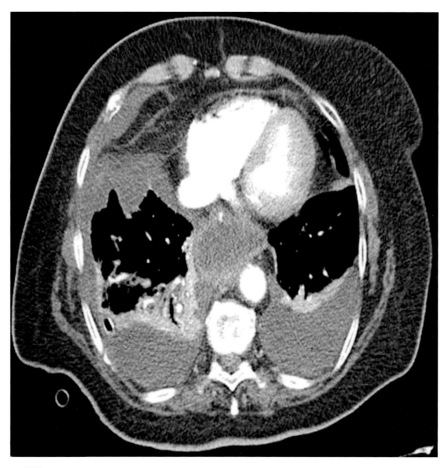

图 3.2 乳糜胸的 CT 影像

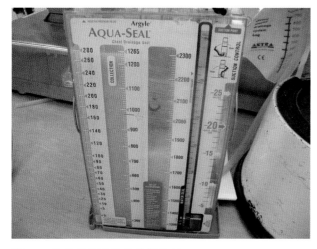

图 3.3 胸腔引流液呈乳糜样外观

讨论

胸导管是全身淋巴系统的总回流管道，其内有肠道乳糜液以及来自全身的淋巴（但来自右侧头颈部、右上肢，右肺，右半心脏以及肝脏凸面的淋巴除外）[1,2]。胸导管起源于第 2 腰椎椎体前方的乳糜池。胸导管长度为 37~45cm，自膈肌裂空上行进入胸腔，位于正中弓状韧带后方，奇静脉与主动脉之间。在第 4~6 胸椎水平穿行至胸椎左侧胸腔沿食管左侧继续上行，经过主动脉弓后方，再经过锁骨下动脉前方，通过胸廓入口进入颈部，汇入左侧锁骨下静脉与颈内静脉交角处 [2]。上述为经典结构，经常会有变异出现，有报道称约有半数的人存在变异 [3]。在胸导管内以及与左锁骨下静脉的淋巴管静脉交汇处存在很多瓣膜。

乳糜丢失的并发症

乳糜胸所致的局部压迫效应可对循环、呼吸产生影响。经有效引流后，长期不愈的乳糜瘘可导致代谢、营养以及免疫等多方面的并发症[1-3]。对于存在乳糜瘘的患者，很难维持充足的循环血量以及进行有效的补液治疗。常见的有酸碱失衡及电解质失衡、酸中毒、低钠血症及低钙血症[1,2]。患者很快会出现营养耗竭，需要营养支持。由于大量淋巴细胞及免疫球蛋白随乳糜液丢失，导致细胞免疫与体液免疫均出现异常[1,2]。

胸导管损伤机制

众所周知，胸导管无论是在开胸探查还是在胸腔镜下都很难用肉眼看到。例如，传统的经膈食管内翻拔脱术中钝性剥离食管时，会产生剪切力损伤脆弱的胸导管。目前胸外科医师已普遍认识到胸腔与食管手术中有可能出现胸导管损伤这个并发症。据报道称，其在食管切除术中的发生率为2%~4%[1]。在心胸外科手术、颈部手术、创伤、中心静脉穿刺及根治性肾切除术中也会出现意外损伤[1]。术前高脂饮食（如高脂奶油）有助于术中胸导管的辨认从而可能降低意外横断或撕裂发生的概率[4]。胸导管损伤可导致右侧或左侧乳糜胸。根据乳糜胸存在哪一侧可以大致推断出胸导管的损伤部位，第5~6胸椎体以下部位损伤常导致右侧乳糜胸，该水平之上的损伤多导致左侧乳糜胸[3,5]。

胸导管损伤的预防

预防胸导管损伤有多种方法。在唯一的随机化研究中，用到的预防措施是对纵隔创面应用纤维蛋白胶。有趣的是，这个方法实际显著提高了淋巴漏出的概率。其他学者尝试常规的胸导管结扎术，系统性地将胸导管与其周围所有脂肪、淋巴组织包括奇静脉一起结扎被证明是安全有效的，可降低食管癌患者经胸食管切除术后乳糜胸的发生率[6]。

诊断

对于大多数术后患者，乳糜瘘表现为胸腔引流液（对于经膈肌裂孔食管切除的患者则为腹腔引流液）量大于寻常量（500ml以上）且颜色呈草黄色或乳白色。对于没有放置胸腔引流管或引流管位置不佳的患者，则胸腔积液相关症状体征以及进行性循环呼吸障碍为其最常见的表现[1]。在引流液出现乳糜之前，有2~10天的潜伏期。通常情况下，胸腔积液的颜色为草黄色，而对于禁食的患者而言，典型的乳白色乳糜液的胸腔引流液可能不会出现，于是乳糜胸的诊断可能会被延误。因此，对于乳糜胸的诊断需要高度的警觉性。根据笔者自身经验，如果术后患者出现持续且大量的胸腔引流液，可肠内给予高脂奶油，如引流液变为乳白色，则可明确乳糜胸的诊断[4]。胸腔积液中出现大量淋巴细胞及甘油三酯高度提示乳糜瘘，引流液电泳发现乳糜微粒则可明确诊断[1]。

治疗方案

保守治疗

乳糜胸的传统保守治疗方案包括胸腔引流，降低乳糜流量，辅助治疗如生长抑素类制剂、营养支持及处理感染相关并发症等。显著降低乳糜流量可通过控制饮食中的脂肪摄入来实现，但不必控制中链甘油三酯（直接吸收进入血液循环，而不经过乳糜循环）。全胃肠外营养也是一种可选方案，尤其适合于存在持续大量乳糜丢失或消化道重建手术的患者[1]。然而，对于有重症感染的患者，保守治疗与较高的死亡率相关。胸导管与奇静脉、肋间静脉及腰静脉之间存在大量的淋巴管–静脉交通支。这就使得外科处理胸导管损伤成为可能，不论胸部还是颈部，都可以在损伤部位的上方或下方安全地结扎胸导管。对于相对少量的乳糜漏，可短期保守治疗，而对于引流量大于 10ml/（kg·d）的病例，保守治疗通常难以起效，因此需要外科干预。

外科治疗

术前影像学检查对于胸导管损伤的评估是有价值的，包括 CT、磁共振成像、淋巴显像及淋巴造影[1,4]。传统的外科入路是开胸探查，当前的主流技术则是微创的胸腔镜入路。术前进食高脂奶油有助于术中辨认胸导管。明确瘘的存在后可使用腔镜夹将胸导管夹闭（图 3.4，示意图 3.1）。对于瘘的位置难以明确的患者，推荐尽量在近端、膈肌水平分离并结扎胸导管，也有些学者主张采用胸膜固定术、胸膜切除术或胸膜外分流术[7]。

乳糜瘘的并发症

保守治疗乳糜瘘的死亡率约为 50%。外科治疗结扎胸导管显著降低了死亡率，微创胸腔镜方法使死亡率进一步降低。有综述分析了自 2007 年以来的病例报道，得出总死亡率为 18%，其中保守治疗死亡率为 23%（0~57%）、手术治疗死亡率为 15%（开胸探查）的结论[4]。一组胸腔镜治疗的病例报道称，无患者死亡，其他并发症的发生率也很低[2]。经皮导管介入胸导管栓塞是一种新的治疗方法，尽管该技术尚处于初期阶段，已有报道其显

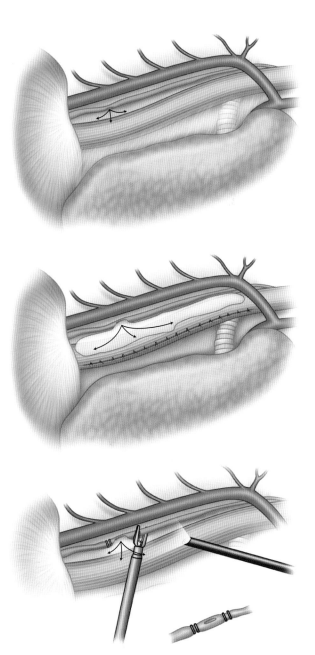

示意图 3.1 胸导管病变的机制各不相同。一旦外科治疗适应证明确，那么胸腔镜下辨认瘘口部位并夹闭胸导管是首选治疗方法

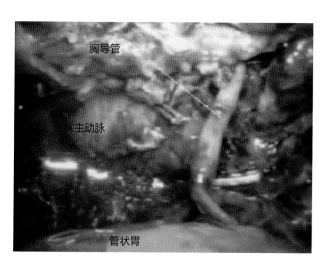

图 3.4 胸导管横越主动脉，可见损伤部位和近端夹闭

示了好的治疗效果[8]。然而，此技术的失败率约为30%，而且会延误外科治疗的时机[8]。因此，微创外科技术结扎胸导管仍是食管与胸腔外科医师手中治疗乳糜胸的最佳武器。

（田丰 译）

参考文献

[1] Wemyss-Holden SA, Launois B, Maddern GJ. Management of thoracic duct injuries after oesophagectomy. Br J Surg. 2001;88:1442–8.

[2] Merrigan BA, Winter DC, O'Sullivan GC. Chylothorax. Br J Surg. 1997;84:15–20.

[3] Nair SK, Petko M, Hayward MP. Aetiology and management of chylothorax in adults. Eur J Cardiothorac Surg. 2007;32:362–9.

[4] Valenti V, Martinez-Cecilia D, Gil A, Martinez-Isla A. Thoracoscopic treatment of post surgical chylothorax after the oral administration of a fat-rich diet. Cir Esp. 2008;84:51–2.

[5] Orringer MB, Bluett M, Deeb GM. Aggressive treatment of chylothorax complicating transhiatal esophagectomy without thoracotomy. Surgery. 1988;104:720–6.

[6] Lai FC, Chen L, Tu YR, et al. Prevention of chylothorax complicating extensive esophageal resection by mass ligation of thoracic duct: a random control study. Ann Thorac Surg. 2011;91:1770–4.

[7] Denk PM, Gatta P, Swanstrom LL. Multimedia article. Prone thoracoscopic thoracic duct ligation for postsurgical chylothorax. Surg Endosc. 2008;22:2742.

[8] Hayden JD, Sue-Ling HM, Sarela AI, Dexter SP. Minimally invasive management of chylous fistula after oesophagectomy. Dis Esophagus. 2007;20:251–5.

第 4 章
食管切除术后食管裂孔疝

Surya S.A.Y. Biere

关键词 术后裂孔疝；食管切除；食管癌；颈部吻合术；食管切除术

诊断和手术指征

患者女性，56 岁，因吞咽困难就诊，诊断为食管远端腺癌。由于食管管腔狭窄，无法使用超声内镜对肿瘤进行评估。结合 CT 和 PET-CT 检查，肿瘤临床分期为 $cT_xN_1M_0$。患者接受了术前新辅助放化疗。

手术

我们施行了开放式经胸 II 期食管癌切除术及颈部吻合术。

病理

术后病理提示腺癌 T_3N_1，清扫的 17 个淋巴结中有 2 个存在转移。环周切缘为 3mm。

术后并发症的诊断与治疗

术后前 2 天，患者胸片提示左侧胸腔积液进行性增多（图 4.1）。术后第 3 天行 CT 检查提示小肠疝入食管裂孔，推翻了之前的胸片检查结果（图 4.2），遂行第二次手术治疗。术中切除了部分坏死肠管，并行裂孔成形术（图 4.3）。患者于术后第 30 天出院。

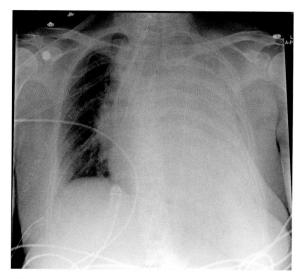

图 4.1 胸部 X 线片可见肠疝

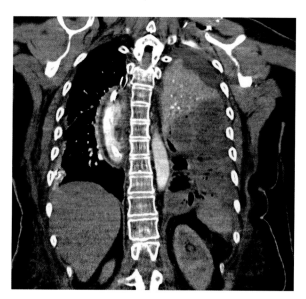

图 4.2 胸部 CT 可见疝形成

讨论

经胸食管切除手术后的食管裂孔疝是一种较为罕见的并发症。一项 355 名患者的研究报道提示食管裂孔疝的发生率为 3.5%[1]。诊断的中位时间为 8 个月。另一项 218 名患者的研究报道显示食管裂孔疝的发生率为 4%，其中发生在术后首周的为 2%[2]。我们报告的这例个案，食管裂孔疝发生在术后第 3 天，并伴有肠梗阻和肠绞窄。尽管在病例中胸片检查结果有些误导，但胸片和 CT 等影像学评估对于食管裂孔疝的诊断至关重要。治疗应当包括行开腹手术缩小疝口，在极少数情况下适时使用补片修补食管裂孔薄弱处（示意图 4.1）[2]。与经

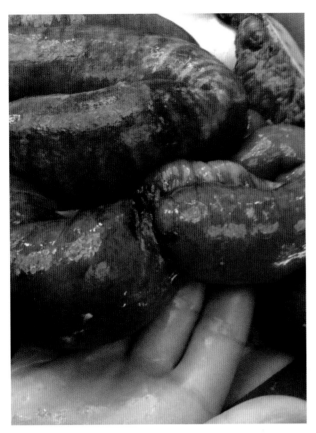

图 4.3 再次手术探查见疝入胸腔的肠管

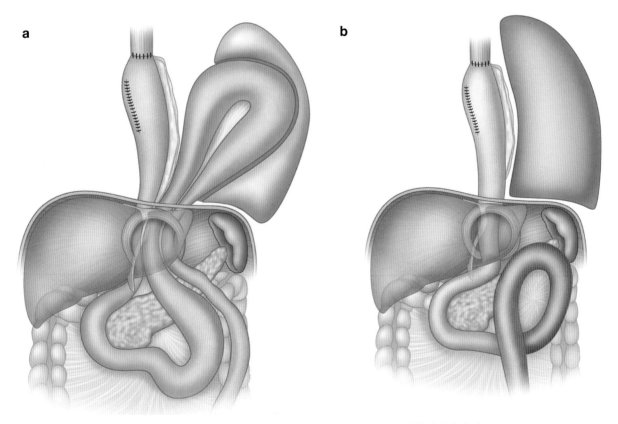

a

b

示意图 4.1 a. 小肠经食管裂孔嵌顿入左胸腔；b. 经腹手术缩小裂口时也须预先估计疝的大小

腹食管切除术相比，尽管经胸食管切除术中扩大食管裂孔的操作并不是标准步骤，但扩大食管裂孔仍然是食管裂孔疝的重要诱因之一[3]。缩窄膈肌裂口以及将管状胃固定在食管裂孔处可防止该并发症的发生。术者应警惕食管裂孔疝这一并发症发生的可能性，这一点有助于预防肠梗阻和肠绞窄的发生。

（闫小龙　译）

参考文献

[1] Vallböhmer D, Hölscher AH, Herbold T, et al. Diaphragmatic hernia after conventional or laparoscopic-assisted transthoracic esophagectomy. Ann Thorac Surg. 2007;84:1847–52.

[2] Schieman C, Grondin SC. Paraesophageal hernia: clinical presentation, evaluation, and management controversies. Thorac Surg Clin. 2009;19:473–84.

[3] van Sandick JW, Knegjens JL, van Lanschot JJ, Obertop H. Diaphragmatic herniation following oesophagectomy. Br J Surg. 1999;86:109–12.

第 5 章

食管切除并胸内或颈部吻合术后良性吻合口狭窄

Kirsten Maas, Bas P.L. Wijnhoven, Manon C.W. Spaander

关键词　食管癌；食管梗阻切除－吻合术；内镜下扩张术

病例 1：食管切除并胸内吻合术后良性吻合口狭窄

诊断和手术指征

患者女性，60 岁，主诉吞咽困难、体重下降 10kg 于门诊就诊。胃镜及病理检查确诊为食管鳞状细胞癌。进一步行 CT、超声胃镜、PET-CT 检查确诊为食管鳞状细胞癌 $T_2N_0M_0$。遂行新辅助化疗。患者前期患乳腺癌接受过放疗，因此此次未给予同步放疗。新辅助化疗后行食管癌根治术。

手术

行 Ivor-Lewis 手术，即腹腔镜、胸腔镜管状胃重建，游离胸内食管，清除胸、腹双野淋巴结，行胸内食管吻合术。术中因右侧胸腔内粘连严重中转开胸手术，考虑该粘连可能与患者术前数周曾患肺炎有关。胸内食管采用 25mm 的环型吻合器行端－侧吻合。

病理

食管腺癌 T_2N_0。

术后并发症的诊断与治疗

术后患者因幽门痉挛发生吞咽困难，给予内镜下 20mm 球囊扩张治疗。扩张治疗后，患者经口进食情况改善，安排患者出院并嘱其联合营养支持（经口及空肠造瘘肠内营养）治疗。4 周后患者可完全经口进食，拔除空肠造瘘管。6 个月后，患者出现进行性吞咽困难，体重下降 3kg。钡餐造影显示食管吻合口出现狭窄，给予内镜下球囊扩张治疗（图 5.1）。球囊扩张 5 次后食管狭窄解除（球囊最大直径为 20mm），患者能够正常吞咽且体重回升，无须进一步扩张。

讨论

食管癌根治术后的中期并发症主要是良性吻合口狭窄[1]。据报道，颈部食管手工吻合的术后吻合口狭窄发生率为 48%，半机械吻合的术后吻合口狭窄发生率为 35%[2]。食管狭窄有两种类型，一种是早期狭窄，数次球囊扩张后狭窄可解除；另一种是难治性狭窄，往往需要连续 10 次以上的球囊扩张才能解除狭窄并避免复发，应对两种类型进行区分。难治性狭窄的主要危险因素有吻合口瘘、新辅助放化疗、术后 90 天内发生的吻合口狭窄[1]。上

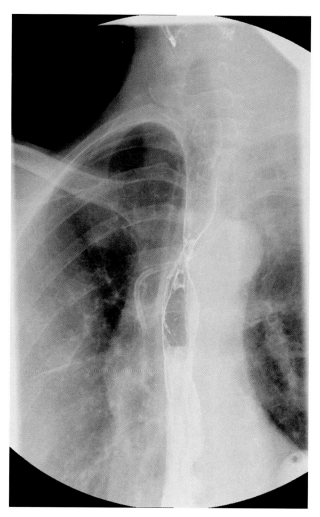

图 5.1　钡餐造影提示吻合口狭窄

病例 2：食管切除并颈部吻合术后良性吻合口狭窄

诊断和手术指征

患者女性，62 岁，因进食后出现严重吞咽困难而就诊于消化内科。9 年前患者接受腹腔镜下贲门括约肌切开术以治疗贲门失弛缓症，因胃穿孔中转开腹，且术中未行胃底折叠。术后患者因多次出现吞咽困难和食管远端消化道狭窄而多次接受球囊扩张治疗。食管压力检测显示，食管括约肌压力下降，100% 模拟食管收缩。钡餐造影提示，食管出现扩张，但并未达到巨食管或乙状食管的诊断标准。10 分钟后造影剂缓慢通过胃食管交界处。胃镜检查示：食管无蠕动，胃液潴留，胃食管交界处可通过，未查及 Z 线，未发现食管裂孔疝及食管炎征象。医患双方就可选择的手术方式进行沟通后，患者最终选择接受管状胃重建手术，以彻底缓解吞咽困难，术后无须再行胃镜监测食管炎症。

手术

行经裂孔食管切除术，术中用 PDS 3/0 缝线连续缝合行食管 – 胃端端吻合术。

术后并发症的诊断与治疗

术后未出现并发症，患者于术后第 7 天出院。患者出院 7 周后，诉吞咽固态、液态食物困难。胃镜检查示：距门齿 20cm 处出现狭窄，伴有组织炎症和水肿。出院后第 10 周，患者接受球囊扩张治疗，扩张术采用 Savary 扩张器，最大直径为 9mm（图 5.2）。在首次扩张术后的数周内，进一步接受多次球囊扩张治疗，球囊扩张直径至 16mm，但狭窄仍反复出现，吞咽困难持续存在。第 17 周时，在狭窄部位做 3 条纵向短切口，接下来的 1 周内用

述病例中未出现术后吻合口瘘。患者前期因乳腺癌接受过放疗，因而此次只进行了新辅助化疗。单纯化疗并未列入食管吻合口狭窄的危险因素。术后 1 年以上出现的吻合口狭窄往往是肿瘤复发引起的 [3]。

据报道，食管颈部吻合是良性食管狭窄的危险因素 [3]。然而，近期一篇报道显示，颈部吻合术与胸内吻合术后出现良性狭窄的概率相当 [4]。

食管切除术显著延长了患者的生存时间，但长期的并发症依然严重威胁着此类患者的生活质量。应当进一步改进食管切除吻合技术，以降低术后吻合口并发症的发生率。

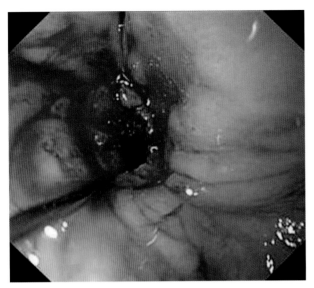

图 5.2　吻合口狭窄及在此处的导丝。完成预切并用 Savary 扩张器将狭窄扩张至 17mm。在操作结束时，于狭窄处注射 Kenacort 1ml

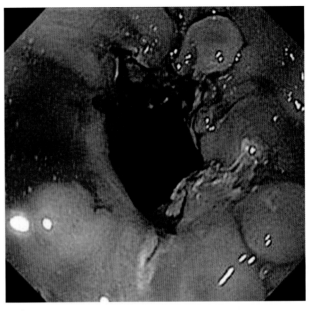

图 5.3　多次扩张术后 17 周食管胃造口术后难治性狭窄。良性狭窄的预切口

球囊将其扩至 16mm（图 5.3）。之后又进行了 4 次内镜下切开及扩张。尽管采取了这些干预措施，但患者在治疗后几天内再次发生狭窄。第 30 周时，将狭窄的 3 个部位再次在内镜下切开，行扩张术使其扩张至 17mm，同时在黏膜下注射类固醇激素 1ml（Kenacort®，10mg/ml）。4 周后再次行内镜下食管扩张，此后患者吻合口处持续开放，内镜易于通过（图 5.4）。

讨论

　　病例提示良性食管吻合口狭窄可能在多次扩张、切开术后多次复发。在治疗过程中会间断出现无法吞咽固态食物，只能依赖流食的情况。因此，患者会出现体重减轻、生活质量下降等急需处理的问题。病例提示，切开狭窄部位后注射糖皮质激素并进行扩张治疗，可有效改善难治性良性吻合口狭窄，患者术后 2 年未再发生严重并发症。

良性吻合口狭窄的发生率和危险因素

　　据报道，颈部食管良性吻合口狭窄的发生率最高，达 26%~42%[1]，和结肠代食管、胃代食管术后相比，吻合口狭窄的发生率和严重程度均更高。大多数吻合口狭窄于术后 2~3 个月出现症状并接受治疗。良性吻合口狭窄的危险因素很多，包括术后吻合口瘘、新辅助治疗、心脏病史等。而食管吻合位置（颈部与胸部）影响似乎不大。但颈部吻合口出现吻合口瘘的概率更高，有随时间延长而出现吻合口狭窄的可能。另有报道显示，吻合口狭窄的

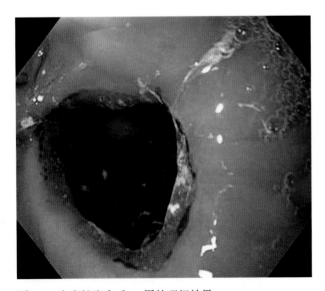

图 5.4　多次扩张术后 39 周的理想效果

发生与吻合器械的使用，特别是吻合器械的体积有关[5]。一项对比手动吻合与器械吻合对吻合口狭窄的影响的 meta 分析显示，两种术式对吻合口狭窄的发生没有显著区别[6]。在手动吻合的病例中，端 – 侧吻合比端 – 端吻合发生吻合口狭窄的概率低。然而，吻合口狭窄的防治成本较高，包括增加吻合口瘘的风险及延长住院时间等[7]。

治疗

良性吻合口狭窄的主要治疗方法是内镜下机械扩张，其效果确切且安全（示意图 5.1）。大多数良性狭窄在 3~8 次的扩张治疗后可成功缓解。而一部分颈部吻合的患者会发生难治性吻合口狭窄，往往需要 10 次甚至 30 次的扩张治疗。那么对于存在难治性狭窄危险因素（新辅助治疗、吻合口瘘、早期吻合口狭窄 <90 天）的患者，术后常规进行

胃镜检查，并在早期行扩张治疗可能有益。如果出现复杂性吻合口狭窄或者吻合口狭窄严重无法通过导丝、探条或球囊，医师可以考虑其他内镜处理手段。这些手段包括类固醇激素局部注射、切开治疗、氩气刀、临时支架置入等。对于长时间未进行过扩张治疗的难治性吻合口狭窄的患者，类固醇激素注射联合扩张治疗可能有效，并且可以减少总扩张次数[8]。在发生短节段吻合口狭窄时，切开疗法似乎有效。在单次治疗后 1 年随访期内，患者无症状[9]。患有较长段狭窄的患者通常需要不止一次切开治疗。切开术与类固醇激素注射治疗联合使用效果好，还是单独使用效果好至今没有定论。放置临时自膨胀支架时，此支架需保持在原位 6~8 周。通过放置塑料或者全金属覆膜支架，难治性吻合口狭窄的缓解率可达 80%[10]，且支架可以很容易且无创伤地取出。然而，支架移位是一个问题，其发生率高达 20%。

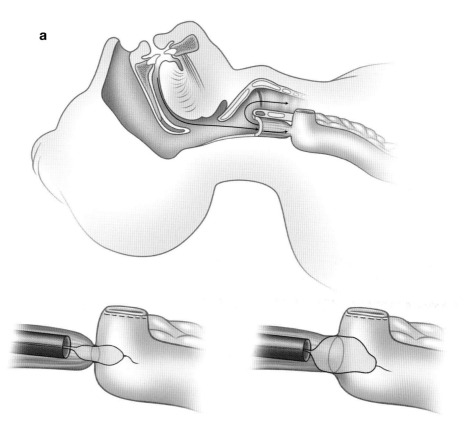

示意图 5.1　a. 食管切除术后颈部与胸内吻合口狭窄，存在吞咽困难与支气管误吸的风险

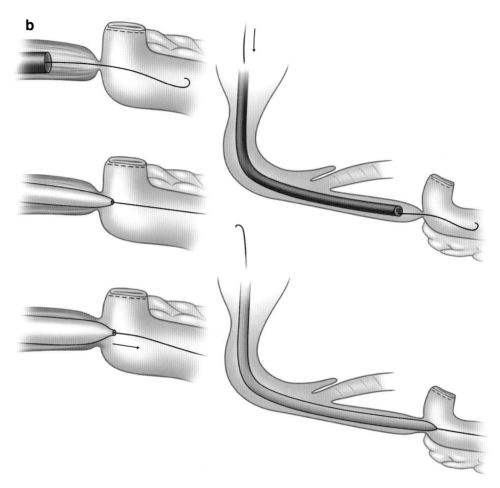

示意图 5.1（续） b. 通过 Savary 扩张器或气囊进行扩张

预防

由于吻合口的横截面积较大，可采用半机械侧 – 侧颈部吻合以减少狭窄的发生[2,11]。然而，这种技术的缺点是，使用线性吻合器需要更长的食管残余来进行侧 – 侧吻合术。因此，病变部位位于食管上 1/3 处的肿瘤患者可能不适用于这种技术。另外，如果食管管腔在手术中已被明显扩张，那么则没有必要使用这种技术来进一步扩张吻合口。除了减少吻合口狭窄的发生，应用线性吻合器的半机械技术似乎也可以减少吻合口瘘的发生率。据 Orringer 报道称，在超过 100 名患者中使用线性吻合器技术后，临床症状明显的吻合口瘘的发生率从 10%~15%（手工缝合吻合）下降至 2.7%[2]。

最近一项对 291 例患者进行的随机化研究比较了在使用吻合器后用网膜瓣包裹胃食管吻合口与仅用吻合器吻合，提示网膜瓣包裹组吻合口瘘和狭窄的发生率降低[12]。其背后的理论是在网膜和胃管之间形成粘连，从而有助于密封微观渗漏并有助于组织重塑。网膜中的组织细胞、单核细胞和粒细胞池也可控制局部感染过程，以保护吻合口。食管胃造口术前对胃黏膜血供进行调节可改善胃灌注，进而降低吻合口渗漏和狭窄的发生率[13]，但这仍有待于在随机对照试验中进一步证实。还有许多其他新技术以及基于现有技术的改良技术，例如黏膜管技术和增压技术等。但是，很少有试验将一种技术与另一种技术进行比较。因此，最好的手术技术和吻合口位置（颈部或胸部）仍不明确。近期，有假设称良性吻合口狭窄的形成与胃管内腐蚀性胃内容物的反流有关。在胸部环形吻合器吻合术后随机接受质子泵抑制剂治疗的 40 例患者中，良性吻合口狭窄的发生率为 13%，而未接受质子泵抑制剂治疗的患者，良性吻合口狭窄的发生率为 45%[14]。

（闫小龙　译）

参考文献

[1] van Heijl M, Gooszen JA, Fockens P, et al. Risk factors for development of benign cervical strictures after esophagectomy. Ann Surg. 2010;251:1064–9.

[2] Orringer MB, Marshall B, Iannettoni MD. Eliminating the cervical esophagogastric anastomotic leak with a side-to-side stapled anastomosis. J Thorac Cardiovasc Surg. 2000;119:277–88.

[3] Sutcliffe RP, Forshaw MJ, Tandon R, et al. Anastomotic strictures and delayed gastric emptying after esophagectomy: incidence, risk factors and management. Dis Esophagus. 2008;21:712–7.

[4] Biere SSAY, Maas KW, Cuesta MA, van der Peet DL. Cervical or intrathoracic anastomosis after esophagectomy for cancer: a systematic review. Dig Surg. 2011;28:29–35.

[5] Dresner SM, Lamb PJ, Wayman J, et al. Benign anastomotic stricture following transthoracic subtotal oesophagectomy and stapled oesophago-gastrostomy: risk factors and management. Br J Surg. 2000;87:362–73.

[6] Urschel JD, Blewett CJ, Bennett WF, et al. Handsewn or stapled esophagogastric anastomoses after esophagectomy for cancer: meta-analysis of randomized controlled trials. Dis Esophagus. 2001;14:212–7.

[7] Nederhof N, Tilanus HW, Tran TC, et al. End-to-end versus end-to-side esophagogastrostomy after esophageal cancer resection: a prospective randomized study. Ann Surg. 2011;254:226–33.

[8] Kochhar R, Makharia GK. Usefulness of intralesional triamcinolone in treatment of benign esophageal strictures. Gastrointest Endosc. 2002;56:829–34.

[9] Hordijk ML, Siersema PD, Tilanus HW, Kuipers EJ. Electrocautery therapy for refractory anastomotic strictures of the esophagus. Gastrointest Endosc. 2006;63:157–63.

[10] Repici A, Conio M, De Angelis C, et al. Temporary placement of an expandable polyester silicone-covered stent for treatment of refractory benign esophageal strictures. Gastrointest Endosc. 2004;60:513–9.

[11] Xu QR, Wang KN, Wang WP, et al. Linear stapled esophagogastrostomy is more effective than hand-sewn or circular stapler in prevention of anastomotic stricture: a comparative clinical study. J Gastrointest Surg. 2011;15:915–21.

[12] Dai JG, Zhang ZY, Min JX, Huang XB, Wang JS. Wrapping of the omental pedicle flap around esophagogastric anastomosis after esophagectomy for esophageal cancer. Surgery. 2011;149: 404–10.

[13] Varela E, Reavis KM, Hinojosa MW, Nguyen N. Laparoscopic gastric ischemic conditioning prior to esophagogastrectomy: technique and review. Surg Innov. 2008;15:132–5.

[14] Johansson J, Oberg S, Wenner J, et al. Impact of proton pump inhibitors on benign anastomotic stricture formations after esophagectomy and gastric tube reconstruction: results from a randomized clinical trial. Ann Surg. 2009;250:667–73.

第6章
食管癌根治术后双侧喉返神经损伤

Ramon Gorter

关键词 食管癌根治术；喉返神经；电子喉镜；声带切除术；杓状软骨切除术

诊断和手术指征

患者男性，79 岁，主诉进食吞咽困难就诊。既往有右侧肺炎，曾行内镜下咽食管憩室治疗。内镜提示：距门齿 28~34cm 处可见一溃疡型腺癌。基于内镜及 CT 检查，肿瘤的临床分期为 $T_3N_1M_0$。

手术

经过 6 周的术前新辅助治疗后（CROSS 方案：每周卡铂 AUC=2、紫杉醇 $50mg/m^2$ 同步适形放疗每周 5 次，1.8Gy/ 次，共计 $41.4Gy^{[1]}$），给予开胸食管癌根治术，术中完善二野淋巴结清扫后行经颈部食管胃吻合术。

病理

食管腺癌 T_3N_1。

术后并发症的诊断与治疗

术后患者被送入重症监护室，胸部 X 线片检查提示右侧气胸遂给予右侧胸腔闭式引流术后留置胸腔引流管（图 6.1）。术后第 2 天，拔除气管插管。随后患者逐渐出现呼吸困难伴有声音嘶哑且血

氧饱和度逐渐下降，耳鼻喉科医师通过电子喉镜评估声带功能，喉镜提示双侧声带麻痹（图 6.2）。

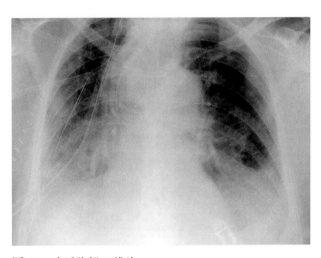

图 6.1 术后胸部 X 线片

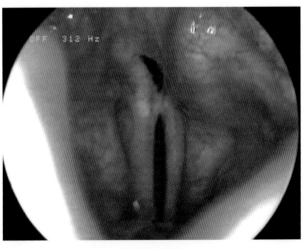

图 6.2 喉镜检查显示双侧声带麻痹

此时患者逐渐出现呼吸衰竭以及喘鸣，遂给予气管造瘘术。术后第 17 天，并发支气管肺炎后给予抗生素静脉输注 7 天。术后第 19 天，患者开始经口进食，并在语言治疗师的帮助下开始训练。而后呼吸系统相关临床症状逐渐加重，停止经口进食，继续经空肠营养管给予肠内营养支持。几天后患者并发吸入性肺炎，立刻给予抗生素治疗。经内镜下再次评估声带麻痹未见改善。患者于术后一个半月出院，出院后再未经口进食，经气管切开维持呼吸。出院后在语言治疗师的帮助下开始进行强化发声训练，同时逐步恢复经口饮食。出院 6 个月后，患者可正常经口饮食；在计划实施声带成形术之前，内镜下再次评估发现右侧声带功能恢复并有正常的自主呼吸（图 6.3）。2 个月后行气管切开术后瘘口修复术，未出现任何呼吸问题，同时继续接受发声训练以改善发声功能。

讨论

喉返神经主要支配喉内肌的运动感觉，在声带的运动应答中起到重要作用。受手术方式不同即食

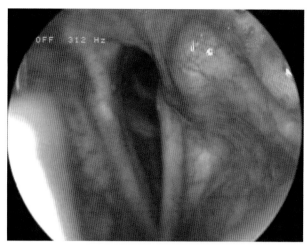

图 6.3　6 个月后喉镜检查显示右侧声带功能恢复

管癌根治术颈部或扩大淋巴结清扫范围的影响，单侧或双侧喉返神经损伤的发生率为 15%~80%[1-3]。双侧喉返神经损伤大部分发生在食管癌根治术及颈部吻合术的病例中。患者在进行开胸食管癌根治术及右侧颈部吻合术后发生双侧喉返神经损伤（示意图 6.1）。需要强调的是，颈部吻合术是喉返神经损伤（暂时性或永久性）的高危因素[1-5]。因为没有气管旁或主肺动脉窗的淋巴结清扫，双侧喉返神经损伤的原因可能是在颈部吻合过程中损伤右侧喉

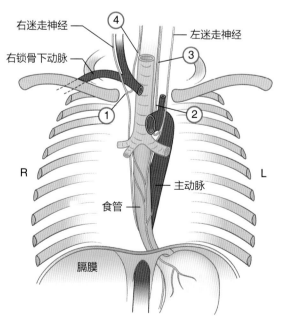

右迷走神经

右锁骨下动脉

左迷走神经

R

L

主动脉

食管

膈膜

各区域淋巴结清扫术与对应的喉返神经易损部位

① 右侧气管旁淋巴结清扫术

② 左侧气管旁淋巴结清扫术

③ 左侧颈淋巴结清扫术

④ 右侧颈淋巴结清扫术

示意图 6.1　喉返神经的解剖

返神经的同时也误伤了左侧喉返神经。高位食管癌根治术的病例中同侧喉返神经损伤伴有对侧喉返神经损伤的发生率大约为 2%[2]。对于颈部吻合以及高位纵隔旁淋巴结的鉴别与游离是预防喉返神经损伤的方法。单侧喉返神经损伤的主要症状为声音嘶哑以及声带固定；双侧喉返神经损伤的主要症状为失声、吞咽功能障碍、伴有重度Ⅱ型呼吸功能衰竭的呼吸困难及延长住院时间和降低生活质量[1-3]。在伴有术后喉返神经损伤的患者中，呼吸功能降低、咳嗽机制缺失以及精神因素诱使患者出现肺炎。急性期的治疗取决于患者的症状。在大多数喉返神经损伤的患者中，可将功能锻炼作为促进康复的重要措施。但对于双侧喉返神经损伤的患者来说，气管造口术是急性期治疗的唯一策略。如果在后续的恢复过程中，因双侧喉返神经损伤发生严重的声带固定，那么此时康复的主要目的是尽可能恢复单侧或双侧声带的运动功能以提高气道的通畅性。此外，如果喉返神经在术中热损伤或擦伤，那么单侧的神经也可进行功能恢复。已经有报道指出，皮质切除术及杓状软骨切除术可取得良好的治疗效果。同时，喉起搏、肉毒毒素注射等新技术未来可能成为可选择的治疗方法[5]。

（闫小龙 译）

参考文献

[1] Wright CD, Zeitels SM. Recurrent laryngeal nerve injuries after esophagectomy. Thorac Surg Clin. 2006;16:23–33.

[2] Hulscher JB, van Sandick JW, Devriese PP, et al. Vocal cord paralysis after subtotal oesophagectomy. Br J Surg. 1999;86(12):1583–7.

[3] Baba M, Natsugoe S, Shimada M, et al. Does hoarseness of voice from recurrent nerve paralysis after esophagectomy for carcinoma influence patient quality of life? J Am Coll Surg. 1999;188:231–6.

[4] Gelpke H, Grieder F, Decurtins M, Cadosch D. World J Surg 2010;34:2379–82.

[5] Rubin AD, Sataloff RT. Vocal fold paresis and paralysis. Otolaryngol Clin N Am. 2007;40:1109–31.

第 7 章
食管切除术后气管 – 管状胃瘘

Koen Hartemink

关键词 气管瘘；食管切除；食管癌

诊断和手术指征

患者男性，62 岁，在外院行食管切除术后转入我院治疗。既往有糖尿病史和阑尾切除手术史。数月前诊断为食管中段腺癌，行 CROSS 方案新辅助放化疗（方案：卡铂/紫杉醇，联合 1.8Gy 放疗 23 次）。复查提示原发肿瘤体积缩小，无任何肿瘤转移的迹象，遂计划行食管切除术。

手术

患者行胸腹腔镜联合食管癌切除、食管 – 管状胃颈部端 – 侧吻合术。俯卧位于胸腔镜下切除食管，并行整块隆突下淋巴结切除术。用 Haemaloc 夹离断奇静脉。由于肿瘤侵犯右肺，同时行肺段局部切除术。在术中冰冻病理切片提示切缘未见肿瘤后，转入腹部手术阶段。仰卧位行腹腔干淋巴结清扫术，构建管状胃。自颈部切口，将食管横断后，行经颈部端 – 侧吻合术。留置空肠造口管以便给予术后肠内营养。

病理

组织病理学检查显示：腺癌透过肌层生长，淋巴结 1/9 转移，切缘阴性（pT$_3$N$_1$，R0 切除）。

术后并发症的诊断与治疗

患者术后第 7 天出院。出院一周后，患者因肺炎再次入院并接受抗生素治疗。由于进行性呼吸困难、咳嗽和持续肺炎，怀疑有气管 – 管状胃瘘。消化道造影检查显示吻合口瘘（图 7.1a），CT 检查显示右下叶浸润，内镜检查显示食管 – 管状胃吻合口部分裂开，气管支气管镜示右主支气管近端背侧有 1cm 直径的缺损（图 7.1b），行气管 – 管状胃瘘修补手术。

入院时患者已插管、机械通气，给予双腔管插管后行右侧开胸术，术中探查可见食管 – 管状胃吻合口半圆形缺损，与右主支气管近端背侧缺损之间有瘘口（图 7.2）。虽然吻合术是在颈部进行，但吻合口已坠入胸腔。将食管 – 管状胃吻合口与右侧气管分离，可见 T 型缺损。用缝线间断缝合右侧主支气管缺损（图 7.3），用肋间肌瓣加固缺损。缺损闭合后，管状胃与颈段食管再次吻合（图 7.4）。在二次手术后 2 周，患者因呕吐引起双肺误吸，出现呼吸衰竭，进而导致多器官衰竭，随后死亡。

讨论

食管癌术后气管/支气管/管状胃瘘出现的概率很低（0.3%~0.5%），却是一种致命的并发症[1,2]。其

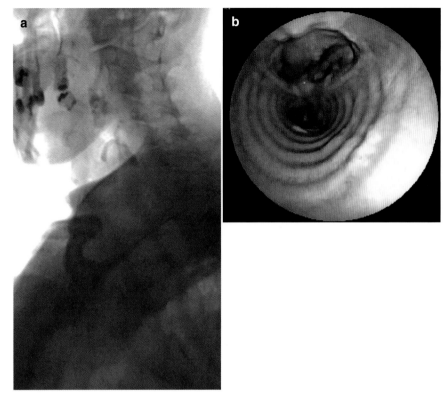

图 7.1 造影检查显示瘘口（a）及气管镜显示瘘口（b）

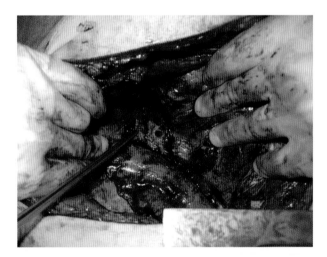

图 7.2 术中可见右主支气管近端背侧缺损及管状胃缺损

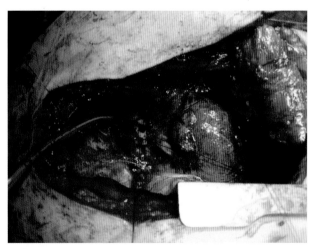

图 7.3 术中可见右主支气管缺损，用缝线间断缝合右主支气管缺损，肋间肌瓣（未显示）加固缺损。可见颈段食管内胃管

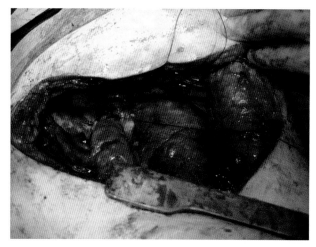

图 7.4　术中图片示：再次通过间断缝合吻合管状胃与食管

钉线或夹子引起的气管侵蚀[3,4]。Yasuda 等根据瘘的成因，将其分为 3 种类型：吻合口漏引发、胃坏死引发或（和）胃溃疡引发[5]。症状可能轻微（咳嗽）或严重（反复性肺炎或纵隔炎）。诊断则基于临床表现和症状，并通过影像学造影、CT 检查、食管胃镜检查和支气管镜检查证实[1]。依据患者的病情、病变部位、瘘管的大小、潜在原因、临床表现和症状的严重程度，有不同的治疗策略可供选择（保守治疗、内镜治疗或外科治疗）[4,6]。对于局部和全身症状均较重的患者，临时支架治疗不失为一种在更好的时机进行最终外科干预前的选择[7]。当保守治疗失败或病情恶化时，手术治疗就成为必须手段。外科治疗包括识别和清除瘘管，使用周围的活性组织（胸膜、心包组织或肌瓣）封闭气管和管状胃缺损，并尽可能保留管状胃（示意图 7.1）[1-6]。

可能的病理生理学原因包括：吻合口瘘合并纵隔脓肿破溃至气管支气管束后壁，大范围解剖后气管缺血，气管或支气管在解剖过程中受损，插管继发的气管坏死（气管插管时间延长），或制作管状胃的

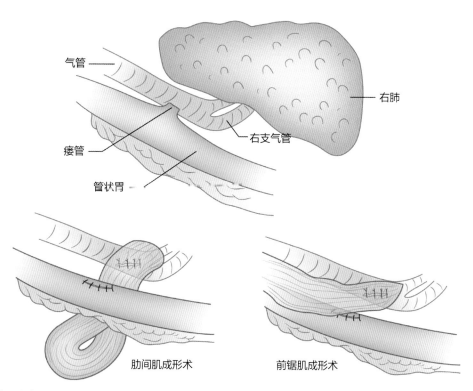

示意图 7.1　利用缝合和肌肉成形术治疗气管 – 管状胃瘘

（夏晖　译）

参考文献

[1] Nardella JE, Van Raemdonck D, Piessevaux H, et al. Gastro-tracheal fistula - unusual and life threatening complication after esophagectomy for cancer: a case report. J Cardiothorac Surg. 2009;4:69–71.

[2] Kalmár K, Molnár TF, Morgan A, Horváth ÖP. Non-malignant tracheo-gastric fistula following esophagectomy for cancer. Eur J Cardiothoracic Surg. 2000;18:363–5.

[3] Marty-Ané C-H, Prudhome M, Fabre J-M, et al. Tacheoesophagogastric anastomosis fistula: a rare complication of esophagectomy. Ann Thorac Surg. 1995;60:690–3.

[4] Martin-Smith JD, Larkin JO, O'Connell F, et al. Management of gastro-bronchial fistula complicating a subtotal esophagectomy: a case report. BMC Surgery. 2009;9:20.

[5] Yasuda T, Sugimura K, Yamasaki M, et al. Ten cases of gastro-tracheobronchial fistula: a serious complication after esophagectomy and reconstruction using posterior mediastinal gastric tube. Dis Esophagus. 2012;25:687–93.

[6] Buskens CJ, Van Coevorden F, Obertop H, Van Lanschot JJB. Disturbed anastomotic healing after esophagectomy: a novel treatment of a benign tracheo-neo-esophageal fistula. Dig Surg. 2002;19:88–91.

[7] Schweigert M, Dubecz A, Beron M, et al. Management of anastomotic leakage-induced tracheobronchial fistula following oesophagectomy: the role of endoscopic stent insertion. Eur J Cardiothorac Surg. 2012;41:74–80.

第 8 章
腹腔镜下 3 型食管旁疝修补术后胃疝入胸腔

Jelle P. Ruurda, Mark I. van Berge Henegouwen

关键词 腹腔镜修补；疝；食管旁疝

诊断和手术指征

患者男性，65 岁，主诉气促进行性加重入院。胸部 CT 示 3 型食管旁疝（图 8.1）。既往有脐疝修补术、阑尾切除术及阑尾切除术后瘢痕疝修补术史。患者体重指数（body mass index，BMI）为 31（身高 186cm，体重 107kg）。

手术

术中将完全疝入胸腔的胃还纳入腹腔，以不可吸收缝线无张力重建膈肌脚（非补片），手术通过 270° 部分胃底折叠术来完成。

术后并发症的诊断与治疗

患者术后初始病情稳定，术后第 1 天开始进食。术后第 3 天，出现心率和呼吸频率加快，体温上升至 38.5℃。胸部 CT 示：巨大膨胀的胃再次疝入胸腔（图 8.2）。在短暂的待手术期间，患者病情发生恶化并接受短暂的心肺复苏及必要的机械通气及循环支持。鉴于患者病情恶化程度遂行急诊开腹手术。

开腹术中发现胃通过膈肌脚 2~3cm 的缺口疝入胸腔，但膈肌脚完整（示意图 8.1）。巨大膨胀的胃导致心脏及肺部受压，阻碍循环导致呼吸心搏骤停。打开胃并吸出胃内容物后，患者症状明显改

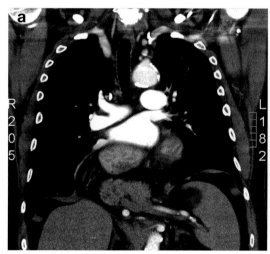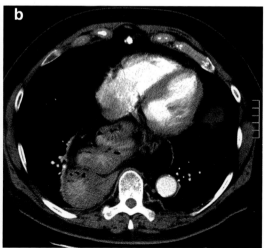

图 8.1　a，b. CT 检查（冠状面和横断面影像）显示胃和胰腺疝入胸腔

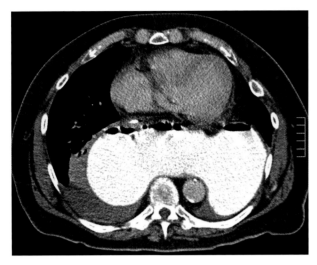

图 8.2 术后第 3 天的 CT 检查显示胃再次疝入胸腔

善。切开膈肌脚后胃可完全回纳入腹腔，但发现胃有部分坏死和损伤，被迫切除部分胃大弯部。

以不可吸收缝线和补片重建食管裂孔。由于胃底部主要部分被切除，因此未行胃底折叠术。

术后患者入 ICU 接受循环和通气支持治疗 1 天。术后康复顺利，患者于术后 12 天恢复普食并出院。

讨论

这个案例展示了食管旁疝术后复发的严重后果。裂孔成形术后开裂所造成的小裂孔，在腹部（正压）和胸部（负压）的压力差下，可能导致急性胃疝入胸腔并使胃后壁发生绞窄坏死。

此外，胸腔内滞留扩张的胃会减少右心回心血量，造成心肺功能障碍、低血压和心搏骤停。这个机制与心脏压塞类似。

这种情况一旦确诊绝不可等待，对于病情迅速恶化的患者必须急诊手术。及时地打开并排出胃内容物将会明显改善患者的血流动力学情况，有助于进一步实施切除和重建手术。预防措施主要依靠恰当的手术技术包括切除疝囊术、缩缝裂孔开口术、胃固定术等。有关补片的使用尚存争议，因此建议只在个别裂孔无法缩缝的情况下使用[1,2]。

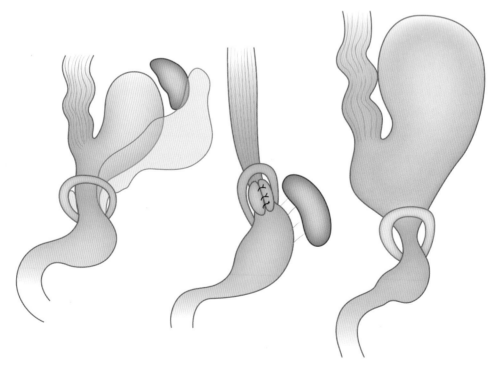

示意图 8.1 腹腔镜下食管旁疝修补术后再次发生胃疝，行急诊开腹手术将胃重置并固定

（夏晖 译）

参考文献

[1] Van der Peet DL, Klinkenberg Knol EC, Alonso Poza A, et al. Laparoscopic treatment of large paraesophageal hernias: both excision of the sac and gastropexy are imperative for adequate surgical treatment. Surg Endosc. 2000;14:1015–8.

[2] Arafat FO, Teitelbaum EN, Hungness ES. Modern treatment of Paraesophageal hernia: preoperative evaluation and technique for laparoscopic repair. Surg Laparoscopic Endosc Percutan Tech. 2012;22:297–303.

第 9 章
腹腔镜下 Nissen 胃底折叠术后吞咽困难

Miguel A. Cuesta, Donald L.van der Peet

关键词 吞咽困难；胃食管反流；Nissen 胃底折叠术

病例 1

诊断和手术指征

患者女性，47 岁，在外院行腹腔镜下 Nissen 胃底折叠术后出现持续吞咽困难 4 个月，转入我院门诊就诊。患者无法吞咽流食及固体食物，完全依靠十二指肠营养管进食。既往因直肠脱垂曾行腹腔镜下阴道 – 骶骨固定术。胃底折叠术的指征为药物（质子泵抑制剂）治疗无效的胃食管反流。

患者一般情况良好，体重 64kg（BMI 为 25），无疼痛、反流性食管炎、腹泻等症状，且精神状态良好。

患者行 X 线上消化道造影、食管镜和食道测压等检查。消化道造影显示食管下段狭窄（图 9.1）；食道测压显示食管收缩功能正常，食管下段括约肌（low esophageal sphincter，LES）不能完全松弛，压力保持在 20mmHg。经食管镜观察，在 Z 线远侧折叠部之上可见部分胃襞，提示初次手术中折叠位置错误或者术后出现胃底部从折叠部位疝出。

在排除食管运动功能障碍之后，我们推测先前

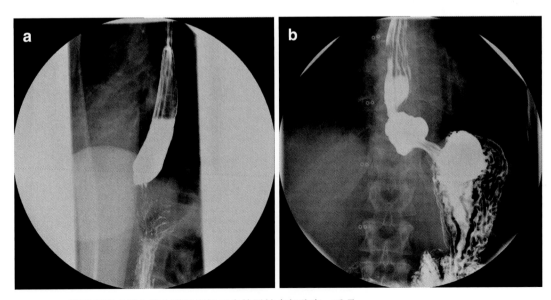

图 9.1 a, b. Nissen 胃底折叠术后上消化道造影提示食管胃结合部狭窄、重叠

的胃底折叠术是造成患者目前吞咽困难的原因。二次手术方案为：拆除 360° 环周折叠的胃襞，调整包裹位置并改为 270°（3/4 周）胃底部分折叠术。

手术

腹腔镜探查：见前次胃底折叠部位不恰当，胃襞折叠缝合部位过远（胃襞折叠过多），拆除包裹后，在合适的位置进行 270°（3/4 周）胃底部分折叠术包裹食管远端。

术后病程

术后第 2 天，患者开始进食软食，体重逐渐增加，逐渐恢复正常饮食。最近一次门诊复诊，患者再次出现食管反流症状，食管镜检查提示反流性食管炎。给予质子泵抑制剂治疗，上述症状有所改善。

病例 2

患者女性，50 岁，因反流性食管炎行腹腔镜下 Nissen 胃底折叠术。术前食道测压提示食管收缩力不足，食管下段压力偏低。患者术后吞咽困难，只能通过十二指肠营养管进食。X 线食管造影检查示：造影剂通过缓慢；食道测压示：食管几乎无收缩（图 9.2）。再次手术治疗，拆除前次手术折叠的胃襞，术中探查未发现机械梗阻情况。再次手术后，患者病情未见明显改善，几乎不经口进食，仍然依靠十二指肠营养管进食。多次与患者及家属沟通并慎重考虑后，一致认为目前唯一的选择是再次手术，行胃大部切除、Roux-en-Y 胃 – 空肠吻合术，重建一个小的胃腔（图 9.3）。这次手术后无并发症出现，但在术后较长一段时间内患者仍无法完全自主经口进食，为保持体重稳定，只能通过空肠造瘘管进食。2 年后，患者仍存在吞咽困难问题，无法经口进食，只能维持现状。

讨论

吞咽困难是 Nissen 胃底折叠术后常见的早期并发症，但大多数患者的症状在术后 6 周会消失，仅有 5%~10% 的患者的吞咽困难会持续存在。出

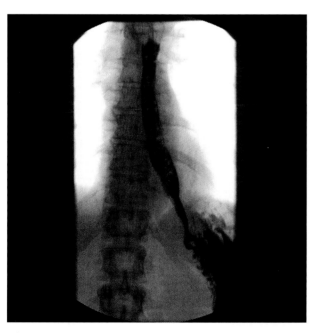

图 9.2　上消化道造影提示食管无收缩，造影剂通过缓慢

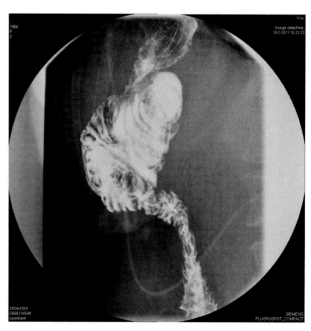

图 9.3　上消化道造影显示残胃形态及 Roux-en-Y 胃 – 空肠吻合效果

现吞咽困难最常见的原因是：①折叠处移位或折叠位置缝合错误，如包绕胃底部；②胃底折叠部位过紧或者食管胃底接合部嵌入折叠部位；③折叠部位扭曲（示意图 9.1）。另一个常见术后吞咽困难的原因是患者的食管收缩功能存在问题。总结病例 1 的经验：胃底折叠的部位必须在恰当的位置环绕食管远端，胃襞反折包裹食管远端后应该保留腹腔内食管长度至少 5cm。因为 Nissen 胃底折叠术后的患者吞咽困难的发生率明显高于接受 Toupet 手术的患者[1]，而且 Toupet 手术后的患者需要再次手术治疗的概率和嗳气的发生率均较低，因此 Toupet 部分胃底折叠术可能是较好的选择。任何程度的吞咽困难都会降低患者的生活质量，折叠的胃襞包绕在不恰当的位置或在胃和食管之间的连接处包裹，都会引起术后吞咽困难，并且这种并发症无法通过保守治疗或局部扩张得到缓解。X 线食管造影可以明确狭窄情况，可根据病情采取腹腔镜手术[2]或开腹手术进行矫治。再次手术时是仅拆除胃底折叠，还是拆除胃底折叠后行 Nissen 部分胃底折叠术，这个问题的答案尚不明确。依据经验，如果食道测压正常，则部分胃底折叠术是比较合适的选择；如果食道测压异常，则应避免行胃底折叠术，正如病例 2 的情况。但是，食管收缩

功能异常的反流性食管炎患者到底应该如何处理呢？Booth 等在一项随机试验中[3]，比较了 Nissen 胃底折叠术和 Toupet 部分胃底折叠术，目的是研究哪种术式更具优势，以及术前食道测压是否可以作为指导术式选择的指标。术前根据食道测压结果将 127 例反流性食管炎患者分为食管运动正常组（75 例）和食管运动异常组（52 例），每组患者再随机分入 Nissen 术式组（64 例）和 Toupet 术式组（63 例）。术后 1 年，Nissen 术式组中出现不同程度的吞咽困难（27%：9%）和进食时胸痛（22%：5%）的患者数量多于 Toupet 术式组；术前食管运动正常组和食管运动异常组的患者术后并发症的发生率无明显差异；术前食道测压与术中胃底折叠范围没有相关性。其他研究也发现，术前食道测压异常的患者，接受部分胃底折叠术与完全胃底折叠术，术后并发症的发生率无显著差异[4,5]。尽管经历了胃底折叠术和再次手术，但仍有一部分患者病情没有改善。那么，①造成这种情况的原因是什么？正如病例 2 患者的情况；②手术是否还有治疗价值？对于第 1 个问题，可能需要结合食道测压、胃排空功能和解剖学来分析，迷走神经损伤带来的影响也同样至关重要。对于第 2 个问题，Makris 等对接受胃底折叠术治疗失败的患者又采取了安全

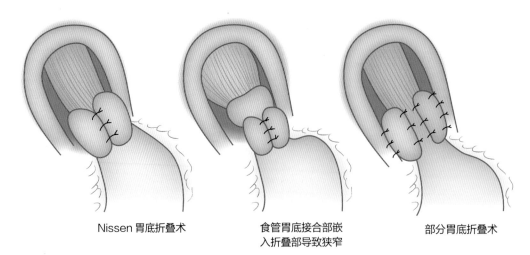

Nissen 胃底折叠术　　　食管胃底接合部嵌入折叠部导致狭窄　　　部分胃底折叠术

示意图 9.1　中长期术后吞咽困难是胃底折叠术后很难处理的问题。如果存在机械性原因，例如食管胃底接合部嵌入折叠部位，再次手术应该能解决问题。病例 1 患者接受手术将胃底完全折叠改为部分折叠后食管测压正常。对于再次行手术治疗后仍存在吞咽困难且能够排除机械性梗阻的患者，应给予保守治疗和补充喂养

有效的 Roux-en-Y 胃 – 空肠吻合术、食管 – 空肠吻合术（esophago jejunostomy，EJ）和胃 – 空肠吻合术（gastrojejunostomy，GJ）进行治疗[6]。14 例（64%）患者曾接受过 1 次抗反流手术治疗，6 例（27%）患者曾接受过 2 次抗反流手术治疗，2 例（9%）患者曾接受过 3 次抗反流手术治疗。术后随访 23 个月，平均吞咽困难评分为 0.7（范围 0~2）。术后平均 BMI 为 25.4，术前平均 BMI 为 31。研究认为：针对抗反流手术失败的患者，Roux-en-Y 术式和 GJ 或 EJ 术式都是可以选择的安全有效的手术方法，而再次实施胃底折叠术则不可行，那样做注定会失败。此外，在采取了所有措施后，如果患者仍然无法经口进食，则应采取诸如经皮内镜下胃造瘘术这样的方法解决进食问题。

（林毅 译）

参考文献

[1] Broeders JA, Mauritz FA, Ahmed Ali U, et al. Systematic review and meta-analysis of laparoscopic Nissen versus Toupet fundoplication for gastro-esophageal reflux disease. Br J Surg. 2010;97:1318–30.

[2] Awais O, Luketich JD, Schuchert MJ, et al. Reoperative antireflux surgery for failed fundoplication: an analysis of outcomes in 275 patients. Ann Thorac Surg. 2011;92:1083–9.

[3] Booth MI, Stratford J, Jones L, et al. Randomized clinical trial of laparoscopic total (Nissen) versus posterior partial (Toupet) fundoplication for gastro-oesophageal reflux disease based on preoperative oesophageal manometry. Br J Surg. 2009;95:57–63.

[4] Pizza F, Rossetti G, Del Genio G, et al. Influence of esophageal motility on the outcome of laparoscopic Total fundoplication. Dis Esophagus. 2008;21:78–85.

[5] Chrysos E, Tsiaoussis J, Zoras OJ, et al. Laparoscopic surgery for gastroesophageal reflux disease patients with impaired esophageal peristalsis: total or partial fundoplication? J Am Coll Surg. 2003;197:8–15.

[6] Makris KI, Lee T, Mittal SK. Roux-en-Y reconstruction for failed fundoplication. J Gastrointest Surg. 2009;13:2226–32.

第 10 章
医源性食管穿孔

Miguel A. Cuesta，Donald L. van der Peet

关键词 食管穿孔；医源性穿孔；脓胸；纵隔；支架

诊断和手术指征

患者男性，62 岁，因二尖瓣狭窄行二尖瓣置换术，手术为经胸骨入路，术后患者转入重症监护病房治疗，患者因通气障碍合并呼吸道感染，给予机械通气和抗生素治疗，4 周后，患者仍无法脱离呼吸机，为了排除人工瓣膜功能障碍的可能性，患者接受了经食管心脏超声检查。结果提示人工瓣膜活动正常，纵隔轻度感染，考虑是患者无法脱离呼吸机的原因。同时，患者因合并急性肾功能不全行血液透析治疗。CT 平扫提示纵隔内存在游离气体，纵隔组织发生感染，并提示右侧脓胸可能（图 10.1，图 10.2）。为证实有无食管穿孔，患者接受了食管镜检查，镜下显示距门齿 30cm 处可见食管穿孔。考虑到患者病情较重，情况不稳定，手术风险高，首先选择了放置食管支架治疗，并行胸腔引流术（图 10.3）。5 天后，患者脓毒症仍然存在，纵隔脓肿局限在右上纵隔及中纵隔，经右颈部切口进行引流后，病情并未得到改善。经慎重考虑后，行右侧开胸、脓胸清除、食管切除、胸腔引流术。

手术

术中见食管中段有一较大穿孔，范围至少 5cm（图 10.4）。行食管切除、胃管－食管残端颈部吻

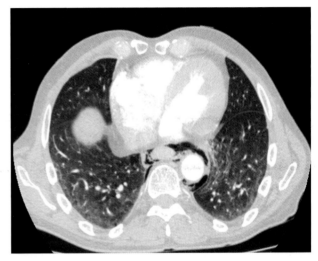

图 10.1 食管穿孔继发纵隔炎

合术；同时行右肺胸纤维板剥脱、脓胸清除术及胸腔引流术。

术后病程

经气管切开并机械通气 3 周，患者病情有所好转，已脱离呼吸机，肾功能恢复正常。经过长时间的康复治疗，患者最终顺利恢复。

讨论

食管超声检查后，这名患者接受了支架置入来治疗医源性食管穿孔（示意图 10.1a）。对于危重患

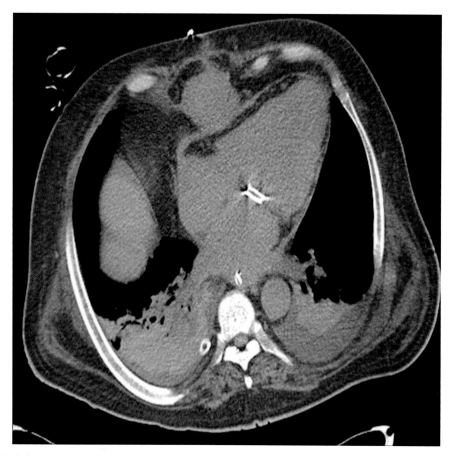

图 10.2 纵隔炎及脓胸

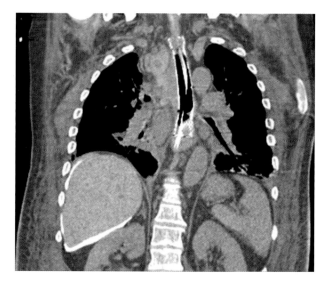

图 10.3 食管内留置的支架

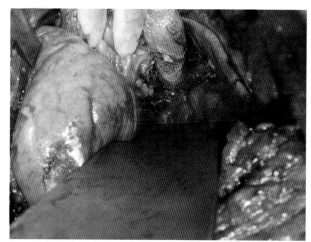

图 10.4 支架支撑后露出的食管缺损

者而言，通过食管支架治疗慢性食管穿孔合并纵隔感染和脓胸，是不恰当的治疗方案；对于病灶未穿破纵隔胸膜，感染未广泛侵犯纵隔和胸膜腔的急性

食管穿孔患者[1-3]，采取食管支架治疗可能具有一定疗效。对于食管穿孔经纵隔胸膜直接进入胸膜腔，或因确诊延迟形成纵隔脓肿并侵入胸膜腔形成

脓胸的情况，应立即对纵隔和胸膜腔进行充分的引流。正如本例患者，最终有效的治疗方案就是经右侧开胸手术，治疗食管穿孔。

然而，如何合理治疗医源性食管穿孔？对于纵隔胸膜完整、无脓肿、破损较小的食管穿孔，食管支架可以有效避免纵隔脓肿形成并取得良好的治疗效果，同时需密切观察患者病情变化。针对已经形

成脓胸的食管穿孔，首先考虑如何彻底闭合食管穿孔。如果穿孔部位位于食管远端，可采取黏膜、肌层分别缝合，并用周围肌瓣覆盖穿孔部位或采取胃底折叠术包裹穿孔区域；对于合并脓胸的患者，则应剥离肺表面的纤维板，并充分引流胸腔积液（示意图 10.1b），也可以考虑在胸腔镜下探查，清除肺表面脓性包裹并充分引流胸腔积液。治疗的关键

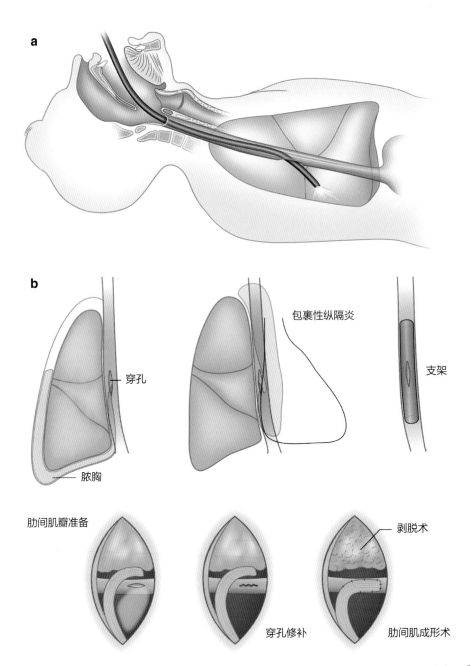

示意图 10.1 a. 医源性食管穿孔；b. 两种处理方法：①对于胸膜完整的食管穿孔可以置入支架进行治疗；②对于合并脓胸的患者，则应行右侧开胸术、肺表面的纤维板剥脱术、关闭穿孔并用游离肌瓣覆盖

是要对闭合的食管穿孔周围进行充分的引流 [4]。如果食管再次穿孔，则应长期留置引流管，促使穿孔部位形成一个较易切除的瘘管。对于某些病例，仅通过胸腔引流和食管支架覆盖穿孔并不能取得良好的治疗效果。对于本例患者而言，食管穿孔范围大、支架周围食管组织坏死，唯一可行的治疗方案是行食管切除、胃管与食管残端颈部吻合术。

（林毅　译）

参考文献

[1] Pla V, Cuesta MA, van den Broek WT. Treatment of thoracic esophageal perforations. Cir Esp. 2005;77:327–31.

[2] Freeman RK, Ascioti AJ. Esophageal stent placement for the treatment of perforation, fistula or anastomotic leak. Semin Thorac Cardiovasc Surg. 2011;23:154–8.

[3] Ryom P, Ravn JB, Schmidt S, et al. Aetiology, treatment and mortality after oesophageal perforation in Denmark. Dan Med Bull. 2011;58:A4267.

[4] Haveman JW, Nieuwenhuijs VB, Kobold JP, et al. Adequate debridement and drainage of the mediastinum using open thoracotomy or video assisted thoracoscopic surgery for Boerhaave's syndrome. Surg Endosc. 2011;25:2492–7.

第 11 章
Heller 肌切开术联合 Dor 胃底折叠术治疗贲门失弛缓症后穿孔导致腹膜炎

Miguel A. Cuesta, Donald L.van der Peet

关键词 腹膜炎；穿孔；Heller 肌切开术；Dor 胃底折叠术；失弛缓症

诊断和手术指征

患者男性，16 岁，主诉对固体食物吞咽困难，体重减轻 5kg。诊断为失弛缓症，压力测量结果提示食管下括约肌收缩活动度降低以及不松弛状态。患者在其他医院已经接受了两次扩张治疗而症状没有改善，现转诊至我院拟行腹腔镜下 Heller 肌切开术。

手术

在行腹腔镜下 Heller 肌切开术的过程中，很难将食管肌层与黏膜层之间分离出间隙，似乎造成两个不同的手术层面。手术过程中出现 2 个小的医源性穿孔，用 4-0 线缝合。将食管远端 6cm 和胃近端 2cm 处进行了充分的肌层切开。在不游离胃短血管的情况下，采用 Dor 胃底折叠术将胃底向前折叠（180°）覆盖缺损处。

术后并发症的诊断与治疗

术后第 2 天，患者可以摄入一些清流食；术后第 3 天，患者出现发热和上腹部疼痛症状。通过口服造影剂后 CT 检查，发现食管远端存在造影剂渗漏（图 11.1）。随即进行腹腔镜检查，在上腹部可见胃内容物渗漏，拆除 Dor 胃底折叠处缝线后，在食管肌层切开处远端黏膜可见长约 3cm 的穿孔（示意图 11.1），这种较大的穿孔可能是由于黏膜坏死引起的。利用 5-0 PDS 线连续缝合关闭穿孔处，再次采用 Dor 胃底折叠术覆盖缺损。放置腹部引流管，患者接受中心静脉营养支持。1 周后患者康复。再次行口服造影剂后 X 线检查未见造影剂渗漏。

讨论

患者出现一种不寻常的并发症。Boeckstaens 等最近发表了一项随机研究，201 名贲门失弛缓症患者被随机分配到球囊扩张组（95 名患者）或腹腔镜下 Heller 肌切开术组（LHM）（106 名患者）[1]。随访结果显示，球囊扩张组 1 年后治疗成功率为 90%，2 年后治疗成功率为 86%；而 LHM 组 1 年后治疗成功率为 93%，2 年后治疗成功率为 90%。球囊扩张组中 4% 的患者在扩张过程中会出现食管穿孔，而 12% 的 LHM 患者会出现黏膜撕裂，研究中未出现术后穿孔患者。Zaninotto 等发表了一项

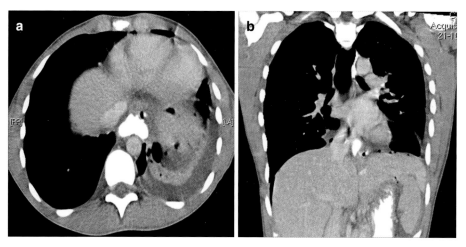

图 11.1　a. CT 检查提示在肌层切开处有渗漏；b. CT 检查显示造影剂渗漏

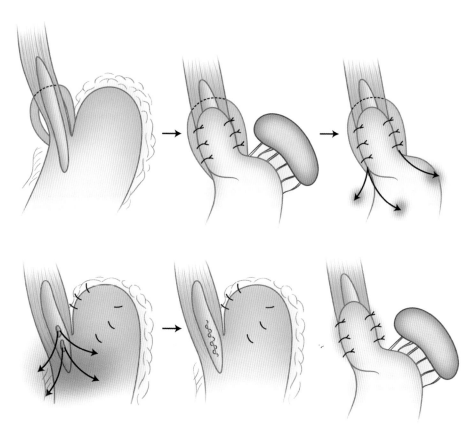

示意图 11.1　Heller 肌切开术联合 Dor 胃底折叠术治疗特发性失弛缓症。术后出现渗漏和腹膜炎。腹腔镜探查：拆除 Dor 胃底折叠缝线，发现食管下段黏膜穿孔，连续缝合关闭穿孔。再次采用 Dor 胃底折叠术修补缺损

包括 400 例失弛缓症患者的研究结果，所有患者均采用 Heller 肌切开术联合 Dor 胃底折叠术，该研究中的患者的复发率和并发症发生率分别为 1.5% 和 1.9%，而死亡率为 0[2]。另外，Lang Wang 和 You Ming Li 回顾了 16 篇关于手术治疗复发性失弛缓症以及并发症结果的文献。"术中最常见的并发症是胃肠道穿孔，1.5%~20% 的患者发生胃或者食管穿孔，部分患者出现气胸（1.9%~6.7%）。术后早期并发症包括肺部并发症（1.3%~4.0%），部分患者出现持续性和剧烈胸痛，因此延长了出院时间"。[3]

决不能低估 Heller 肌切开术后出现各种并发症的可能性。游离过程中寻找肌层和黏膜层之间的解剖平面非常困难，可能导致黏膜撕裂，这也是本例患者出现并发症的原因。在错误的解剖平面上游离

可能导致缺血和穿孔。通过积极的诊断和再次开腹手术治疗最终治愈了患者的并发症。

（乔庆 译）

参考文献

[1] Boeckstaens GE, Annese V, des Varannes SB, et al. Pneumatic dilation versus laparoscopic Heller's myotomy for idiopathic achalasia. N Engl J Med. 2011;364:1807–16.

[2] Zaninotto G, Constantini M, Rizzetto C, et al. Four hundred laparoscopic myotomies for esophageal achalasia: a single centre experience. Ann Surg. 2008;248:986–93.

[3] Wang L, Li YM. Recurrent achalasia treated with Heller myotomy: A review of the literature. World J Gastroenterol. 2009;14:7122–26.

第12章
全胃扩大切除术后食管空肠吻合口漏

Jose L. Garcia Sabrido, Wenceslao Vasquez Jimenez

关键词 食管空肠吻合术；胃切除术；胃癌；漏；支架；淋巴结清扫术

病例 1

诊断和手术指征

患者女性，55 岁，胃小弯侧有一处直径 3cm 的溃疡型病灶。病理结果提示低分化腺癌和印戒细胞癌。内镜超声检查和 CT 检查显示肿瘤分期为 $T_3N_+M_0$。采用 MAGIC 研究中的方案（3 个周期的表柔比星、顺铂和氟尿嘧啶），行新辅助化疗[1]。

手术

完成 3 个周期的化疗，间隔 6 周后，行保留脾脏的全胃切除和 D2 淋巴结清扫术。重建方式为利用 21mm 圆形吻合器完成端侧食管空肠吻合术。Roux-en-Y 肠袢长度为 60cm（图 12.1）。在食管空肠吻合口旁的左右侧膈下放置 2 个 Jackson-Pratt 负压引流管。

病理

病理结果提示分期为 $pT_3N_1M_0$。

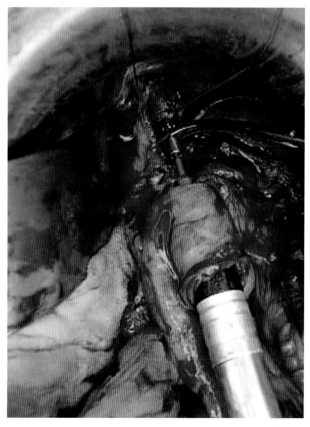

图 12.1 利用圆形吻合器完成食管空肠的端侧吻合

术后并发症的诊断与治疗

术后第 6 天，患者经口进流食后出现发热，左上腹疼痛，左侧引流量增加，引流液呈乳白色，淀粉酶水平为 800UI/L。血常规检查提示白细胞计数为 20.0×10^9/L，伴中性粒细胞核左移比例为 95%。

行上消化道造影（图 12.2）和双对比剂 CT 检查显示食管空肠吻合口层面有渗漏，吻合口周围积液直径约 4cm，与左侧引流管相通。

嘱患者禁食水，并静脉输注广谱抗生素。术后第 8 天，患者情况有所好转，但引流量仍然较大（约 500ml/d）。随后，在患者食管吻合口水平置入一个可膨胀覆膜支架，封闭吻合口的渗漏（示意图 12.1，图 12.3）。

患者的情况逐步好转，术后第 12 天再次开始进食。患者于术后第 18 天出院，计划完成后续的全身辅助化疗。

病例 2

诊断和手术指征

患者男性，69 岁，因诊断为近端胃腺癌在外院进行手术，剖腹探查后发现癌变已沿着腹腔干的

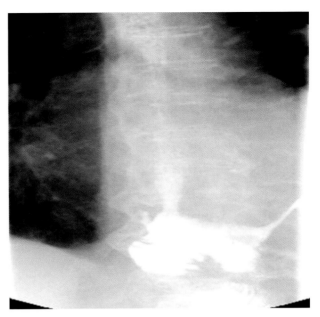

图 12.2 从食管空肠吻合口漏出的造影剂

淋巴结转移，因此无法切除。肿瘤似乎在主动脉裂孔水平处与主动脉附着粘连，根据术中探查肿瘤的分期，当时的外科医生在术中决定放弃手术。患者转诊到我院，接受新辅助化疗（MAGIC 方案[1]）3 个周期后再次进行 CT 检查，显示肿瘤已经退变为可切除。

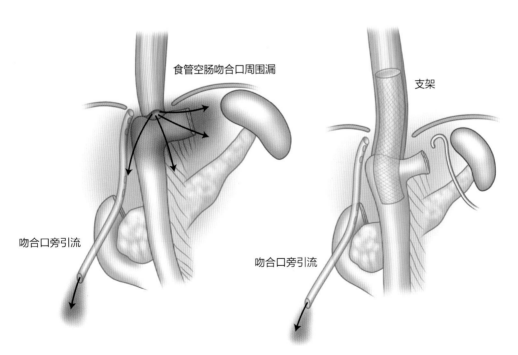

食管空肠吻合口周围漏

支架

吻合口旁引流

吻合口旁引流

示意图 12.1 食管空肠吻合口漏表现为吻合口周围渗液。通过胃镜放置支架，且经皮穿刺充分引流脓液。如果存在全腹膜炎的表现，例如病例 2，则应该行剖腹探查，充分冲洗腹腔并放置覆膜支架

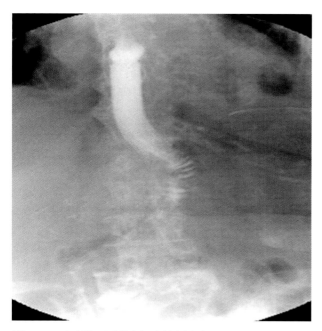

图 12.3　通过放置覆膜支架来控制吻合口漏

手术

再次进行开腹手术，术中探查可以进行全胃扩大切除术，切除远端食管 7cm、脾以及腹腔干淋巴结。采用结肠后方式经食管膈肌裂孔行食管空肠 Roux-en-Y 吻合术，吻合方式为端侧吻合（采用 25mm 环形吻合器）。

病理

病理学结果显示：腺癌 pT$_3$N$_1$M$_0$，上切缘距离肿瘤 1cm，15 个淋巴结中发现 3 个淋巴结转移。

术后并发症的诊断与治疗

术后过程较为复杂，术后第 8 天因食管空肠吻合口漏而再次剖腹探查。在上腹部和下纵隔处吻合口周围发现脓肿，但没有发现明确的瘘口。在下纵隔和食管膈肌裂孔处放置引流管，引流脓液。5 天后，由于持续存在的败血症和临床症状出现恶化，进行 CT 检查，在吻合口可见大量液体聚集

（图 12.4）。再次进行剖腹探查术发现食管空肠吻合口漏，在清除脓液和冲洗腹腔后，利用胃镜在食管空肠吻合口处放置支架。此次手术后未再看到渗漏，并且患者可以脱离机械通气。最后，患者痊愈出院。4 年后，在吻合口周围出现局部复发，但患者对化疗反应良好。目前已经距离复发 1 年，但患者身体情况良好。

讨论

食管空肠吻合口漏是一种非常可怕的并发症，在全胃切除术后的发生率为 4%~27%，死亡率为 60%。此外，30%~50% 的食管空肠吻合口漏患者将来会发展为吻合口狭窄[2]。

预防的措施包括：①改善术前营养状况，食管癌和胃癌患者通常经口进食量减少，可以通过鼻空肠营养管给予肠内营养；②完善手术技术，应保证食管残端的良好血运，术中应通过术中冰冻病理检查明确食管切缘阴性[3,4]。空肠袢应有足够的长度和良好的血流灌注，而且应保证空肠袢不存在任何张力，因此空肠袢上提至食管远端的最佳途径是

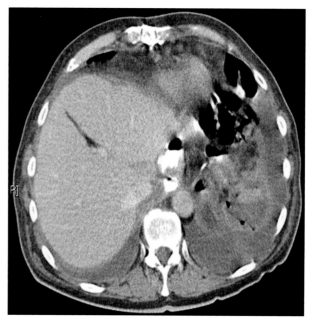

图 12.4　食管空肠吻合口漏伴有腹膜炎表现的患者的 CT 检查

经结肠后。通常利用 25mm 圆形吻合器行食管空肠 Roux-en-Y 端侧吻合。放置引流管并不能减少吻合口漏的发生率，但通常情况下能够减少吻合口漏造成的临床影响，并为进行相对微创的治疗提供机会，如放置支架[5]。食管空肠吻合口漏的诊断是以临床症状为基础，通常出现在术后第 7~10 天；胸部和腹部 CT 能够为吻合口漏、吻合口周围脓肿、纵隔炎症和腹膜炎提供充分的信息；在临床表现和影像学诊断不明确的情况下可以考虑利用胃镜诊断，或者是考虑在镜下放置支架治疗吻合口漏。对于大多数食管空肠吻合口漏患者，应利用胃镜放置支架进行治疗。

在治疗方面，应将患者转入加强护理病房或重症监护病房。复苏措施对于达到良好的循环和尿量非常重要；应在吻合口漏的诊断后立刻使用广谱抗生素静脉注射，并同时充分控制吻合口渗漏的量：①对于血流动力学不稳定的患者，尽管采取了复苏措施，但当患者有严重的脓毒血症时，应紧急手术，采取的措施包括关闭远端食管残端，行颈段食管造口术和空肠造口喂养或拆除食管空肠吻合口并在食管远端和空肠放置引流管；②对于血流动力学稳定的患者，可对吻合口漏进行快速评估。如果漏口直径小于 30% 食管周长，可采取保守治疗，包括控制脓毒血症、局部充分引流、支架置入、经过吻合口置入细营养管进行肠内营养支持或 TPN[6,7]。如果漏口直径渗漏率大于 30% 食管周长，则应拆除食管空肠吻合口并充分引流[8]。6~12 周后可再次进行重建。

（王楠 译）

参考文献

[1] Cunningham D, Allum WH, Stenning SP, et al. Perioperative chemotherapy versus surgery alone for resectable gastroesophageal cancer. N Engl J Med. 2006;355:11–20.

[2] Garcia Sabrido JL, Vasquez Jimenez W. How to prevent, early diagnose, and treat major postoperative complications after gastric surgery. In: Cuesta MA, Bonjer HJ, editors. Treatment of complications after digestive surgery, chapter 9. London: Springer; 2013.

[3] Deguchi Y, Fukagawa T, Morita S. Identification of risk factors for esophagojejunal anastomotic leakage after gastric surgery. World J Surg. 2012;36(7):1617–22.

[4] Kight CE. Nutrition considerations in esophagectomy patients. Nutr Clin Pract. 2008;23:521–8.

[5] Takeyoshi I, Ohwada S, Ogawa T, et al. Esophageal anastomosis following gastrectomy for gastric cancer: comparison of hand-sewn and stapling technique. Hepatogastroenterology. 2000;47:1026–9.

[6] Dai YY, Gretschel S, Dudeck O, et al. Treatment of oesophageal anastomotic leaks by temporary stenting with self-expanding plastic stents. Br J Surg. 2009;96:887–91.

[7] Blackmon SH, Santora R, Schwarz P, et al. Utility of removable esophageal covered selfexpanding metal stents for leak and fistula management. Ann Thorac Surg. 2010;89:931–6.

[8] Lang H, Piso P, Stukenborg C, et al. Management and results of proximal anastomotic leaks in a series of 1114 total gastrectomies for gastric carcinoma. Eur J Surg Oncol. 2000;26:168–71.

第 13 章
胃切除术后十二指肠残端漏

Jose L. Garcia Sabrido, Wenceslao Vasquez Jimenez

关键词 胃切除术；胃窦切除术；迷走神经切断术；胃空肠吻合术；幽门梗阻；消化道狭窄；十二指肠漏

诊断和手术指征

患者男性，60 岁，有长期消化道溃疡病史，曾使用雷尼替丁、质子泵抑制剂治疗，并使用抗生素清除幽门螺杆菌。由于持续数天的上消化道梗阻，被送往急诊室治疗。患者的主要表现为进食后呕吐，病程约 3 周时间，体重减轻 7kg。

临床评估后，腹部 CT 检查显示胃扩张。随后的胃镜检查发现由于严重的胃窦十二指肠纤维化导致十二指肠球部狭窄。活检提示与慢性炎症表现相符，无癌症迹象。

诊断为消化道狭窄引起的幽门梗阻。

手术

行腹腔镜胃窦切除术、迷走神经干切断术和胃空肠 Roux-en-Y 吻合术。放置 2 个引流管（Jackson-Pratt）：一个位于十二指肠残端，另一个位于靠近胃残端处。

病理

病理结果显示胃窦消化性溃疡伴胃窦及十二指肠高度炎性反应，无恶性疾病证据。

术后并发症的诊断与治疗

直到术后第 4 天，十二指肠残端附近放置的引流管中引出初始量约为 400ml/24h 的胆汁。患者诉腹痛，但血流动力学稳定，无败血症迹象。腹部 CT 检查显示大量腹腔积液和气腹。

进行腹腔镜手术探查，在腹腔中发现胆汁聚集和纤维素沉积，但无法确定其来源。随后转为开腹手术，发现弥漫性胆汁性腹膜炎和十二指肠残端裂开。彻底抽吸并冲洗腹腔后，将 22F Folcy 导管置入十二指肠残端，荷包缝合后完成十二指肠残端造口，并利用大网膜覆盖造口周围。通过导管注入 50ml 生理盐水检测荷包缝合是否有渗漏。将 Foley 导管通过右上腹置于体外（图 13.1，图 13.2 和示意图 13.1）。另外，在十二指肠残端附近放置一个 Jack-Pratt 负压引流管。术后恢复良好，引流量逐渐减少。术后第 24 天，通过 Foley 导管进行影像学检查未发现任何渗漏，随后移除 Foley 导管。24 小时后，拔除负压引流管。

讨论

十二指肠残端漏是胃切除术后出现腹膜炎的主要原因。过去，外科医师在复杂消化道溃疡的手术

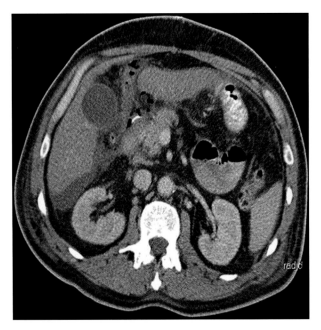
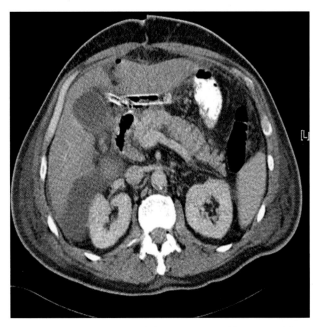

图 13.1 十二指肠残端漏伴肝下积液、积气

图 13.2 十二指肠残端造瘘术后（Foley 导管置入和引流）

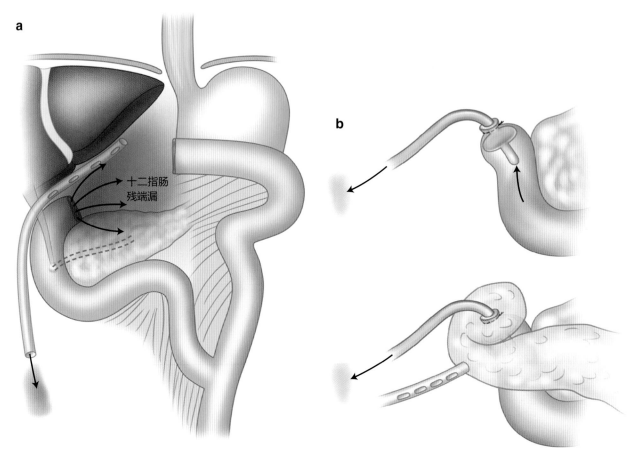

示意图 13.1 a, b. 胃切除术后十二指肠残端漏的外科治疗包括十二指肠造瘘以控制消化液漏出、大网膜包裹十二指肠残端、腹腔冲洗和引流

过程中学会了如何处理十二指肠的各种复杂情况。尽管已经报道了很多处理十二指肠残端的精妙方法，但没有一种方法能够明显降低十二指肠残端漏的发生率，现阶段，这种处理复杂十二指肠疾病的情况并不常见。大多数胃癌手术患者，十二指肠并没有炎症、纤维化或肿瘤浸润。前文介绍的一名患者，我们讨论了如何手术处理这种复杂的十二指肠残端以防止十二指肠残端漏。另外，进展期胃癌患者一般会接受新辅助化疗，而化疗导致的免疫抑制可增加胃切除术后十二指肠残端漏的发生率[1]。

十二指肠残端的闭合必须安全可靠，因此通常采用线性闭合器来进行关闭。十二指肠的肠壁虽然较厚，但质地脆弱，因此不推荐通过缝合来闭合残端。对于那些残端闭合不满意的患者，建议进行十二指肠造瘘术，这样做可降低十二指肠肠腔内的压力，还可以通过将鼻胃管或鼻肠管放置到十二指肠残端来达到减压的目的。十二指肠造瘘术通过荷包缝合将 Foley 导管置入十二指肠残端内，导管远端引出体外，并且利用大网膜包裹十二指肠残端。十二指肠外造瘘管通过邻近十二指肠右上方的腹壁穿出体外，以确保适当的引流[2,3]。十二指肠造瘘管需要保留 3~4 周才可拔除，以确保导管周围的窦道形成良好，从而减少腹膜腔渗漏的可能性。充分利用位于肝下区的引流管也非常重要。

在这例并不常见的由于复杂消化道溃疡而进行胃切除的病例中，强调了两种非常有用的关闭复杂十二指肠残端的手术方法：Nissen 闭合术用于十二指肠残端难以关闭的情况下，是将十二指肠前壁和纤维化后壁间断缝合以及网膜成形术；Finsterer-Bancroft-Plenk 闭合术是 Nissen 闭合术的非常好的替代方法，共分为 3 个步骤，①将胃窦从距离幽门 6cm 处离断，保留幽门动脉和胃网膜动脉的血流供应；②沿着黏膜下层直到幽门处切除胃窦的袖状黏膜层，然后缝合幽门肌层，最后通过间断缝合和连续缝合将胃窦的前后壁贴紧固定并关闭胃窦残端。

十二指肠残端漏这一并发症在术后较早期就会发生，通常于术后第 4~7 天。主要的表现和症状是发热、腹痛、心动过速以及引流管引流出胆汁和十二指肠液（如果腹腔引流管仍然在位）。

在体格检查中，患者可能出现败血症、血流动力学不稳定、呼吸困难等表现，腹部可能出现腹部膨隆和腹膜炎的表现。应将患者转入加强护理病房或重症监护病房开始复苏治疗。

双对比 CT 检查腹部不仅可以发现十二指肠漏，而且可以发现局部和全腹广泛的腹膜炎表现，例如可以看到气体以及液体聚集的表现。

胃切除术后十二指肠残端漏的发生率是 1%~3%。目前，由于术后重症监护技术的提高，这个并发症的死亡率在 12% 以下。

对于十二指肠残端漏的患者，以液体复位和足量的抗生素治疗进行初步复苏非常重要，随后大多数患者接受了再次开腹手术。最常用的技术是十二指肠造口术，通过十二指肠残端置入一根 22 或 24 号的 French、Petzer 或 Foley 导管，用不可吸收缝线荷包缝合固定。这个过程可以辅以将大网膜包裹和固定在荷包缝合线上（Wu 技术），有助于十二指肠残端的关闭。肝下应同时放置引流管，行临时胃造口术和空肠造口术用于引流胃液和给予肠内营养治疗。应将腹腔充分冲洗并放置引流管，皮肤切口可以保持开放。

唯一可以选择的保守治疗十二指肠残端漏的方法是吻合口漏的窦道化，引流物可以通过引流管完全引流到体外。此外，患者的血流动力学应处于稳定状态，CT 检查未发现腹腔内积液。但是，如果引流持续存在且超过 500ml/24h（高流量胆胰瘘），则仍应该进行手术探查。在这种情况下，高流量的引流液表明可能存在远端肠道的梗阻（输入袢综合征）或存在腹腔局部脓肿。

由于再次手术的患者存在分解代谢增加和短期内不能经肠内饮食的情况，因此，在手术后早期经中心静脉途径给予全肠外营养治疗非常必要。

　　奥曲肽或生长抑素类似物（如兰瑞肽）已被证明能够在第 1 周有效减少引流量，但是，对于它在瘘管闭合中的作用仍存在争议。

（王楠　译）

参考文献

[1] Garcia Sabrido JL, Vasquez JW. How to prevent, early diagnose, and treat major postoperative complications after gastric surgery. In: Cuesta MA, Bonjer HJ, editors. Treatment of complications after digestive surgery, chapter 9. London: Springer; 2013.

[2] Tsuei BJ, Schwartz RW. Management of the difficult duodenum. Curr Surg. 2004;61:166–71.

[3] Isik B, Yilmaz S, Kirimlioglu V, et al. A life-saving but inadequately discussed procedure: tube duodenostomy. Known and unknown aspects. World J Surg. 2007;31:1616–24.

第 14 章
十二指肠溃疡出血修补术后再出血

Jose L. Garcia Sabrido, Wenceslao Vasquez Jimenez

关键词 十二指肠溃疡；吐血；黑便；胃镜；十二指肠切除术；消化系统溃疡；消化性溃疡出血

诊断和手术指征

患者男性，35 岁，由于吐血和黑便在急诊室接受评估。患者有吸烟史、质子泵抑制剂（PPI）不规则治疗十二指肠溃疡病史，并有因幽门螺杆菌呼吸试验阳性的不规则治疗史。既往由于右腿外伤，还连续 2 天口服 75mg 的地氯酚。在进行体格检查时，患者处于休克和低灌注状态，血压 40/90mmHg，心率 110 次 / 分。

患者双上肢放置了 2 条外周静脉 14F 输液管。检测结果显示血红蛋白 7g/dl，血小板 $350 \times 10^9/L$，凝血时间在正常范围。输注了 2 袋浓缩红细胞。

胃镜检查显示十二指肠球部后壁有一个 2.5cm 的溃疡，分类为 Forrest Ⅱ b 型（可见血管并出血）（图 14.1）。镜下注射肾上腺素并行热凝固治疗后出血停止。入重症监护室，静脉推注 80mg 的奥美拉唑，并在后续治疗中维持连续滴注。幽门螺杆菌试验阳性。

镜下治疗后 4 小时，患者出现腹痛、吐血和低血压症状，第 2 次内镜检查，发现溃疡活动性出血，镜下注射肾上腺素和使用止血夹无法控制出血。

手术

由于血流动力学不稳定和内镜治疗失败，对患者进行手术治疗。取正中腹部切口入腹，Kocher 手法游离十二指肠及胰头部，在幽门水平纵向切开十二指肠显露十二指肠溃疡。利用 3–0 的 Prolene 缝线在溃疡的 4 个方向上缝合止血。出血得到控制

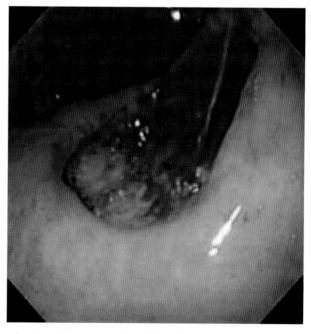

图 14.1 胃镜检查显示十二指肠球部后壁有出血性溃疡存在

后，患者仍然处于低血压状态，给予升压药物并输注 8 个单位的红细胞。利用 4-0 的 PDS 单层关闭十二指肠开口，在胃窦内放置一根胃管，将患者再次送入重症监护室。

术后病程

术后 24 小时，患者再次出现呕血和低血压，复查血红蛋白为 7g/dl。通过胃管反复冲洗，可见血液和血凝块被引出。复查胃镜显示溃疡再次出血；采用镜下放置止血夹止血，出血得到部分控制。此外，进行血管造影，显示胃十二指肠动脉活动性出血（图 14.2），因此进行弹簧圈栓塞治疗（图14.3）。

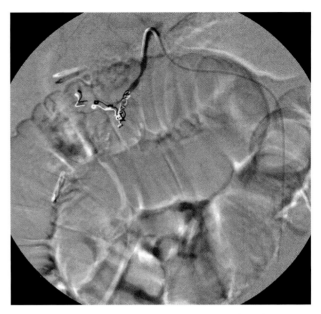

图 14.3 利用弹簧圈行选择性胃十二指肠动脉栓塞

患者在术后情况逐步好转，第 8 天出院，并继续接受幽门螺杆菌根除治疗 2 周。再行幽门螺杆菌呼吸试验结果为阴性。

讨论

急性出血是消化道溃疡最常见的并发症，死亡率为 5%～10%。内镜下治疗可以解决大多数患者的出血问题；然而 5%～10% 的患者会再次出血，需要手术或栓塞治疗（示意图 14.1）。手术后再出血的风险约为 4%，手术后再出血的高风险因素有：溃疡大于 2cm，溃疡位于十二指肠球部的小弯侧或后侧及低血容量性休克。

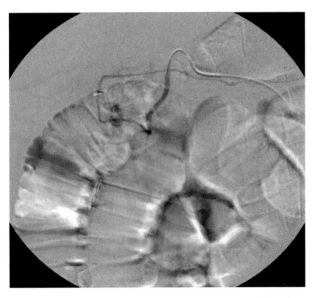

图 14.2 术后腹腔干血管造影显示胃十二指肠动脉活动性出血

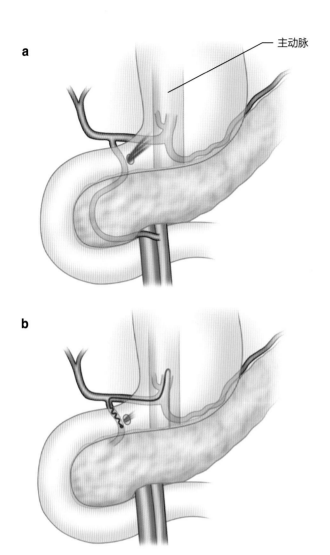

a

主动脉

b

示意图 14.1　a, b. 胃十二指肠动脉的选择性血管造影和栓塞

（王楠　译）

第 15 章
腹腔镜胃次全切除术后胃空肠侧侧吻合口狭窄

Alfredo Alonso Poza, Francisco Nevarez Noboa

关键词 狭窄；胃空肠吻合术；淋巴结清扫术；胃癌；腹腔镜胃切除术

诊断和手术指征

患者男性，65 岁，有高血压和 2 型糖尿病，3 年前脑卒中后出现左侧肢体偏瘫，现因贫血接受检查。通过胃镜检查，被诊断为胃窦腺癌。CT 检查显示没有发现转移性病灶。肿瘤临床分期为 $T_3N_1M_0$。

手术

行腹腔镜胃次全切除术，D2 淋巴结清扫术并保留脾脏。采用线性吻合器在胃大弯侧完成胃空肠侧侧吻合（Roux-en-Y 吻合）术，并用另一个钉仓关闭共同开口。

术后并发症的诊断与治疗

术后第 5 天，行上消化道造影检查提示造影剂通过吻合口缓慢，残胃扩张，无造影剂渗漏（图 15.1）。

患者于术后第 10 天出院，半固体饮食。在术后第 14 天，因左上腹疼痛和呕吐再次入院。经口服用对比剂后行 CT 检查显示残胃明显扩张和吻合口狭窄（图 15.2，示意图 15.1）。

对患者采取全肠外营养（total parenteral nutrition,

TPN）和放置胃管减压治疗。

考虑在胃镜下扩张患者的狭窄吻合口。然而，在第 1 次尝试时，在胃空肠吻合口处发现了一个胃石（图 15.3），于是采用胰酶溶解胃石的保守治疗方法。在第 2 次胃镜检查中，可看到胃空肠吻合口并可通过球囊扩张的方法将吻合口扩张到 1.3cm。将空肠营养管通过狭窄的吻合口放置到远端小肠，用肠内营养逐步取代 TPN（图 15.4）。

在进行到第 4 次球囊扩张时，吻合口直径可以被扩张到 3.5cm（图 15.5a）。

在术后 6 个月时，胃镜检查显示胃空肠吻合口通畅，CT 检查也显示正常（图 15.5b）。

讨论

胃出口梗阻和肠梗阻是胃切除术后相对常见的并发症。5% 的胃切除患者会出现胃肠吻合口狭窄或梗阻。

引起梗阻的主要原因是邻近吻合口区域的炎症性粘连，通常是由于沿缝合线出现的小渗漏和出血所造成。显然，这些并发症是可以预防的。此外，功能性胃瘫与胃出口梗阻的表现相似，这种情况常见于由于幽门梗阻造成长期胃扩张的患者。术后低钾血症也会减少胃的蠕动。

无论吻合方式是在结肠前还是结肠后，都有许

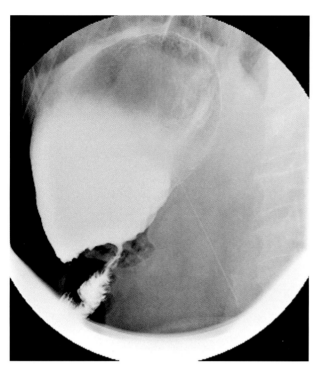

图 15.1　胃空肠吻合口狭窄

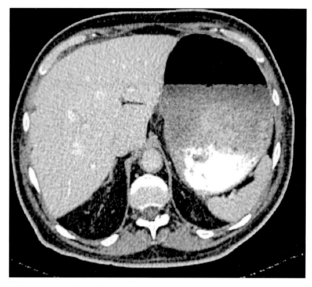

图 15.2　CT 检查提示胃扩张

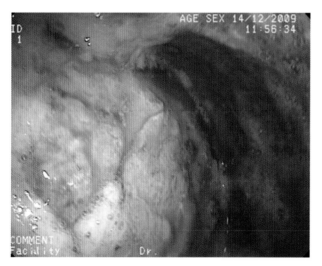

图 15.3　胃镜检查发现胃石

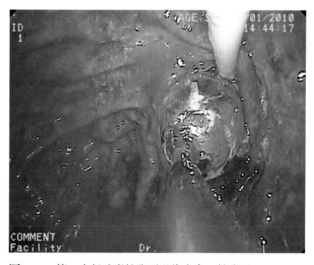

图 15.4　第 1 次行球囊扩张可以将吻合口扩张至 1.3cm

多机械问题与胃空肠吻合功能相关。大约 5% 的结肠后胃空肠吻合会出现胃出口梗阻。结肠后胃空肠吻合出现梗阻很可能与横结肠系膜相关。为防止横结肠系膜裂孔造成梗阻，应将结肠系膜的缺损处缝合到残胃上，缝合水平应至少高于胃肠吻合口 2cm。如果不这样做，结肠系膜往往可能下移而导致单侧或双侧空肠袢的机械性梗阻。在进行吻合

时，顺蠕动或者逆蠕动吻合并不重要，重要的是保证吻合口不要扭曲或阻塞[1]。

全胃切除术中用于食管空肠吻合的空肠袢较长，因此全胃切除术后梗阻的其中一个原因就是空肠袢扭转。另外，如果采取结肠前食管空肠吻合，则空肠袢和结肠之间的内疝也可能是造成梗阻的原因。

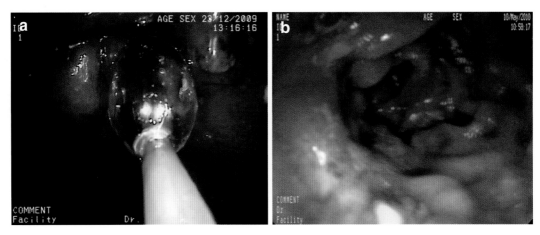

图15.5 a.球囊扩张至3.5cm；b.术后6个月复查胃镜显示胃肠吻合口通畅

食管空肠吻合术后良性狭窄的发生率为26%~42%，良性狭窄对患者的营养状况和生活质量有着重要的影响。尽管手术技术和术后处理方法有所改善，但在过去15年中良性狭窄的发生率没有变化。

吻合口狭窄与吻合口漏和心血管疾病相关。吻合口漏后出现狭窄可能是由于吻合口漏局部缺血和局部炎症反应。

此外，心血管疾病对吻合口愈合过程的影响可能是由于动脉硬化或心排血量降低导致血流灌注较差。

吻合口狭窄的诊断：如果吻合口通畅性受到影响超过5天，导致需要通过放置胃管来排空残胃，这时就需要通过口服对比剂行CT检查来进行诊断评估。这不仅有助于诊断梗阻平面，而且有助于排除应首先处理的脓肿或吻合口漏。食管空肠吻合口、胃空肠吻合口或Billoth Ⅱ吻合术后的输入和输出袢均可以出现狭窄。下一步可以进行胃镜检查来确定狭窄或梗阻以及评估球囊扩张治疗的可能性。如果可行，可逐步进行几个疗程的球囊扩张治疗[1]。

胃减压是治疗的第一步，同时需要利用胃镜通过狭窄处将营养管放置于梗阻远端进行肠内营养治疗或给予TPN。

治疗方法取决于引起狭窄梗阻的具体原因。如

果存在脓肿，必须先经皮穿刺引流脓腔，然后才能进行球囊扩张治疗；如果只存在狭窄，则可以直接进行球囊扩张治疗，球囊扩张治疗的效果通常很

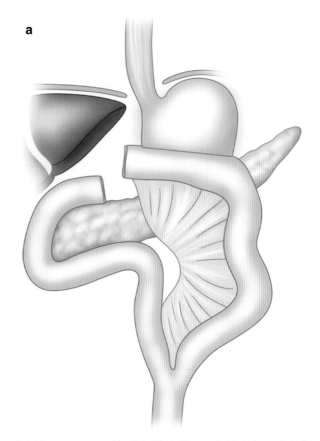

示意图15.1 a, b.胃部分切除术后，胃空肠吻合口或吻合口出口处袢可出现狭窄。一旦确诊为狭窄，应行鼻胃管减压和全肠外营养支持，并接受渐进式球囊扩张治疗。如果肠内营养管能通过狭窄的吻合口，可以用肠内喂养代替全肠外营养

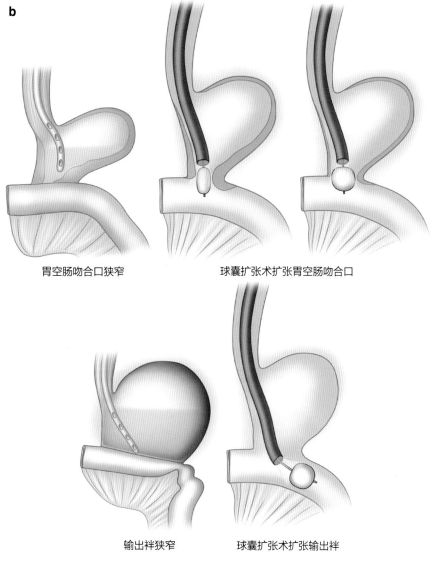

胃空肠吻合口狭窄　　　　　　　球囊扩张术扩张胃空肠吻合口

输出袢狭窄　　　　　　　　　球囊扩张术扩张输出袢

示意图 15.1（续）

好。目前，大多数文献都是关于利用球囊扩张治疗肥胖患者胃旁路术后的吻合口狭窄，结果表明球囊扩张术是安全有效的[1,2]。

由于技术问题无法进行球囊扩张治疗或由于机械原因已经形成完全梗阻，如内疝或吻合口扭转，则需要进行再次手术。

（王楠　译）

参考文献

[1] Garcia Sabrido JL, Vasquez JW. How to prevent, early diagnose, and treat major postoperative complications after gastric surgery. In: Cuesta MA, Bonjer HJ, editors. Treatment of complications after digestive surgery, chapter 9. London: Springer; 2013.

[2] Ukleja A, Afonso BB, Pimentel R, et al. Outcome of endoscopic balloon dilation of strictures after laparoscopic gastric bypass. Surg Endosc. 2008;22:1746–50.

第 16 章
十二指肠穿孔修补后漏

Jose L Garcia Sabrido, Wenceslao Vasquez Jimenez

关键词 十二指肠穿孔；关节病；腹腔镜；网膜成形术；十二指肠溃疡；穿孔修补

诊断和手术指征

患者男性，78 岁，有关节病病史并长期口服非甾体抗炎药和阿片类药物。因持续腹痛 3 天急诊入院，检查时发现患者血压偏低，对补液治疗反应良好。体格检查提示有弥漫性腹膜炎，这也被腹部 CT 所证实：腹腔内大量积液，结肠系膜内及肝十二指肠韧带内可见气泡影。病史与长期服用非甾体抗炎药导致的十二指肠溃疡穿孔相符，遂行诊断性腹腔镜探查。

手术

术中见十二指肠球部水平部一个大于 1cm 的穿孔，经过腹腔冲洗后用缝合线缝合穿孔并行网膜成形术，于肝下间隙放置引流管。

术后并发症的诊断与治疗

术后第 5 天，患者出现严重腹痛、心动过速及低血压。全血计数示：白细胞计数 23.0×10^9/L，中性分叶核细胞占 98%，血红蛋白 14g/dl，有轻度凝血功能改变。口服造影剂后行腹部 CT 检查结果显示十二指肠造影剂渗漏（图 16.1）。

取脐上切口剖腹探查，发现原十二指肠缝合处缝线裂开及严重的弥漫性腹膜炎。切除胃窦和十二指肠球部，行 Roux-en-Y 胃空肠吻合术重建消化道，使用闭合器闭合十二指肠残端，用 PDS 缝线连续缝合加固胃和十二指肠残端。患者在重症监护室中逐步恢复，3 周后进食并口服药物。

讨论

如示意图 16.1 所示，裂口超过 1/3 周长的十二指肠溃疡穿孔具有高危再漏的风险，因此不适

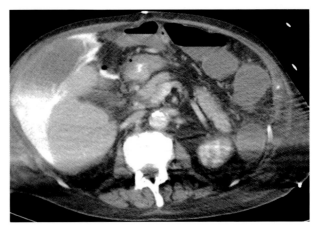

图 16.1 十二指肠穿孔修补后渗漏

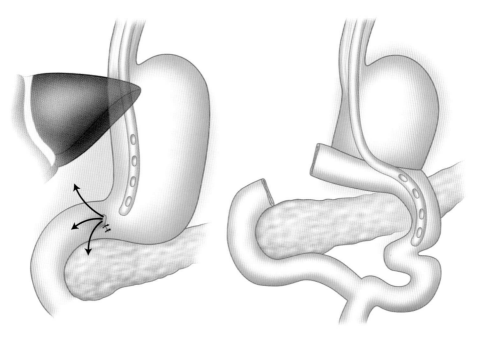

示意图 16.1　由于漏的风险高，超过肠管 1/3 周长的十二指肠溃疡穿孔不适合行一期缝合修复；小于或等于 1/3 周长的穿孔可行一期缝合和网膜成形术。如出现修补后漏，应行部分胃切除术和 Roux-en-Y 吻合术重建消化道，并充分引流

合行缝合修补术，应首选水平闭合和网膜成形术并充分引流。胃切除术只能用于特殊情况。小于或等于 1/3 周长的十二指肠穿孔应首选单纯缝合修复和网膜成形术。

（杨烈 译）

第 17 章
十二指肠憩室穿孔修补术后漏

Ramon Gorter, J. Wolter Oosterhuis

关键词 穿孔；十二指肠憩室；腹膜炎；腹腔镜；十二指肠乳头

诊断和手术指征

患者女性，76 岁，因急性窘迫、呼吸困难和胸痛收入心内科重症监护室（CCU），既往有高血压、高胆固醇血症、胆囊切除术、子宫切除术和膈疝史。体格检查：患者一般情况差，血压 100/60mmHg，脉搏 80 次/分，无发热和腹痛，有弥漫性腹膜炎体征。除白细胞计数轻度升高以外（13.4×10^9/L），其余实验室检查结果均正常。心电图检查无急性心肌缺血迹象。双螺旋 CT 检查显示腹膜后间隙和右上象限游离液体和气体。诊断为空腔脏器穿孔（可能为十二指肠溃疡穿孔），遂行腹腔镜探查术。

手术

腹腔镜探查发现腹腔内及腹膜后胆汁淤积。由于腹腔镜检查过程中显露受限，遂中转开腹，发现十二指肠降段和十二指肠憩室穿孔（图 17.1）。使用 GIA® stapler 吻合器切除憩室，用荷包缝合法缝合包埋闭合线（示意图 17.1a）。为了避免损伤十二指肠乳头，在胆总管内和腹膜后间隙留置引流管。

术后并发症的诊断与治疗

术后患者转入重症监护病房（ICU），接受抗感染性休克的对症治疗，包括机械通气、液体复苏、正性肌力药和抗生素。术后第 3 天终止机械通气，术后第 7 天患者出现腹痛症状，腹腔引流管内引流出肠内容物，心率 119 次/分，血压正常，体温 39.2℃。CT 检查显示十二指肠周围腹膜后间隙大量游离液体和气体，向右结肠旁间隙延伸（图 17.2）。腹腔穿刺抽取积液显示为胆汁和肠内容物的混合物。引流后患者出现严重感染性休克，再次行开腹手术。再次手术过程中，发现十二指肠缝合处有两处缺口，遂再次予以缝合，并清除胰头周围的坏死组织。此外，由于 T 管有可能已脱位，重新安置 T 管。经过彻底冲洗后，留置 2 根引流管，一根位于右结肠旁处，另一根位于十二指肠处，患者随后被送回 ICU。腹腔内液体培养发现粪肠球菌。患者脓毒血症情况好转，在二次手术后第 7 天由 ICU 转至普通病房。

患者接受全肠外营养和静脉滴注抗生素治疗。二次手术后第 10 天，患者病情好转，开始恢复进食。

二次手术后，患者出现 7 次高热和右腹部疼

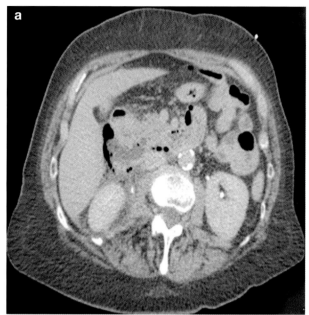

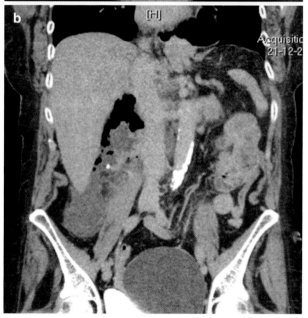

图 17.1　a, b. 十二指肠穿孔的 CT 表现

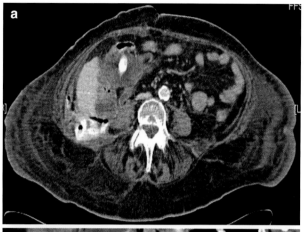

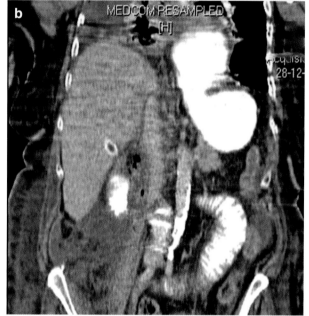

图 17.2　a, b. CT 显示结肠旁沟脓肿

痛，排除肺部感染和尿路感染后，增强 CT 显示有脓肿位于右结肠旁间隙，与十二指肠相通。引流液中查见有机纤维和 30000U/L 的淀粉酶。经引流管注入造影剂显示十二指肠缺损继续渗漏，腹膜后间隙有扩张性瘘管（图 17.3，示意图 17.1b）。新旧引流管相继引流出脓液和肠内容物，直到二次术后第 18 天，陆续拔除各引流管，患者出院。后续门诊随访时患者情况良好。

讨论

十二指肠憩室穿孔闭合后渗漏是一种罕见但严重的并发症，文献中对其最佳治疗方法的报道较少。

十二指肠憩室较常见，发病率为 5%~22%[1-2]。十二指肠憩室通常位于十二指肠第二部分肠系膜或胰腺边界处[3]。大多数十二指肠憩室无症状，但约有 5% 的病例会出现出血、炎症甚至穿孔（死亡率约为 30%）等并发症。由于穿孔位置在十二指肠第二段，常导致十二指肠内容物在腹膜后间隙和腹

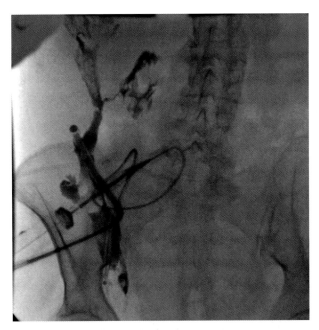

图17.3 瘘管造影显示瘘管轨迹

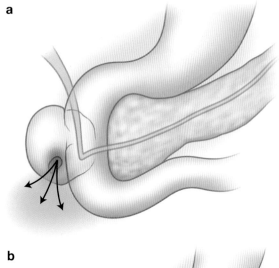

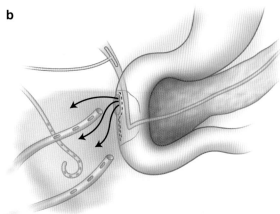

示意图17.1 a, b. 十二指肠憩室穿孔应在确认十二指肠乳头位置后予以切除。出现漏后，应经皮留置引流管持续引流

膜间隙渗漏，从而导致脓肿形成、弥漫性腹膜炎或脓毒血症。由于十二指肠憩室穿孔发生概率较低，所以缺乏明确的治疗指导方针。虽然部分医师仍然考虑非手术治疗，包括肠外营养、腹腔穿刺引流脓液、静脉抗生素治疗等，但文献中认为切除憩室是金标准[1-3]。在憩室切除术治疗的患者中，高达41%的患者可能出现胆管损伤、瘘管形成（20%）、腹腔脓肿形成、胰腺炎、持续性渗漏和败血症等并发症[2,3]。

我们对十二指肠憩室穿孔，尤其是合并复发性瘘和脓肿病例的最佳治疗策略知之甚少。对于此患者，我们没有选择再次手术，而是进行反复的经皮引流。对于此患者而言，广泛切除术（如Whipple手术）或许是值得考虑的选择之一。但由于患者全身情况较差，炎症反应较重及受累器官较多，不能耐受手术。虽然住院时间较长，但患者最终顺利康复出院了，并且身体条件和生活质量也都得到了明显改善。

（杨烈 译）

参考文献

[1] Duarte B, Nagy KK, Cintron J. Perforated duodenal diverticulum. Br J Surg. 1992;79: 877–81.

[2] Bergman S, Koumanis J, Stein LA, et al. Duodenal diverticulum with retroperitoneal perforation. Can J Surg. 2005;48:332–4.

[3] Martinez-Cecilia D, Arjano-Sanchez A, Gomez-Alvarez M, et al. Conservative management of perforated duodenal diverticulum: a case report and review of the literature. World J Gastroenterol. 2008;14:1949–51.

第 18 章
Wilkie 综合征急性发作

Miguel A. Cuesta, Donald L. van der Peet

关键词 Wilkie 综合征；并发症；腹膜炎；积气

诊断和手术指征

患者女性，16 岁，无既往史，突发腹痛和呕吐。全科医生到患者家中出诊，初步诊断为胃肠炎。3 天后，患者病情加重，转到外科就诊。就诊时，患者身体状况不佳，发热 38.7℃，心动过速并出现脱水症状。腹部检查发现上腹部疼痛和局部腹膜炎体征。实验室检查结果显示白细胞增多（21.0×10^9/L），CRP 升高（180mg/L）。进行口服及静脉造影剂增强 CT 检查发现，胃壁扩张伴十二指肠扩张，可能合并十二指肠水平段受压（图18.1）。鉴别诊断为环状胰腺和十二指肠蹼。

手术

在急诊剖腹探查术中，发现十二指肠水平部分被肠系膜上血管压迫至脊柱，胃扩张伴胃底部坏死（图 18.2）。

用吻合器沿坏死边缘切除胃底坏死部分，并连续缝合。为解决病因，行十二指肠空肠双层侧侧吻合术（图 18.3）。

术后病程

术后患者从第 3 天起可逐步开始进食，第 7 天

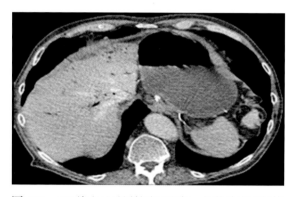

图 18.1 CT 检查显示胃扩张和积气；门静脉中有气体

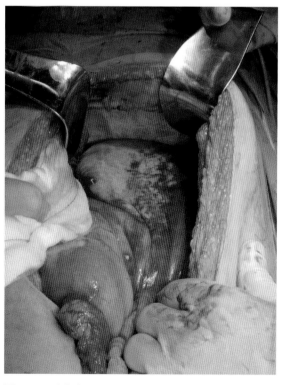

图 18.2 手术直观图片，胃扩张和胃大弯侧坏死

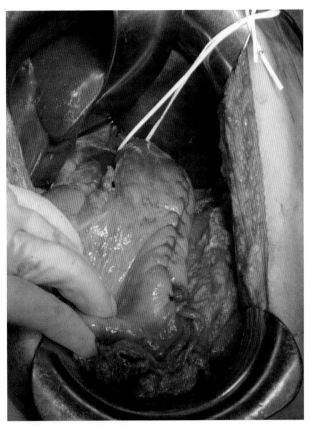

图 18.3 胃大弯侧切除术后和十二指肠空肠吻合术

出院。经过 4 周的时间，患者可以重新开始日常活动和学习。

讨论

Wilkie 综合征是十二指肠梗阻的罕见原因，它是由于十二指肠水平部的肠系膜上动脉被压迫导致。慢性发病以十二指肠扩张和胃扩张为典型表现。急性发病非常罕见，在此病例中表现为胃扩张和胃大弯侧坏死。

（杨烈 译）

第 19 章
双气囊内镜检查后十二指肠远端穿孔

Marijn Poelman, Chris J.J. Mulder

关键词 穿孔；双气囊内镜检查；脂肪痢；剖腹术；近端空肠

诊断和手术指征

患者女性，56 岁，既往脂肪痢病史 7 年，由于呕吐和体重减轻收入外科病房。入院后完善 CT 双重造影检查发现十二指肠空肠连接处有狭窄（图 19.1）。进一步胃镜检查深入至十二指肠远端并未发现异常。双气囊内镜检查时（示意图 19.1a）在十二指肠水平部发现一个肿瘤并取活检。患者完成双气囊内镜检查后出现进行性腹痛，腹部 X 线片观察到腹部游离气体，CT 检查发现消化道穿孔的气腹征象（图 19.2）以及在肿瘤平面的 Treitz 韧带内存在游离液体，随即进行手术。

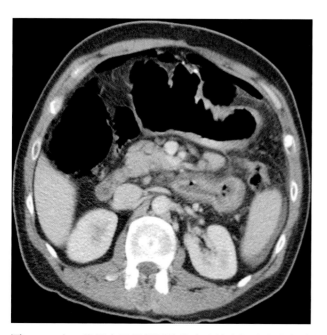 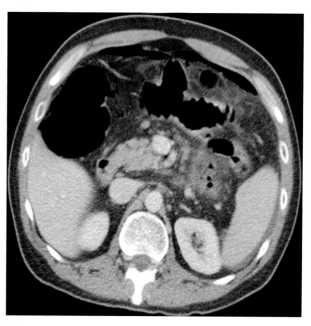

图 19.1 十二指肠水平部增厚伴狭窄（肿瘤）及腹腔内游离气体

图 19.2 消化道穿孔的气腹征象，以及在 Treitz 韧带平面可见游离气体和液体聚集

手术

开腹手术中，在位于十二指肠远端和空肠近端连接部的肿瘤处发现一处消化道穿孔。术中发现肿瘤 4cm 大小，并在 Treitz 韧带水平的肠系膜内发现肿大的淋巴结。行肿瘤根治性切除术，并在十二指肠降段和近端空肠间做端侧吻合术（示意图 19.1b）。

病理

病理学检查提示肿瘤为 B 细胞淋巴瘤。

讨论

在双球囊内镜投入临床应用 10 年后，Xin 等人[1]发表一篇系统研究探讨其适应证和并发症。研究一共纳入 66 篇论文，共计 12823 例病例。可疑的中段胃肠道出血（mid-GI bleeding，MGIB）是最常见的适应证（62.5%），其次分别为单纯症状或体征（7.9%）、小肠梗阻（5.8%）及克罗恩病（5.8%）。双气囊内镜最常见的发现为消化道炎性病变（37.6%）和血管病变（65.9%）。①联合入路或顺行入路的总小肠镜检查率为 44%；轻度和重度并发症的比例分别是 9.1% 和 0.72%；②该系统回顾认为诊断性双气囊内镜检查的检查效力和相应的并发症风险在临床上都是不错的。

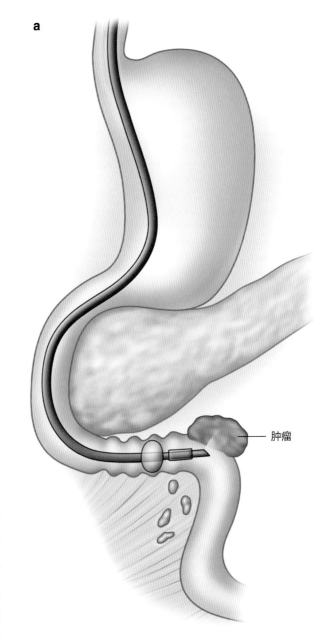

a

肿瘤

示意图 19.1 a. 双气囊内镜检查。穿孔是并发症之一

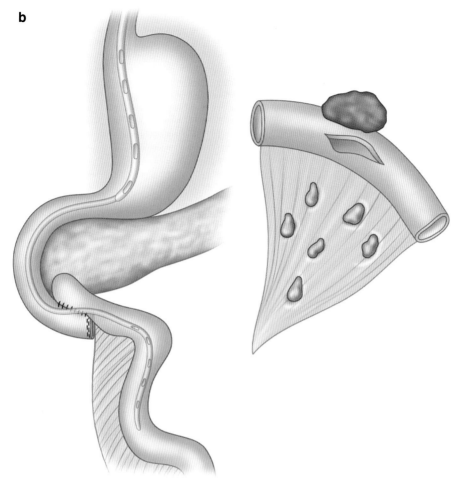

示意图 19.1（续） b.穿孔后肿瘤切除

（杨 坤 译）

参考文献

[1] Xin L, Liao Z, Jiang YP, Li ZS. Indications, detectability, positive findings, total enteroscopy, and complications of diagnostic double-balloon endoscopy: a systematic review of data over the first decade of use. Gastrointest Endosc. 2011;74:563–70.

第 20 章
胰头胰岛细胞瘤切除术后十二指肠漏

Miguel A. Cuesta, Donald L. van der Peet

关键词　十二指肠漏；胰岛细胞瘤；胰腺；腹腔镜摘除术；胰漏

诊断和手术指征

患者男性，48 岁，腹部 MRI 显示胰头处有一个 3cm 大小的胰岛细胞瘤（图 20.1）。

手术

患者经腹腔镜超声检查后行腹腔镜下肿瘤摘除术。术中见一段 3~4mm 的胰管，经 Kocher 手法游离后，将肿瘤切除。确认在胰腺切口处无胰液漏出后于胰腺水平放置一根引流管。

术后并发症的诊断与治疗

患者术后出现腹痛且引流液的淀粉酶 20,000U/ml，考虑发生胰漏。行 CT 检查证实胰漏的发生并发现十二指肠周围积液（图 20.2，示意图 20.1a）。引流管的位置位于聚集的液体中间，引流位置良好。术后第 10 天，患者出现血流动力学不稳定且血红蛋白水平进行性下降。CT 显示腹中可见积液和血凝块，CT 血管造影发现胰头周围有染色，而且不能被弹簧圈栓塞。肝脏的血流灌注不规则。经肋下切口行剖腹探查，发现胰头和胆总管连接处周围的小血管出血，行缝合止血。此外，探查还发现十二指肠胰腺侧管壁脆弱且有炎症。剖腹探查术后患者

一般状况改善，二次术后第 7 天有肠内容物经引流管流出。增强 CT 发现在十二指肠降段有一处十二指肠瘘（图 20.3），但引流充分，腹腔内无积液。给予全肠外营养（TPN）治疗，7 天后引流物逐渐减少直至消失，恢复经口进食。3 周后，患者出现饱腹感并呕吐。复查 CT 配合口服造影剂检查显示十二指肠降段有一处明显的狭窄伴胃扩张。予鼻胃管行胃肠减压及全肠外营养治疗。多科会诊讨论后认为可考虑采用内镜扩张或外科手术这两种方法来治疗狭窄。

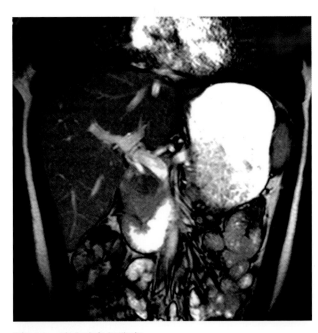

图 20.1　胰头胰岛细胞瘤

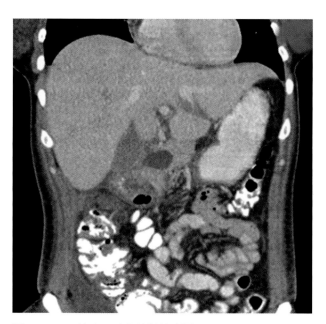

图 20.2　CT 检查显示有局限性胰漏

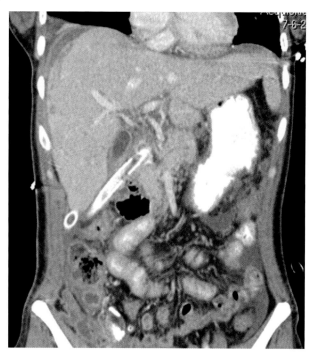

图 20.3　十二指肠漏，能被直接引流

考虑患者存在消化道穿孔的风险，最终采用第一种治疗方案。经过 4 次球囊扩张，成功将狭窄段扩张至足够宽度（2.5cm）。患者恢复经口饮食并耐受良好（示意图 20.1b）。

术后 1 年，患者恢复良好，达到理想体重，没有发现胰岛细胞瘤复发的征象。

讨论

Berends 等人描述了 10 例腹腔镜下治疗胰腺胰岛细胞瘤的病例[1]。这 10 例胰岛细胞瘤分散在胰腺的各个部位，肿瘤最大直径为 3cm。术中使用腹腔镜超声以准确地定位胰岛细胞瘤。6 例患者经腹腔镜切除肿瘤，4 例患者术中转为开腹手术。10 例病例中共计 5 例发生并发症：腹腔镜术后 2 例（2 例胰瘘，其中 1 例采用引流治疗，另 1 例采用引流、ERCP 和胰管内引流治疗）及开腹手术后 3 例（经皮引流十二指肠周围积聚的胰液；2 例麻痹性肠梗阻，其中 1 例行开腹手术发现并无梗阻）。所有患者的低血糖症状均在术后得到治愈。

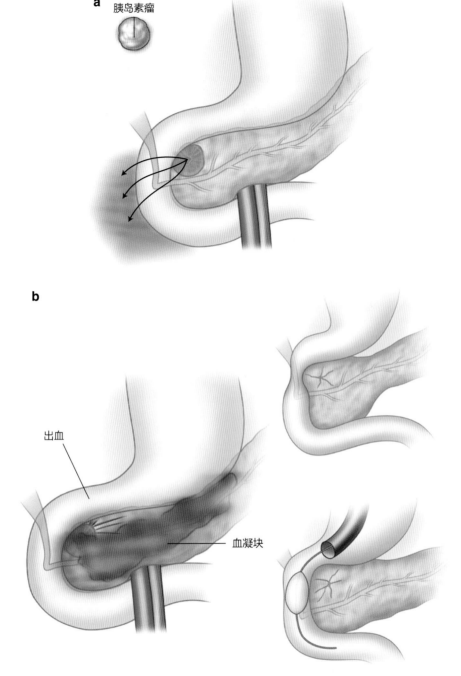

a 胰岛素瘤

b

出血

血凝块

示意图 20.1 a, b. 胰腺的良性胰岛细胞瘤应该采用腹腔镜手术治疗。较小的肿瘤或术前未发现的肿瘤可通过观察和腹腔镜超声检查来定位。肿瘤摘除术后，最常见的并发症是胰瘘。引流应持续至没有胰液漏出。如果怀疑主胰管是胰瘘的原因，应采用 ERCP 行胰管内引流

（杨坤 译）

参考文献

[1] Berends FJ, Cuesta MA, Kazemier G, et al. Laparoscopic detection and resection of insulinomas. Surgery. 2000;128:386–91.

第 21 章
胃旁路术后消化道腔内出血

Jose L. Garcia Sabrido, Wenceslao Vasquez Jimenez

关键词 腔内出血；胃旁路术；病态肥胖；血脂异常

诊断和手术指征

患者女性，34 岁，BMI 为 45，有高血压和血脂异常病史，计划行腹腔镜胃旁路手术。胃镜检查未见异常，腹部超声显示严重肝脂肪变性。术前 8 小时，肝素 5000UI 皮下注射以预防血栓栓塞。

手术

腹腔镜胃旁路术采用长袢 Roux-en-Y 技术，输入袢长 100cm，在距 Treitz 韧带 45cm 处，采用内镜下 60mm/3.5mm 线性吻合器于结肠前行空肠 – 空肠侧侧吻合术。采用 2 个 60mm/3.5mm 的内镜下吻合器，建立大约 30ml 的小胃囊。胃空肠吻合口处采用 Vycril 3-0® 丝线连续缝合，然后用 3-0 丝线缝合浆膜层。在胃空肠吻合处和胃残端放置 2 个负压引流管。

术后并发症的诊断与治疗

术中放置鼻胃管，术后 12 小时拔除。术后镇痛包括使用非甾体抗炎药（右旋布洛芬 50mg）、交替使用对乙酰氨基酚 1g，以达到良好的镇痛效果。

术后最初数小时，患者对口服清流食耐受较好。术后 24 小时，患者出现呕血、心动过速、轻度低血压，血红蛋白下降至 7g/dl。

胃镜检查显示在胃空肠吻合处发生腔内出血，出血采用电凝和止血夹等治疗。术毕，患者恢复健康，未见其他并发症。

讨论

胃旁路术后出血发生率为 0.9%~4.4%，文献提示腹腔镜胃旁路术后出血的发生率明显高于开腹手术 [1]。在腹腔镜旁路手术中，最可能发生腔内出血的部位是胃空肠吻合处和空肠 – 空肠吻合处（示意图 21.1），而发生腹腔内出血的常见部位是胃残端缝合处和戳卡入路处（图 21.1 ~ 图 21.3）。胃旁路术后发生出血应通过胃镜检查确诊。如果胃空肠吻合术中出现出血，应采用电凝或止血夹治疗。如果患者发生不明原因的持续性出血或血流动力学不稳定，CT 血管造影可能有助于确定原因，否则应进行剖腹探查 [2,3]。

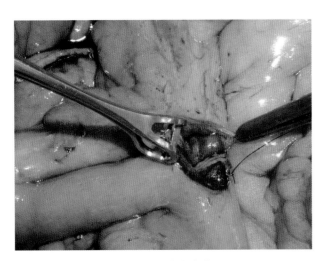

图 21.1 空肠吻合术后检查腔内吻合线

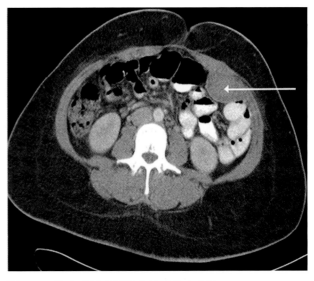

图 21.2 箭头示胃残端缝合处腹腔内血肿

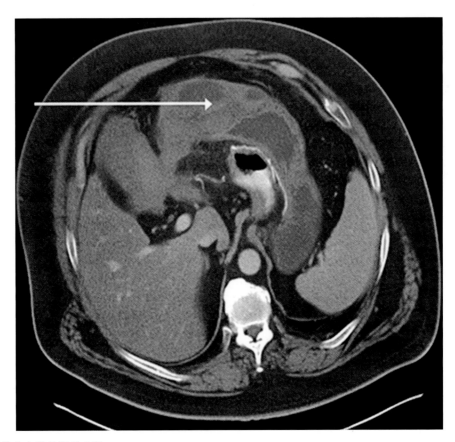

图 21.3 箭头示戳卡入路处腹壁血肿

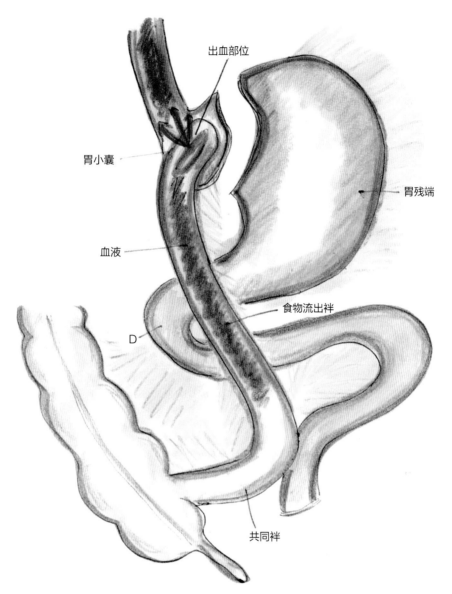

出血部位

胃小囊

血液

D

胃残端

食物流出襻

共同襻

示意图 21.1　胃旁路术后腔内出血的可能部位。治疗肥胖症的胃旁路术后出血，应通过胃镜检查来进行诊断。如果胃空肠吻合口出现出血，应采用电凝或止血夹治疗。如果出血部位不明或血流动力学不稳定，CT 血管造影可能有助于确定原因，否则应进行剖腹探查

（杨盈赤　译）

参考文献

[1] Mehran A, Szomstein S, Zundel N, Rosenthal R. Management of acute bleeding after laparoscopic Roux-en-Y gastric bypass. Obes Surg. 2003;13:842–7.

[2] Nguyen NT, Rivers R, Wolfe BM. Early gastrointestinal hemorrhage after laparoscopic gastric bypass. Obes Surg. 2003;13:62–5.

[3] Jamil LH, Krause KR, Chengelis DL, et al. Endoscopic management of early upper gastrointestinal hemorrhage following laparoscopic Roux-en-Y gastric bypass. Am J Gastroenterol. 2008;103:86–91.

第 22 章
袖状胃切除术后并发症

Ignace M.C. Janssen, Frits J. Berends

关键词 胃漏；腹腔镜；胃旁路术；病态肥胖；可调节胃束带；袖状胃切除术

诊断和手术指征

患者女性，36 岁，BMI 为 40。7 年前曾接受可调节胃束带手术，但由于出现感染束带已被移除。

手术

首次手术 6 个月后，由于体重反弹，预行腹腔镜胃袖状切除术，但由于肝和胃之间粘连致密，遂中转开腹手术。

术后并发症的诊断与治疗

术后第 3 天引流管内发现胃肠道内容物。患者未诉腹部不适，CRP 略有升高。术后第 5 天置入 1 枚覆膜支架。然而，由于漏口位于袖状胃的顶部且漏口过大，导致覆膜支架无法完全覆盖，瘘管持续存在。此后，患者出现脓毒症，CT 检查显示脾周脓肿。脓肿采用经皮穿刺引流，并放置鼻 – 空肠管（示意图 22.1）。患者恢复良好，但在拔除引流管后，胃外瘘仍然存在。患者的一般状况在几周内迅速好转，同意再次手术。随后行剖腹探查术，术中发现残余胃底部足够大，可以安全地切除远端胃，并切除瘘管部分。因此，将既往的袖状胃改为胃旁

路术式，术后无明显并发症。

讨论

袖状胃切除术是一种外科减重手术，沿着胃大弯侧切除大部分胃，使胃缩小到原来大小的 25% 左右[1]。然后使用外科吻合器将切口边缘吻合，形成香蕉形的袖状胃或管状胃。手术通过腹腔镜进行，为不可逆性手术，可永久缩小胃的容量。袖状胃切除术（也称胃袖状切除术）通常用于 BMI ≥ 40 的极度肥胖患者；对于这类患者，行胃旁路术或十二指肠转位手术可能有很大的风险。手术分为两期：第一期是袖状胃切除术；第二期是将袖状胃切除术改行胃旁路术或十二指肠转位手术。通常情况下，仅在袖状胃切除术后患者就可减掉大量体重。但如果体重下降不理想，可行第二期手术。对于不是过于肥胖的患者，可采用低风险的单纯袖状胃切除术。目前单纯袖状胃切除术是肥胖患者可接受的减肥手术方式。与其他减肥手术相比，即使在高危患者中，单纯袖状胃切除术的围手术期风险也相对较低。据文献报道，单纯袖状胃切除术的死亡率为 0.3%，并发症的发生率为 0~29%（平均 11.2%）。单纯袖状胃切除术后的主要并发症有：残端漏（0~5.5%）、消化腔内出血（0~14.5%）[2]。

单纯袖状胃切除术后残端漏主要发生在术后第

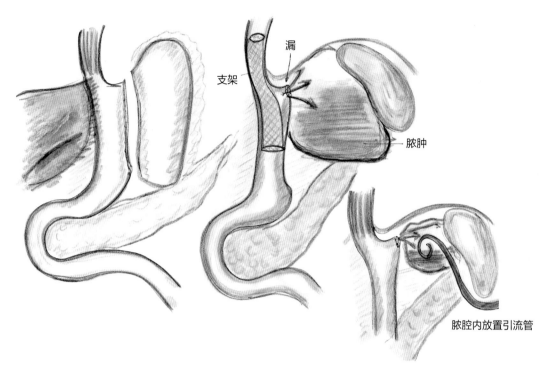

支架

漏

脓肿

脓腔内放置引流管

示意图 22.1 如果袖状胃切除术后发生胃漏，应放置腹腔引流管，并用支架封闭漏口处。如果袖状胃切除术后发生瘘管，则应再行胃旁路术

1 天，症状类似 Roux-en-Y 胃旁路术后胃漏，伴有心动过速、腹痛、白细胞增多和发热，可行上消化道造影和腹部 CT 诊断。当存在引流管时，口服亚甲蓝（5ml 亚甲蓝溶于 250ml 水中）可以确诊。一旦患者出现胃漏应立即干预，但需区分胃漏是否为早期胃漏（1~3 天），以及是否存在脓毒症。

早期胃漏的患者需再次腹腔镜下手术或开腹手术冲洗腹腔并放置引流管。可以尝试缝合修补漏口或通过网膜补片封闭漏口，或在漏口处插入 T 形管 [3,4]。手术后需静脉注射抗生素。在关闭漏口失败时，可内镜下插入鼻胃管或鼻空肠管。此时，空肠造口术对于患者来说，是一个更好的选择。

（杨盈赤 译）

参考文献

[1] Berends FJ, Janssen IMC. Prevention and treatment of complications after Bariatric Surgery. In: Cuesta MA, Bonjer HJ, editors. Treatment of complications after digestive surgery, chapter 10. London: Springer; 2013.

[2] Shi X, Karmali S, Sharma AM, Birch DW. A review of laparoscopic sleeve gastrectomy for morbid obesity. Obes Surg. 2010;20:1171–7.

[3] Tan JT, Kayawasam S, Wijeratne T, Chandratna HS. Diagnosis and management of gastric leaks after sleeve gastrectomy for morbid obesity. Obes Surg. 2010;20:403–9.

[4] Court I, Wilson A, Benotti P, et al. T-tube gastrostomy is a novel approach for distal staple line disruption after sleeve gastrectomy for morbid obesity: case report and review of the literature. Surgery. 2009;145:106–13.

第 23 章
胃旁路术后吻合口漏

Ignace M.C. Janssen, Frits J. Berends

关键词 漏；胃旁路术；病态肥胖；腹膜炎

诊断和手术指征

患者男性，45 岁，BMI 为 55，无其他严重合并症。

手术

行腹腔镜下 Roux-en-Y 胃旁路术，未放置引流管。

术后并发症的诊断与治疗

术后第 1 天，患者出现轻度发热，脉搏 105 次/分，腹部压痛考虑为术后改变，未采取进一步措施。术后第 2 天，患者主诉腹痛，脉搏仍然为 105 次/分，血常规显示白细胞增多、CRP 升高，上消化道造影未见吻合口漏。静脉注射抗生素，并嘱患者禁食水。术后第 3 天，患者出现轻微的呼吸急促，其他情况无明显改变。术后第 5 天，患者出现昏倒很快恢复。然后，患者出现严重的脓毒症和呼吸困难，随即被送至重症监护室，行气管插管和机械通气。急诊 CT 检查显示胃肠道连接处有造影剂渗漏（示意图 23.1）。急诊手术证实发生胃肠道吻合口漏，伴有弥漫性腹膜炎，行腹腔冲洗并放置引流管。患者在重症监护室 4 周，期间因腹腔脓毒症行 3 次手术，最后患者出现腹部裂开、腹壁疝。由于患者出现急性呼吸窘迫综合征，需要长时间机械通气。期间患者还出现多发性神经病变，阻碍了后期功能恢复。住院 4 个月后，患者转入当地诊所治疗。

讨论

Roux-en-Y 胃旁路术（Roux-en-Y Gastric Bypass，RYGB）包括重建一个小的胃囊和行 Roux-en-Y 空肠重建术，需创建一个与小胃囊相连的长度为 75~200cm 的 Roux 祥和一个长度约为 50cm 的胆胰祥[1]。

在减重手术中，大部分的胃肠道漏见于胃旁路术后的胃肠吻合口，据报道，其发生率可高达 6%。然而，漏主要发生在线性吻合器切除胃或袖状胃的管胃钉合线处。此外，术野外腹腔镜器械对小肠或结肠的意外损伤也可发生。

目前没有确切的方法来预防胃肠道漏。许多外科医师使用亚甲蓝染料来检测吻合口的完整性，或者将吻合口浸入生理盐水中并通过胃管注入空气，当没有气泡出现时，表明没有明显的吻合口漏。此外，加固技术也用于预防漏，如使用纤维蛋白胶、支撑材料和多次缝合等。然而，这些方法不但增加手术成本，而且也没有证据表明它们可以预防漏的发生。

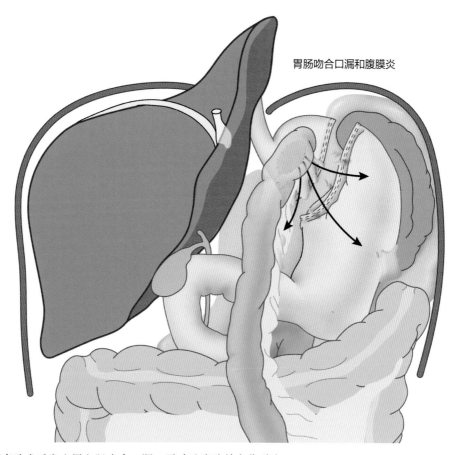

胃肠吻合口漏和腹膜炎

示意图 23.1　胃旁路术后发生胃空肠吻合口漏，需冲洗腹腔并充分引流

将引流管放置在胃肠道吻合口附近显然不能防止吻合口漏的发生，但可能有助于及早发现吻合口漏。此外，当发生吻合口漏时，在适当的位置放置引流管非常有用，因为它不仅是治疗的重要部分，也可能避免再次手术[1]。

吻合口漏的症状可以是不明显的，有时仅出现心动过速或腹部压痛，其他症状包括发热、呼吸急促和白细胞增多。心率 >100 次/分或呼吸窘迫是术后发生吻合口漏的最敏感体征。而 CRP 几乎在所有手术后都会升高，因此非连续性升高对于诊断吻合口漏并不可靠。当术后恢复期出现异常时，应该考虑发生吻合口漏。由于肥胖患者的体格检查价值有限，因此应该考虑行进一步诊断[2]。钡剂造影或 CT 检查可以从影像学上提示吻合口漏，但阴性结果并不能完全排除吻合口漏的可能性。据报道，CT 检查对胃肠道漏的敏感性和特异性很高，在有

些报道中甚至高达 100%。

由于胃肠道漏的死亡率高达 15%，因此一旦发现必须尽快处理，然而对于是否需要采取额外的诊断方法一直存在争议。当怀疑有胃肠道漏时，紧急的外科干预可能是最好的方法，大多数情况下，腹腔镜减重手术后再行腹腔镜手术的方法是可行的。

（杨盈赤　译）

参考文献

[1] Berends FJ, Janssen IMC. Prevention and treatment of complications after bariatric surgery. In: Cuesta MA, Bonjer HJ, editors. Treatment of complications after digestive surgery, chapter 10. London: Springer; 2013.

[2] Hamilton EC, Sims TL, Hamilton TT, et al. Clinical predictors of leak after laparoscopic Rouxen-Y gastric bypass for morbid obesity. Surg Endosc. 2003;17:679–84.

第 24 章
可调节胃束带术转行胃旁路术

Ignace M. C. Janssen, Frits J. Berends

关键词 胃束带；胃旁路术；病态肥胖；可调节束带；腹腔镜；吞咽困难

诊断和手术指征

患者女性，27 岁，BMI 为 37，伴有高血压病。

手术

行腹腔镜可调节胃束带术。

术后并发症的诊断与治疗

患者成功减肥，BMI 降至 29。为了确保患者的食物摄入有足够限制，以及体重逐渐减少，对胃束带进行几次充气。虽然患者对自己的体重减少很满意，但是其有明显的吞咽困难症状，无法进食面包和肉类食物，几年来适应了流质饮食，期间偶有呕吐症状。行上消化道造影检查显示有一个紧缩的束带、一个胃小囊及食管扩张。对束带轻微放气之后，患者进食有所改善，但体重增加，BMI 升高 5，造影显示胃小囊直径较前减小。为了使体重再次下降，患者再次接受生活方式训练，并给予束带充气，在重新充气后患者 BMI 又增加了 3，呕吐和吞咽困难症状再次出现，随后在腹腔镜下取出束带，转行胃旁路术（示意图 24.1），术后恢复顺利，术后第 2 年患者 BMI 下降至 27。

讨论

可调节胃束带术是病态肥胖患者最常见的减肥手术之一。腹腔镜可调节胃束带（laparoscopic adjustable gastric banding，LAGB）手术是一种安全有效的减肥方法，可减少肥胖相关的并发症。尽管与 Roux-en-Y 胃旁路术相比具有良好的安全性，但 LAGB 患者可以表现出其特有的并发症，这些并发症与 LAGB 的不同之处在于需要特殊的评估和治疗。其中最常见的并发症有：胃小囊扩张、束带移位、束带处胃壁糜烂、食管扩张反流、注水口旋转、注水口感染和注水管断裂[1]。

在评估患者的 LAGB 并发症时，应行上消化道造影检查，可见束带位于胃食管交界处的下方。术后第 1 年胃小囊几乎不可见，但其容量会扩张至 50~80ml。如果束带与左肩成 45° 角，则在影像片上可以看到束带的右侧位置。

呕吐导致胃小囊内压力增加是束带移位最主要的原因，而给束带过量注水通常是导致胃小囊扩张和束带移位的真正原因。大多数患者认为如果他们的进食明显受限，束带就达到了治疗效果。如果体重没有减轻，他们会要求继续给束带注水，而预防束带过度充盈是防止胃小囊扩张，是取得长期疗效的根本。束带移位和胃肠梗阻的患者通常会出现吞咽困难、呕吐、反流和食物耐受差等表现，上消化

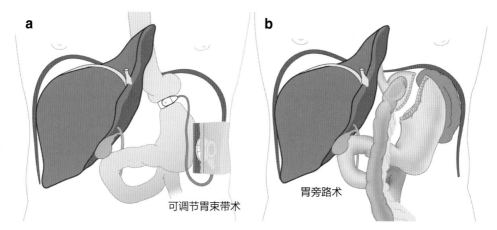

a b

可调节胃束带术

胃旁路术

示意图 24.1　a, b. 伴有胃小囊和食管扩张并发症的胃束带术应转行胃旁路术

道造影检查可明确诊断。束带移位相关的并发症包括胃穿孔、胃壁坏死（V 形脱垂）、上消化道出血、吸入性肺炎。

当上腹部 X 线片显示近端胃小囊扩张且无梗阻迹象时，无论有无显示束带角度的改变、下段食管扩张与否，均可诊断为胃小囊扩张或脱垂。胃小囊增大与胃小囊内压力有关，可能是由于束带过度注水或饱食呕吐引起，导致胃小囊压力过高。最初放置束带时如果有过多的胃底组织在束带以上，那么这就成为导致胃小囊扩张的高风险因素。胃小囊扩张的症状有缺乏饱腹感、胃灼热、反酸、偶有胸痛，行上消化道造影可确诊。

束带移位和胃小囊扩张可根据穿过束带的胃体部分的多少、胃小囊扩张的大小或束带的位置进行分类。

束带移位的发生率在文献报道中有所不同。在 O'Brien 和 Dixon 的研究中，使用了胃周入路（通过胃周入路进入横膈右脚）的前 500 名患者中，束带移位的发生率是 25%，而采用了松弛部技术（通过小网膜松弛部进入横膈右脚）的后 600 名患者中，束带移位的发生率仅为 4.8%[2,3]，其他发表的文献报道中束带移位的发生率为 1%~22%。

由于束带内的胃组织量在胃体处比在胃角处（正常的束带位置）更多，当束带移位时，胃肠道可能发生梗阻。束带移位可以是后部也可以是前部，

取决于胃的前部或后部区域是否疝出并通过束带。在所有有梗阻和疼痛症状的患者中，排空束带后症状没有得到缓解的必须进行胃镜检查以排除胃缺血或坏死，一旦确诊需要立即进行外科手术。

腹腔镜摘除或重新放置束带是治疗束带移位和胃小囊扩张的首选方法。在成功减肥的患者中，可以考虑重新放置胃束带。如果患者没有出现明显的体重减少，取出束带并行一期或二期胃旁路术是最佳治疗方案。在严重胃小囊脱垂的情况下，脱垂不可能得到缓解或有腹腔感染的依据时，最谨慎的处理措施是去除胃束带。

（李徐奇　译）

参考文献

[1] Berends FJ, Janssen IMC. Prevention and treatment of complications after bariatric surgery. In: Cuesta MA, Bonjer HJ, editors. Treatment of complications after digestive surgery, chapter 10. London: Springer; 2013.

[2] Eid I, Birch DW, Sharma AM, et al. Complications associated with adjustable gastric banding for morbid obesity: a surgeon's guides. Can J Surg. 2011;54:61–6.

[3] O'Brien PE, Dixon JB. Weight loss and early and late complications – the international experience. Am J Surg. 2002;184:42S–5.

第 25 章
腹腔镜可调节胃束带术的相关问题：束带侵蚀胃壁和束带移位

Ignace M.C. Janssen, Frits J. Berends

关键词 胃束带；腹腔镜；病态肥胖；胃束带侵蚀；可调节胃束带术；束带移位

病例 1

术后并发症的诊断与治疗

　　患者女性，42 岁，腹腔镜可调节胃束带术后 3 周，因注水泵感染再次入院。使用抗生素治疗数天后，患者伤口裂开并流出大量脓液，伤口底部可见放置的连接管与注水泵，再次手术移除注水泵，连接管内注满抗生素闭合后送入腹腔。3 个月后，患者体重无减轻，可正常进食，主诉腹部不适。检查结果提示：血 CRP、白细胞升高，胃镜检查发现胃束带侵蚀胃壁周径 1/3，部分束带向胃腔内移位。建议患者行腹腔镜手术取出胃束带，患者拒绝，于另一家医院胃镜下摘除束带（图 25.1，

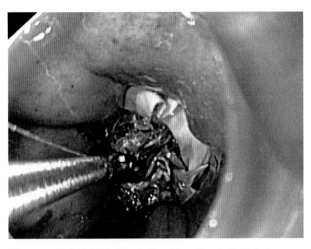

图 25.1　胃束带侵蚀破坏食管远端，拟于内镜下取出

示意图 25.1a）。3 个月后，患者再次行胆胰分流术（bilio-pancreatic diversion，BPD），术后恢复顺利。1 年后减去多余体重的 90%。

病例 2

诊断和手术指征

　　患者女性，42 岁，3 年前因肥胖（BMI 为 35）行腹腔镜可调节胃束带术，手术顺利。术后 1 年，患者体重显著减轻，BMI 逐渐降至 26，患者对手术效果满意。术后 3 年，患者主诉进食困难 3 月再次入院，体重又减轻 4kg。胃镜下可见连接管向远端移位，CT 平扫提示：胃束带固定于空肠近端，且胃束带、连接管和注水泵之间形成一个固定的三角形（图 25.2，图 25.3）。

手术

　　首先手术切除连接管，取出注水泵，腹腔镜下可以看到连接管及胃近端的炎症反应，虽可定位十二指肠和空肠近端，但尚不能确认胃束带固定的具体位置。肋缘下切口行幽门成形术，取出固定在十二指肠和空肠间的胃束带，缝合切口，放置引流，术后切口愈合良好，恢复顺利（示意图

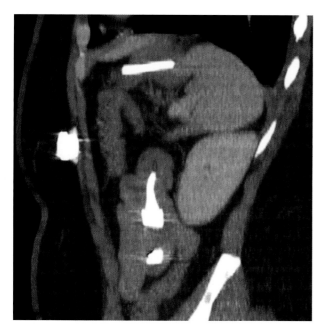

图 25.2　CT 平扫示胃束带侵蚀后移位至空肠近端

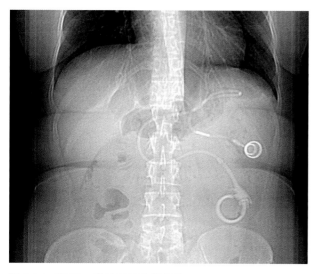

图 25.3　腹部 X 线片显示束带移位

25.1b）。

讨论

胃束带侵蚀胃壁是 LAGB 术后一种不常见的并发症，胃束带逐渐侵蚀破坏胃壁并向胃腔内移位，目前报道其发生率约为 1%（预计发生率 0~11%）[1,2]，胃束带放置、固定时造成的胃壁损伤可能是导致胃束带侵蚀胃壁的重要原因。

绝大多数胃束带侵蚀胃壁的患者可无症状，因此对可疑患者需高度警惕。当患者出现饮食限制消失、非特异性上腹部疼痛、胃肠道出血、腹腔内脓肿或注水泵处感染症状时应高度怀疑胃束带侵蚀胃壁，通常可通过胃镜检查确诊。

推荐通过胃镜、腹腔镜或开腹手术完全移除侵蚀的胃束带。由于胃束带侵蚀胃壁时常伴近端胃和肝左叶周围广泛炎症反应，因此很难去除。下面是胃镜操作的基本原理：通过胃镜，将一根细金属丝线放入胃内，金属丝线的两侧尖端置于一个细小柔软的保护装置中，避免损伤食管。金属丝线进入胃内后，将金属丝线环绕胃束带。通过胃镜牵拉金属丝从而将硅橡胶束带切断。在腹壁侧，必须通过手术移除注水泵及所连接的管道。随后，大部分情况下，剩余绑带可经口取出。此种方法只有在胃内可见胃束带时，才能进行[1-3]。

由于腹腔镜下直接切除胃束带较为困难，因此经胃入路可作为一种辅助方式。在正常的胃组织中行胃切开术比在侵蚀带附近容易操作和缝合，因此可经远端胃切口在腹腔镜/胃镜联合下切除胃束带。当出现急性胃穿孔的情况时，必须行开腹手术并充分引流。

注水泵感染分为早期感染和晚期感染。早期感染通常发生在术后早期，表现为局部的红、肿、热、痛，病理表现为蜂窝组织炎，大多数可通过口服抗生素治愈，如果无效则需要静脉注射抗生素，若静脉注射抗生素仍然无效且感染仅局限于注水泵处时，则需要移除注水泵，切断连接管并闭合后送入腹腔。当感染症状控制后，可考虑通过腹腔镜辅助引导再次置入注水泵并连接注水泵与连接管。晚期感染通常由于胃束带侵蚀胃壁向胃腔内移位引起，通常在术后几个月发生并伴有饮食限制消失。此时应行胃镜检查以明确胃束带是否侵蚀胃壁，诊断明确后应取出胃束带。

当连接管出现破裂、损坏（通常位于连接管与注水泵连接处或金属接头处）时需要取出胃束带。

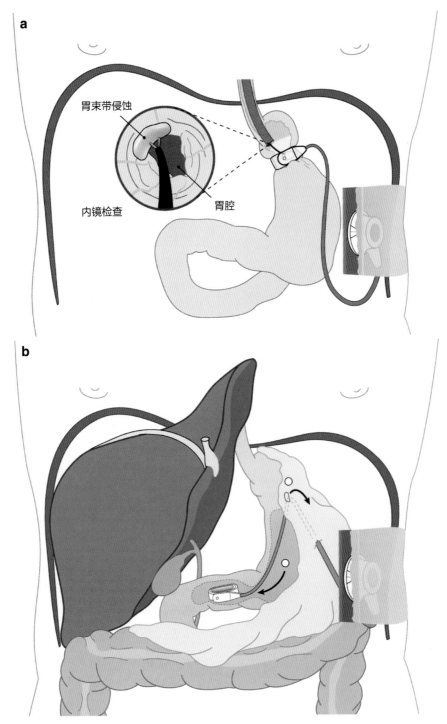

示意图 25.1 a. 可调节胃束带侵蚀近端胃，胃镜下用切割器切除胃束带；b. 可调节胃束带侵蚀胃壁进而移位至十二指肠空肠交界处，行幽门成形术取出胃束带

为了防止注水泵渗漏，不建议使用标准的传统注射针，推荐使用 Huber 注射针（非损伤性注射针）操作。如果注水泵插入困难，或者连接管与注水泵的连接处有穿孔的风险，建议在荧光透视下操作调整胃束带的位置。连接管破裂通常表现为注入的液体缓慢流失，导致饮食限制功能丧失。通常很难确定渗漏点，注水泵周围的探查有助于诊断。

腹腔内连接管的渗漏诊断更加困难。在荧光透视下通过注水泵注射稀释的非离子型碘化物造影剂有助于识别渗漏部位，或通过注水泵注射稀释的亚甲蓝溶液并通过腹腔镜下直接观察连接管和胃束带明确诊断。当出现渗漏时，需根据渗漏的位置和胃束带的类型更换对应的注水泵、连接管或胃束带[1]。

（李徐奇 译）

参考文献

[1] Berends FJ, Janssen IMC. Prevention and treatment of complications after bariatric surgery. In: Cuesta MA, Bonjer HJ, editors. Treatment of complications after digestive surgery, chapter 10. London: Springer; 2013.

[2] Abu-Abeid S, Szold A. Laparoscopic management of Lap-Band erosion. Obes Surg. 2001;11:87–9.

[3] El-Hayek K, Timratana P, Brethauser SA, Chand B. Complete endoscopic/transgastric retrieval of eroded gastric band: description of a novel technique and review of the literature. Surg Endosc. 2013;27:2974–9.

第 26 章
肝切除术后黄疸和肝衰竭

Miguel A. Cuesta

关键词 黄疸；肝功能衰竭；肝切除术；直肠癌；肝功能不全；肝转移癌；RFA（射频消融）；肝囊肿

病例 1

诊断和手术指征

患者男性，75 岁，因 Ⅲ 期高位直肠癌行低位前切除手术。术后 6 个月，CT 检查提示肝 1、2 段分别有 2 个转移灶。建议患者进行肝左外叶切除（肝 2、3 段切除）术并对 1 段肿瘤进行射频消融治疗。

手术

经右侧肋缘下切口探查和 B 超检查后，共有 5 个转移灶被发现，除了术前已知的 2 个病灶外，其余 3 个病灶大小为 8~15mm：一个位于肝 4a 段，另一个位于 4b 段，还有一个在 8 段。术者尝试切除 1 段，但是由于肝门板处粘连严重，遂行 2、3 段切除，而 1 段、4a 段、4b 段和 8 段的病灶都行 RFA 治疗。

术后并发症的诊断

手术后第 6 天患者正常出院。术后第 3 个月，患者因为高热和上腹部疼痛再次入院。CT 检查发现原手术切除区域存在脓肿，随后给予经皮引流处

理（图 26.1，图 26.2）。之后患者反复因为脓肿形成入院，而脓肿不仅仅发生在手术区域也发生在残

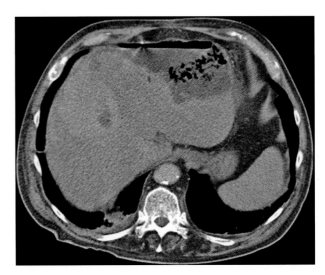

图 26.1 肝 2、3 段切除区域发现肝脓肿

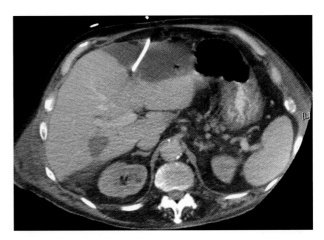

图 26.2 经皮引流肝脓肿

余肝脏内。进行性肝功能衰竭伴低蛋白血症、凝血功能障碍和水肿，最后患者死亡。

病例 2

诊断和手术指征

患者女性，65 岁，因诊断巨大肝囊肿在外院行保守治疗，但是患者因反复出现上消化道压迫症状而转院治疗。患者 7 年前曾行开腹胆囊切除术。CT 检查发现一直径约 25cm 囊肿（图 26.3）。选择进行囊肿内酒精注射治疗，且整个治疗过程也很成功（图 26.4）。3 周后患者因为腹部膨隆、双下肢水肿和血红蛋白下降再次入院。CT 检查和双重强化提示，囊肿大小未改变，但囊肿内血块提示有出血。同时发现肝后下腔静脉受到严重压迫而导致下腔静脉综合征（图 26.5）。此外，患者由于合并肝功能不全而出现低蛋白血症和凝血功能障碍。通过补充维生素 K 和血浆因子改善凝血功能后，下一步治疗方案拟切除部分囊肿来解除下腔静脉压迫，肝实质减压，同时减轻上消化道的压迫症状。

手术

手术取肋缘下斜切口，经穿刺引流囊液后行囊肿部分切除术。引流液呈棕色并伴有坏死组织考虑为酒精注射后的效果。探查囊肿可见下腔静脉和肝门结构，且两者前方均未覆盖囊壁组织。囊肿完全开窗后，部分囊壁组织送病理检查。随后，囊腔内用网膜填塞成形。患者术后迅速康复，水肿消失，术后第 9 天出院。

讨论

肝功能不全常常表现为肝脏合成因子的缺乏，例如白蛋白、凝血因子，以及一些生理功能不全如

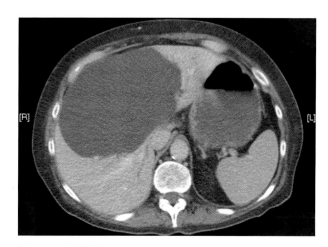

图 26.3　肝囊肿

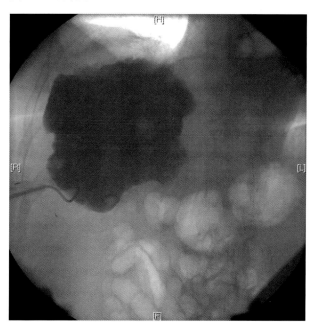

图 26.4　肝囊肿内酒精注射

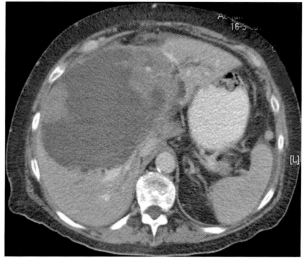

图 26.5　肝囊肿内有血块并压迫下腔静脉

糖代谢和肝脏参与的分解代谢过程。这些功能的下降会决定患者的临床表现，例如进行性黄疸、腹腔积液、外周水肿、凝血功能障碍和肝性脑病（过多的氮负荷和氨基潴留）[1]。

（阴继凯 译）

参考文献

[1] Rahbari NN, Garden OJ, Padbury R, et al. Posthepatectomy liver failure: a definition and grading by the international study group of liver surgery (ISGLS). Surgery. 2011;149:713–24.

第 27 章
肝切除术后胆漏和脓肿

Suzanne S. Gisbertz

关键词 胆漏；脓肿；肝切除术；半结肠切除术；腺癌

诊断和手术指征

患者女性，66 岁，2008 年行右半结肠切除术，术后病理为腺癌 $T_3N_0M_0$。

1 年后行 CT 检查发现肝脏有 3 个转移灶分别位于肝 5 段、6 段和 4b 段（图 27.1）。随后推荐用希罗达进行新辅助化疗，共计 3 个疗程。复查 CT 提示肝转移灶都有明显的治疗响应。6 周后，患者进行肝切除术切除肝 5 段、6 段及 4b 段。

术后并发症的诊断与治疗

患者术后引流区域出现大量胆漏（图 27.2）。肝下积液采用经皮穿刺引流，同时为了进一步降低胆汁流量，行 ERCP 下十二指肠乳头切开及胆道支架置入术（图 27.3，示意图 27.1）。随后，胆漏的量很快减少并最终拔除引流管。1 个月后发现一个深部伤口下脓肿并进行引流处理。术后 4 个月，患者再次因为腹痛和高热入院。CT 检查提示在原肝切除部位有一个脓肿，予经皮引流处理（图 27.4）。此外，由于考虑到胆道支架已经堵塞，再次行 ERCP 移除胆道支架。之后的 3 个月内，患者两次因为脓肿复发而入院并进行引流处理。术后 10 个月，增强 CT 检查发现肝上有 2 处复发转移灶（图 27.5）。经肿瘤多学科委员会讨论后，推荐

采用二线化疗药物伊立替康进行化疗。2 个周期化疗后，患者再次出现发热，CT 检查发现肝上出现小脓肿，同时肺上发现转移灶。尽管进行了脓肿引流和进一步化疗，但肺上的病灶仍然进展，于是患者决定终止治疗。

讨论

胆道并发症是肝切除术后最常见的并发症，也是潜在的严重并发症，术后常常表现为胆漏和（或）胆汁淤积，弥漫性胆汁性腹膜炎，或者由于胆汁引流不充分导致剩余肝段的感染[1]。

胆漏分为 3 个级别：A 级胆漏对患者影响较小或者没有临床表现，漏出的胆汁随引流排出，但引流量仍每日减少，胆汁引流持续小于 1 周；B 级胆漏会导致患者临床表现和治疗方案的改变，例如患者可能需要进一步影像学或者内镜引导下的评估与治疗，患者的住院时间一般会延长，或者本来是 A 级胆漏但患者的住院时间超过 1 周；C 级胆漏需要行再次剖腹探查手术，患者常有合并感染和多器官功能衰竭的临床表现，患者住院时间显著延长并常会出现继发性并发症（如腹壁脓肿）[2]。

预防措施主要是在半肝切除术或联合肝段切除术后进行术中胆道系统造影（systematic intraoperative cholangiography，IOC）。当肝切除完

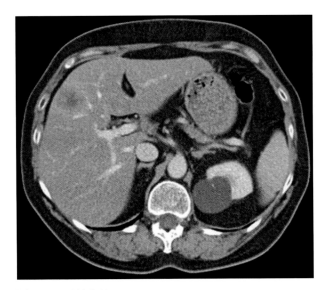

图 27.1 肝转移灶

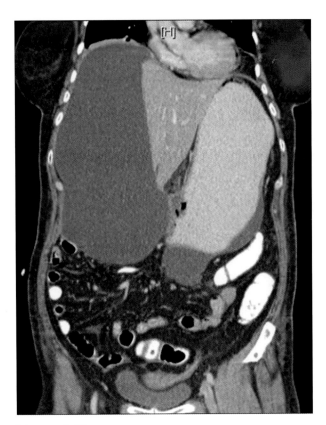

图 27.2 胆漏

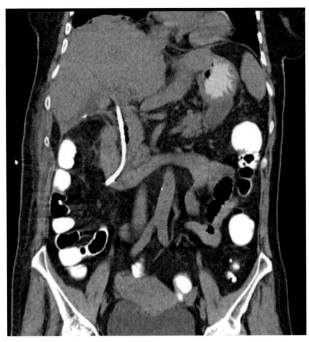

图 27.3 经皮引流和置入胆道支架

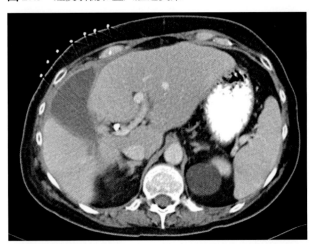

图 27.4 复发性肝脓肿

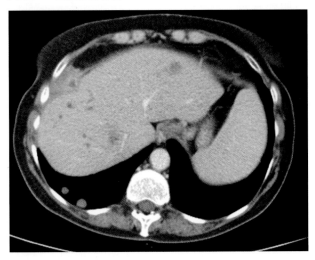

图 27.5 复发性肝转移灶

成后，应当采用IOC或胆囊管注射血清的方式探查胆道系统，检查肝脏断面上是否有小的胆汁渗漏。肝切除手术过程中如果合并肝段缺血，应当切除。

当主要胆管损伤时可以采用HJ成形术。如果

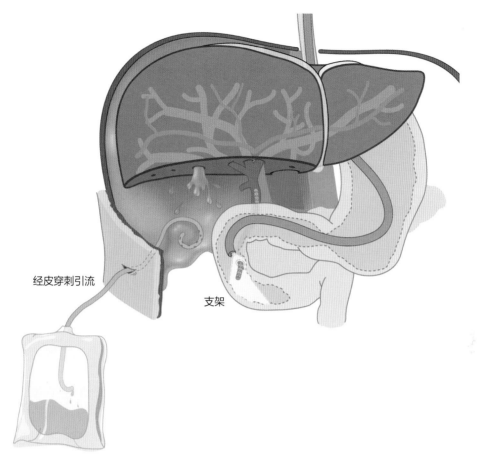

经皮穿刺引流

支架

示意图 27.1　诊断肝切除术后胆漏，肝下积液行经皮穿刺引流，同时为了降低胆道压力进行乳头切开和胆道支架置入手术

残余肝段中存在胆汁引流不佳，必须切除以避免继发感染性并发症，或者将不重要的胆管沿根部彻底缝扎。

如果引流中出现胆漏并无减少趋势，则必须通过引流管胆道造影或者 ERCP 以明确来源。ERCP 还可以进行十二指肠乳头切开术，放置鼻胆管引流或者胆道塑料支架以引流胆汁。如果内镜治疗失败，则必须考虑下一步手术治疗。如果 CT 发现感染性肝周积液则必须进行影像引导下的引流，如果引流量持续较高则必须按照胆漏进行处理。

感染性积液的高危因素包括行肝部分切除术同时行胆肠吻合术，患者既往行化疗，术中进行过射频治疗，且存在免疫抑制 [3]。

当存在发热、白细胞和 C 反应蛋白升高时，必须为患者进行急诊腹部 CT 检查。如果积液中有临床感染表现或空气存在，则必须急诊进行影像引导下引流处理。极少数情况下，影像引导下引流仍不能彻底，则需要进行外科手术干预。如果患者体温不超过 38℃，没有白细胞升高，血流动力学稳定，则可以考虑选择其中部分患者在临床密切观察和系列 CT 监测下先尝试抗生素治疗 [1]。

（阴继凯 译）

参考文献

[1] Parrilla Paricio P, Robles Campos R, Sanchez BF. Prevention and treatment of major complications of liver surgery. In: Cuesta MA, Bonjer HJ, editors. Treatment of complications after digestive surgery, chapter 11. London: Springer; 2013.

[2] Koch M, Garden OJ, Padbury R, et al. Bile leakage after hepatobiliary and pancreatic surgery: a definition and grading of severity by the International Study Group of Liver Surgery. Surgery. 2011;149:680–8.

[3] Zimmitti G, Roses RE, Andreou A, et al. Greater complexity of liver surgery is not associated with an increased incidence of liver-related complications except for bile leak: an experience with 2,628 consecutive resections. J Gastrointest Surg. 2013;17:57–64.

第 28 章
肝移植术后胆道狭窄

Geert Kazemier, Herold J，Metselaar

关键词　胆道狭窄；肝移植；肝细胞癌；脂肪肝；肝硬化

诊断和手术指征

患者男性，57 岁，诊断为非酒精性肝炎肝硬化终末期，肝细胞癌，共 3 个病灶，均小于 2cm。患者无肝脏病变外其他疾病。查体提示轻度黄疸，无其他异常；主要利用利尿剂控制腹水；Child-Pugh 分级为 B 级，终末期肝病模型评分为 17 分。CT 提示无转移病灶，门静脉、肝动脉、肝静脉及下腔静脉血管显示良好。

肝移植

5 个月后，患者匹配到合适肝源，供体 51 岁，脑死亡，捐赠过程顺利。对受体行 J 型切口打开腹腔，探查未见肝癌扩散至肝外，遂游离并将病肝切除。术中完成下腔静脉侧 – 侧吻合和门静脉吻合后进行肝脏再灌注，冷缺血时间为 510 分钟，热缺血时间为 23 分钟，后将肝动脉吻合，耗时 19 分钟；最后行胆管端 – 端吻合，未使用 T 管。术中出血约 2300ml，未输血。术中超声提示肝动脉、门静脉、肝静脉血流良好。术后第 1 天，超声提示门静脉右支出现湍流血流，肝动脉血流、门静脉左支血流及肝静脉血流正常。

术后病程

术后，肝功能恢复良好，转氨酶最高为 400IU/L，因此无须手术进行干预。之后，超声检查提示门静脉右支持续有湍流血流，其他血管血流正常。患者术后伤口发生感染，行引流处理后伤口愈合。患者术后第 24 天出院。免疫抑制剂方案为：他克莫司和低剂量激素。

随访及二次手术

患者出院后反复出现胆道感染，伴高热，胆红素最高为 150μmol/L，血培养提示革兰阳性菌合并革兰阴性菌感染。ERCP 显示肝右叶及下级胆道分支存在多处狭窄，肝左叶内的胆道系统未受影响（图 28.1）。主要原因考虑是肝右前叶及右后叶内门静脉有血栓形成导致门静脉右支血流受阻，左半肝内的门静脉血流未受影响，其他的血管血流也未受影响。内镜下行胆道扩张术只能暂时缓解狭窄，口服熊去氧胆酸的效果欠佳。

最后，患者于移植术后 15 个月行右半肝切除术（示意图 28.1）。因患者右半肝粘连严重，加上肝门结构复杂，手术难度极大。术后伤口发生感染，行引流术；右侧胆道残端发生胆漏，行经皮胆汁引流术；之后行内镜下胆道扩张术。患者于术后第 20 天出院。病理活检提示：肝脏组织大面积受损，不规则胆管上皮、汇管区胆管缺失，肝动脉、肝静脉血流中断，门脉系统可见血栓。二次手术后患者恢复尚可，服用低剂量他克莫司抑制免疫排斥，只伴随轻度胆红素升高，其他肝功能指标无异常。

讨论

胆道并发症是肝移植术后的主要死亡原因之

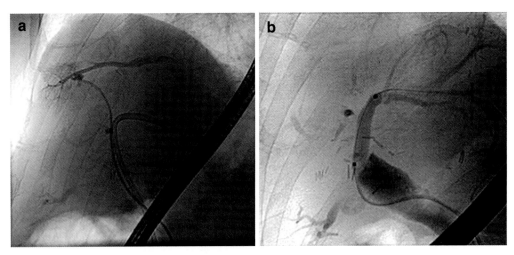

图 28.1 ERCP 图像显示右肝异常胆管（a）和左肝正常胆管（b）

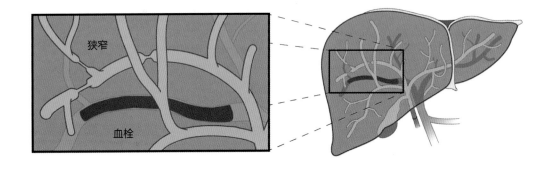

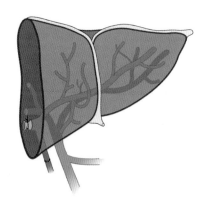

示意图 28.1 肝移植术后，由于再生性胆管炎胆管右后和右后下分支狭窄。此外，门静脉右前支和右后支血栓形成，遂决定行右半肝切除术

一 [1]。胆道早期并发症包括吻合口胆漏和狭窄，主要由手术导致。针对这类并发症，主要通过 ERCP 或经皮腹腔穿刺引流进行处理，很少进行二次手术。胆道晚期并发症主要由非吻合口的胆道狭窄（non-anastomotic strictures，NAS）引起，这类狭窄多为散发，有时只影响某一个或几个区域的肝或者半边肝。这类并发症可导致移植肝 25% 的组织受累，使得再移植率高达 50%。NAS 的发生可由肝动脉血栓脱落引起，也可由开放的肝动脉引起，两者在影像学上相似，因此将由开放性肝动脉引起的胆道狭窄称为缺血型胆道病变（ITBL）。心源性死亡的供体是发生 ITBL 的主要危险因素，可能因为供肝缺血再灌注引起的损伤所致 [2]。此外，缺血时间较长、胆盐毒性、ABO 血型不相容均是危险因素 [3]。现在，逐渐认为胆道微循环障碍也是 ITBL 的危险因素之一 [4]，而尿激酶可以抑制 ITBL 的进展 [5]。肝内外胆道系统由胆囊周围的毛细血管丛供血，因而具有独特的解剖特点。之前的研究认为该毛细血管丛只由肝动脉供血，但最近的研究认为门脉血流受阻也可引起 NAS[6]，门脉系统为胆道提供了 40% 的血供 [7]。肝移植术需要离断肝十二指肠韧带，所以胃十二指肠动脉无法为肝内胆道系统供血，这在临床上具有重要意义，本病例中出现的胆道狭窄就是基于此。

（杨召旭 译）

参考文献

[1] Pascher A, Neuhaus P. Bile duct complications after liver transplantation. Transpl Int. 2005;18:627–42.

[2] Dubbeld J, Hoekstra H, Farid W, et al. Similar liver transplantation survival with selected cardiac death donors and brain death donors. Br J Surg. 2010;97:744–53.

[3] Heidenhain C, Pratschke J, Puh G, et al. Incidence of and risk factors for ischemic-type biliary lesions following orthotopic liver transplantation. Trans Int. 2009;23:14–22.

[4] Ren J, Lu MD, Zheng RQ, et al. Evaluation of the microcirculatory disturbance of biliary ischemia after liver transplantation with contrast-enhanced ultrasound. Liver Transpl. 2009;15:1703–8.

[5] Lang R, He Q, Jin ZK, et al. Urokinase perfusion prevents intrahepatic ischemic-type biliary lesion in donor livers. World J Gastroenterol. 2009;15:3538–41.

[6] Farid WRR, De Jonge J, Slieker JC, et al. The importance of portal venous blood flow in ischemic-type biliary lesions after liver transplantation. Am J Transplant. 2011;11(4):857–62.

[7] Slieker JC, Farid WR, van Eijck CH, et al. Significant contribution of the portal vein to blood flow through the common bile duct. Ann Surg. 2012;255:523–7.

第 29 章
肝移植术后腔静脉吻合口狭窄

Geert Kazemier, Herold J.Metselaar

关键词 腔静脉吻合口；肝移植；克里格勒 – 纳贾尔综合征

诊断和手术指征

患者女性，21 岁，确诊为 I 型克里格勒 – 纳贾尔综合征，18 岁之前接受光疗，因血胆红素进行性升高而考虑肝移植。无肝硬化症状，MELD 评分为 19 分，身高 157cm，体重 72kg。CT 示肝脏及周围血管无明显异常。

肝移植

1 年后，患者获得与受体血型一致的肝源。供体信息：54 岁，175cm，80kg，脑死亡。捐赠过程顺利，移植术中完成下腔静脉侧 – 侧吻合及门静脉吻合后进行肝脏再灌注。因供肝体积和受体腹腔空间大小并不匹配，所以下腔静脉侧 – 侧吻合难度较高。冷缺血期为 415 分钟，热缺血期为 44 分钟。肝脏再灌注完成后行肝动脉吻合以及胆管端 – 端吻合，术中未使用 T 管。术中共出血约 1300ml，未输血，术中超声提示肝动脉、门静脉、肝静脉血流通畅。

术后转氨酶迅速升高至 5700IU/L，可能是由于供肝体积较大的缘故。之后，转氨酶逐渐降低至 500IU/L。术后肝功能很快恢复，术后第 3 天，INR 为 1.1。术后免疫抑制方案为：巴利昔单抗、他克莫司和小剂量激素。术后常规超声检查提示移植肝的下腔静脉吻合口狭窄，其余血管结构及血流正常。肝移植术后 1 周，肝静脉的血流为单相，1 周后，血流消失，患者出现急性巴德 – 基亚里综合征。增强 CT 示：下腔静脉吻合口处扭转。遂通过经皮经肝穿刺术和经颈静脉穿刺术将 1 个 10mm 的支架从门静脉主干放置于患者下腔静脉吻合口狭窄处，以恢复门 – 腔静脉血流（图 29.1）。之后，患者肝功能迅速恢复，住院 50 天后康复出院，出院后未使用抗凝或抗血小板药物。

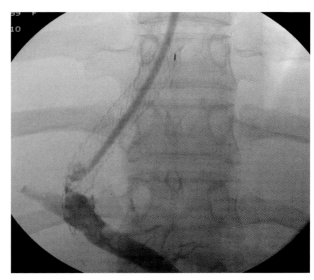

图 29.1 通过经皮经肝穿刺术和经颈静脉穿刺术将 1 个 10mm 的支架从门静脉主干放置于患者下腔静脉吻合口狭窄处，以恢复门 – 腔静脉血流

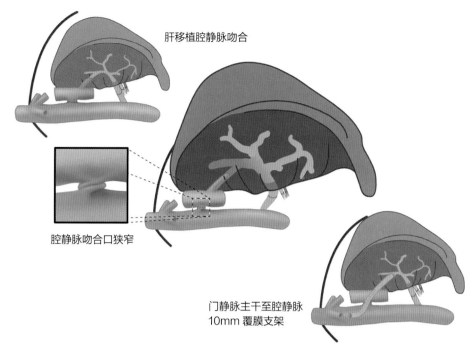

肝移植腔静脉吻合

腔静脉吻合口狭窄

门静脉主干至腔静脉
10mm 覆膜支架

示意图 29.1　肝移植术后腔静脉吻合口狭窄。由于供体和受体腹腔大小的差异，腔静脉侧 – 侧吻合比较困难。患者进展为巴德 – 基亚里综合征多由于腔静脉吻合口的扭转。联合经肝经皮、经颈静脉穿刺，经门静脉主干至腔静脉置入一个 10mm 的覆膜支架，创建充足的门静脉血流回流至腔静脉

讨论

　　10 多年前，我院肝移植术中肝静脉吻合术采用腔静脉侧 – 侧吻合这种金标准术式，肝移植术后的肝静脉血流并发症非常罕见[1]。10 年间只发生过 1 例，是由于技术问题导致的供肝静脉不完全性栓塞而引起肝左静脉和肝中静脉闭塞。其他移植中心的数据也显示腔静脉侧 – 侧吻合术的术后静脉并发症发生的概率很低[2]。肝移植术后一旦发生静脉流出道血流阻塞，症状可缓可急，进展慢的可以出现少量腹水，严重的可出现急性肝衰竭。出现后者的时候急需必要的干预措施以改善肝脏血流，此时的肝脏会发生充血、水肿，导致肝脏质地脆弱，因此，对位于肝脏腹侧面的吻合血管（比如侧 – 侧吻合的

腔静脉）进行操作时，要格外小心、谨慎。对于此类病例，推荐采用用于肝硬化患者的经颈静脉门腔静脉分流术或与 TIPSS 类似的经皮穿刺支架置入术（示意图 29.1）。

（杨召旭　译）

参考文献

[1] Darcy MD. Management of venous outflow complications after liver transplantation. Tech Vasc Interv Radiol. 2003;10:240–5.

[2] Navarro F, Le Moine MC, Fabre JM, et al. Specific vascular complications of orthotopic liver transplantation with preservation of the retrohepatic vena cava: review of 1361 cases. Transplantation. 1999;68:646–50.

第 30 章
腹腔镜胆囊切除术中发现胆总管损伤

Oliver R.C. Busch, Klaske A.C. Booij, Dirk J. Gouma, Thomas M. van Gulik

关键词 胆总管；CBD 损伤；腹腔镜胆囊切除术；症状性胆囊结石；胆管损伤

诊断和手术指征

患者女性，71 岁，因胆囊结石行腹腔镜胆囊切除术。

术后并发症的诊断与治疗

术中发现一处胆管损伤，可能为胆总管（common bile duct，CBD）完全离断，立即向我中心寻求帮助。建议离断的胆管近端放置一个引流管并转入我中心进行后续治疗。术后第 1 天患者转入我中心。首先利用胆管中留置的引流管进行胆管造影，结果显示肝内胆管正常解剖，无任何节段的胆管缺失，同时 CBD 的近端与远端不连续（图30.1）。基于以上发现，怀疑患者存在 D 型胆管损伤。患者一般状况良好，无任何腹腔感染表现，因此，术后第 2 天直接行重建手术。手术采用肋缘下切口，探查肝十二指肠韧带。术中发现除 CBD 完全离断外，右肝动脉也被完全切断。术中首先对右肝动脉进行静脉重建。之后，采用 Roux-en-Y 肝管空肠吻合术进行胆管重建（示意图 30.1）。患者术后恢复顺利，于术后第 7 天离院。术后 1 年随访中，患者未诉明显不适。

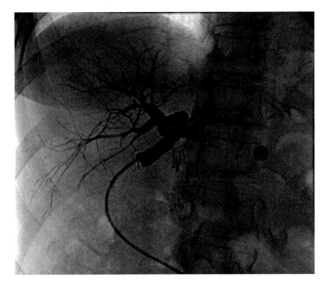

图 30.1 利用 CBD 近端留置的引流管行胆管造影，显示 CBD 完全离断

讨论

胆管损伤（bile duct injury，BDI）是胆囊切除术后最严重的并发症，据报道其发生率为 0～1.5%。BDI 最关键的处理原则是预防。预防的重点在于识别术前和术中的风险因素、CVS 的应用、开展胆囊切除术的临床经验及对困难胆囊切除应对策略的掌握。BDI 的诊断可以在术前也可以在术中或术后。发生 BDI，需要评估损伤严重性之后再选择合适的治疗，治疗应当在处理并发症方面经

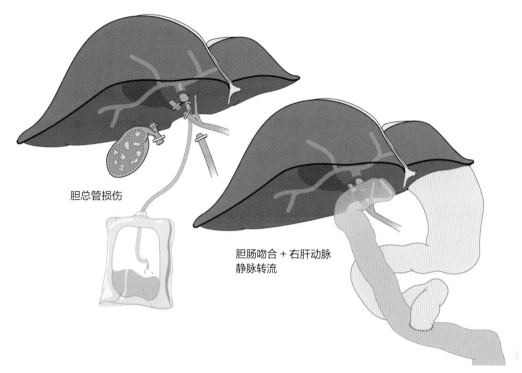

示意图 30.1　腹腔镜胆囊切除术所致 CBD 完全离断后，建议在离断的胆总管近端放置引流管并将患者转诊至专科中心。术中，首先对右肝动脉进行静脉重建。其次，采用 Roux-en-Y 肝管空肠吻合术进行胆管重建

验丰富的多学科团队的指导下进行。如果没有上述条件，患者应转诊至上级医院。据报道称，即使治疗效果良好，患者的生活质量仍会下降[1]。

（宁振　译）

参考文献

[1] Booij KAC, Gouma DJ, van Gulik TM, Busch ORC. Prevention and treatment of major complications after cholecystectomy. In Cuesta MA and HJ Bonjer, editors. Treatment of complications after Digestive Surgery. Chapter 12 a. Springer, London 2013.

第31章
腹腔镜胆囊切除术后发现胆总管损伤

Oliver R.C. Busch, Klaske A.C.Booij, Dirk J. Gouma, Thomas M. van Gulik

关键词 CBD 损伤；腹腔镜胆囊切除术；胆囊结石；肝管空肠吻合术；球囊扩张成形术

诊断和手术指征

患者女性，30 岁，因胆囊结石行腹腔镜胆囊切除术。

术后并发症的诊断与治疗

术后 1 周患者因黄疸行经内镜逆行胆胰管成像（endoscopic retrograde cholangiopancreatography，ERCP）检查发现 CBD 完全离断，随后行肝管空肠吻合术，术后并发高热、ARDS 及感染需重症监护。因持续高热及黄疸，患者转入我中心治疗。腹部 CT 显示肝右后叶胆管扩张，未与肝管空肠吻合口相连通（图 31.1），后行 PTCD 对患者右肝内胆管进行引流（图 31.2）。进一步磁共振胰胆管成像（magnetic resonance cholangiopancreatography，MRCP）检查提示肝管空肠吻合术后第Ⅵ及Ⅶ肝段内胆管引流不畅。术后 6 个月，再次行肝管空肠吻合术进行胆管重建（示意图 31.1），术后恢复良好。目前为肝管空肠吻合术后第 8 年，其间患者两次因吻合口狭窄行 PTC 及球囊扩张成形术。

讨论

同第 30 章的讨论内容[1]。

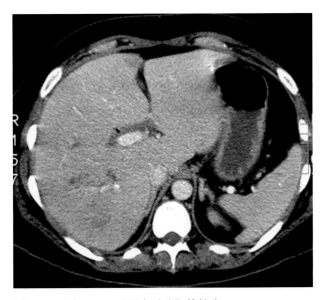

图 31.1 腹部 CT 显示肝右后叶胆管扩张

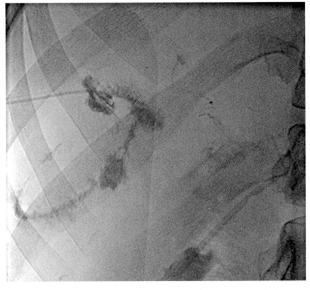

图 31.2 PTC 提示肝管空肠吻合术中未处理的部分节段胆管出现胆漏

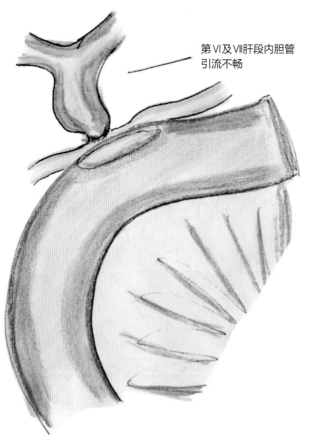

第Ⅵ及Ⅶ肝段内胆管
引流不畅

示意图 31.1　因腹腔镜胆囊切除术中发生 CBD 完全离断，遂行肝管空肠吻合术。因术后持续高热及黄疸，行腹部 CT 检查结果显示肝右后叶胆管扩张，提示该段胆管未与肝管空肠吻合口相连通。之后，行 PTCD 并行 MRCP 检查发现肝管空肠吻合术后第Ⅵ及Ⅶ肝段内胆管引流不畅。术后 6 个月再次行肝管空肠吻合术进行胆管重建

（宁振　译）

参考文献

[1] Booij KAC, Gouma DJ, van Gulik TM, Busch ORC. Prevention and treatment of major complications after cholecystectomy. In Cuesta MA and HJ Bonjer, editors. Treatment of complications after Digestive Surgery. Chapter 12 a. Springer, London 2013.

第 32 章
胆囊切除术中双重损伤（CBD 和右肝动脉）后肝脓肿

Miguel A. Cuesta

关键词 肝脓肿；双重损伤；右肝动脉；胆囊切除术；中转开腹；胆石症

并发症的诊断与治疗

患者女性，56 岁，因于外院行腹腔镜胆囊切除术并中转开腹后出现胆漏转入我科。转入时为术后第 5 天，患者每日胆汁引流量超过 700ml，目前给予广谱抗生素治疗及经胃管肠内营养支持治疗。患者无黄疸，有发热，创面深部感染已引流，已进行全面的血液、胸部和腹部 CT、ERCP 检查（图 32.1）。检查结果提示近端肝管的完全性损伤（BDI D 型），肝下引流不充分，伴右肝动脉血流减少，随后行 PTCD。

患者接受为期 2 周的保守治疗以改善一般状况并治疗创面感染。术后 6 周行二次手术。

手术

行 Roux-en-Y 胆肠吻合术（示意图 32.1）。

术后病程

术后患者引流管部位出现少量胆漏，接受保守治疗。于术后第 6 周行胆管造影显示吻合口通畅且无渗漏，遂拔除引流管。患者术后恢复良好，但出现明显的抑郁情绪需要接受心理治疗。

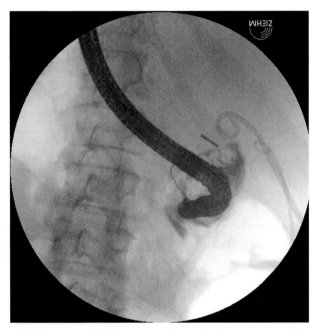

图 32.1 ERCP 结果提示 CBD 完全性损伤

18 个月后患者因右肝脓肿导致感染性休克紧急入住重症监护病房。CT 检查清晰显示肝右叶萎缩，逐渐被巨大脓肿取代（图 32.2）。患者随后接受高 PEEP 机械通气、2 次经皮肝脓肿穿刺引流（图 32.3）（示意图 32.1）及经静脉广谱抗生素治疗。治疗后患者逐渐解除机械通气，并经 5 周的恢复期后转回普通病房。目前为止，患者病情控制良好并于综合医院接受门诊治疗。值得注意的是，患者仅自诉不适但肝功能正常。CT 检查显示肝左叶肥厚和

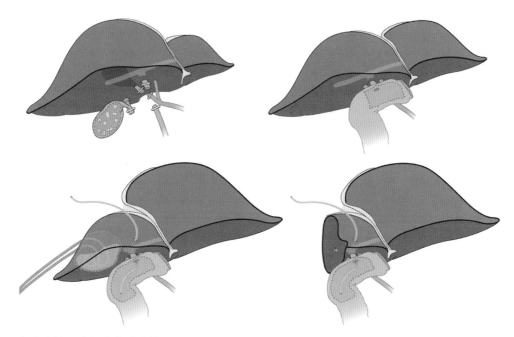

示意图 32.1　行腹腔镜胆囊切除术并中转开腹过程中发生未被发现的 CBD 损伤（D 型 BDI）。后续接受肝肠吻合术。1 年半后患者因肝脓肿入院治疗，检查提示肝右叶萎缩伴肝左叶肥大及右肝动脉病变。给予通畅引流等保守治疗后患者病情控制良好。一旦肝脓肿复发，应考虑肝右叶切除

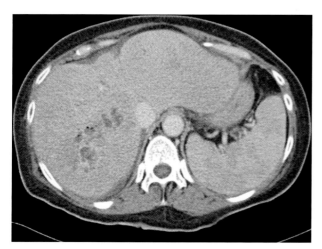

图 32.2　CT 示肝右叶萎缩合并脓肿

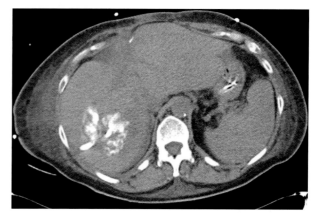

图 32.3　CT 引导下经皮肝脓肿穿刺引流

肝右叶萎缩，无门脉高压或胆管扩张征象。当肝脓肿复发时，应考虑切除萎缩的肝右叶。

讨论

同第 30 章的讨论内容[1]。

参考文献

[1] Booij KAC, Gouma DJ, van Gulik TM, Busch ORC. Prevention and treatment of major complications after cholecystectomy. In Cuesta MA and HJ Bonjer, editors. Treatment of complications after Digestive Surgery. Chapter 12 a. Springer, London 2013.

（宁振　译）

第 33 章
腹腔镜胆囊切除术后胆总管残余结石

Akash M. Metha

关键词 胆总管结石；腹腔镜胆囊切除术；厌食；胆漏；急性胆囊炎

病例 1

诊断和手术指征

患者女性，35 岁，无特殊既往史。主诉持续性右上腹痛 5 天急诊入院，伴恶心、厌食等症状。体格检查发现右上腹部有压痛，但无局限性腹膜炎征象。白细胞计数 8.9×10^9/L，C 反应蛋白 132mg/L，肝功能检查未见异常。腹部 B 超提示急性结石性胆囊炎，肝内胆管轻度扩张，胆总管未扩张，患者入院后决定行腹腔镜胆囊切除术。

手术

腹腔镜探查可见胆囊炎症较重，胆囊壁水肿严重，导致肝门结构不清，因此，术中决定取右侧肋缘下切口，行开腹胆囊切除术。

术后并发症的诊断与治疗

术后第 3 天，患者腹痛加重，经腹部切口漏出胆汁样液体。生化分析显示碱性磷酸酶水平升高。腹部 CT 检查显示腹腔积液，ERCP 示胆囊管残端漏，胆总管结石导致胆总管梗阻（图 33.1），行括约肌切开术，在胆囊管缺损处置入覆膜支架。当天

行超声引导下经皮穿刺腹腔内胆汁引流。经静脉抗生素治疗 1 周后，患者带管出院。10 天后，拔除腹腔引流管，未出现任何并发症。在 ERCP 治疗后 6 周，取出胆道内支架，造影检查显示胆囊管无渗漏，胆总管无狭窄，未见胆总管结石，顺利出院。

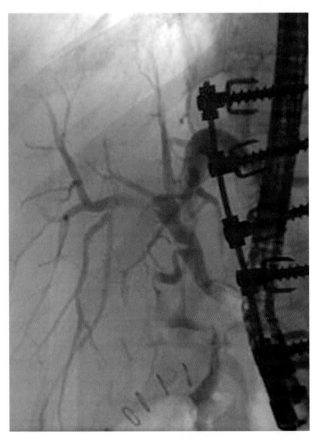

图 33.1 腹腔镜胆囊切除术后 ERCP 检查可见胆总管结石和胆囊管漏

病例 2

诊断和手术指征

患者女性，38 岁，无特殊既往史。主诉进食油腻食物引起右上腹痛入院。腹部 B 超示胆囊、胆总管未见异常，生化分析显示肝功能正常。

手术

行腹腔镜胆囊切除术，术中注意保护肝门结构，术中见胆囊管扩张明显，夹闭胆囊管共计 6 个内镜夹，其余手术过程顺利。

术后并发症的诊断与治疗

术后病情平稳，次日出院。约 2 周后，患者再次出现右上腹疼痛，与胆囊切除术前的症状类似，并且患者粪便颜色变浅，尿液颜色加深。肝功能检查结果如下：胆红素 91μmol/L，碱性磷酸酶 271U/L，脂肪酶和淀粉酶水平正常。腹部超声示胆总管及肝内胆管扩张，无明显胆总管结石，急诊 ERCP 显示胆总管结石（图 33.2）。因此，行括约肌切开术取出结石，第 2 天患者出院。门诊随访显示肝脏检查正常，同时腹痛减轻。患者出院后 2 个月，停止随访。

讨论

第 1 例患者因急性胆囊炎行胆囊切除术后 3 天出现胆漏症状，在 ERCP 过程中发现胆囊管漏（A 型医源性胆管损伤）与胆总管结石。术前虽行生化分析及腹部超声检查，但未发现胆总管结石存在的征象。目前大量研究提倡常规使用术中胆管造影来检查未知的胆总管结石。值得注意的是，在所有接受胆囊切除术的患者中，缺乏确凿的证据证明这种

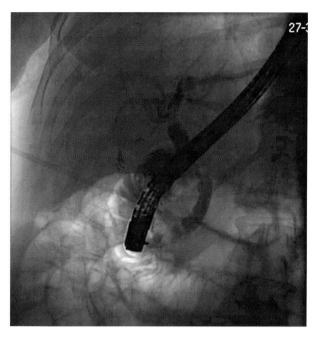

图 33.2 腹腔镜胆囊切除术后 ERCP 可见胆总管结石

方式是可行及有效的。胆总管结石的发生率在无胆管梗阻症状的胆囊结石患者中虽然相对较低，但术中胆管造影并发症少，操作熟练的话不会明显延长操作时间，特别是对有胆管损伤危险的患者（如急性胆囊炎），如果从腹腔镜中转到开腹手术，可以常规使用胆管造影来明确胆管解剖，并及时发现胆总管结石，将术后并发症的风险降到最低。如果在术中胆管造影发现胆总管结石，有两种方法可以选择：一种选择是术中经胆囊穿刺，或通过胆总管切开术进行胆道镜检查，取出结石，并冲洗胆总管；另一种选择是术后立即做 ERCP。对于第 1 例患者，在复杂的胆囊切除术中进行术中胆管造影，可以更早地发现胆总管结石，进而在术中或术后立即通过各种方式取净，有可能会防止胆漏。

第 2 例患者因胆结石择期行腹腔镜胆囊切除术；术前肝功能检查和超声检查均未显示任何胆总管结石的征象。术后约 2 周，由于术后胆管炎的并发症行 ERCP 检查时发现 2 个胆总管结石，随后被取出。尽管术中胆道造影可以明确是否存在胆总管结石，但术前和术中如果的确没有发现任何胆总管结石的症状及表现，我们也不会考虑这种敏感度

更高的诊断方法。这例患者手术过程中发现的扩张的胆囊管可能是结石从胆囊进入胆总管的原因，如果患者在腹腔镜胆囊切除术后，重复出现与之前类似的上腹部绞痛的症状，则必须排除胆总管结石的存在。

总之，胆总管结石的存在往往是胆囊切除术后并发症发生的原因。术前需结合病史、肝功能、超声等检查决定是否做术前 MRCP。对于一些复杂的胆囊切除术患者，术中胆管造影术可能是评估胆管解剖变异情况和减少胆总管结石相关并发症风险的一个有价值的方法，然而这项技术的常规使用并没有得到公认。

（董瑞 译）

第 34 章
急性复发性胆源性胰腺炎何时行胆囊切除术

Marijn Poelman

关键词 胆源性胰腺炎；急性胰腺炎；腹腔镜胆囊切除术；内镜逆行胰胆管造影；乳头切开术

腹腔镜胆囊切除术治疗急性胆源性胰腺炎的时机是一个值得关注的问题。急性轻症胆源性胰腺炎患者是在住院期间待胰腺炎治愈后行手术治疗，还是必须等待6周待患者完全康复后再行手术治疗？采取第二种选择常常意味着较长等待期之中急性轻症胆源性胰腺炎复发和其他风险的增加。目前，荷兰正在进行一项关于这一争议的随机研究，命名为"PONCHO 试验"。

病例

诊断和手术指征

患者女性，28岁，主诉上腹部剧痛急诊入院。3个月前，因急性轻症胆源性胰腺炎入院。因为自己有护理学背景，她拒绝接受腹腔镜胆囊切除手术。在急诊辅助检查时，发现血清胆红素、淀粉酶、脂肪酶升高，超声检查显示胆囊小结石、胆总管轻度扩张和轻度胰腺水肿。诊断为急性胆源性胰腺炎。患者还有发热症状，Ranson 评分为4分，腹部CT提示坏死性急性胰腺炎。

因为没有发现胆总管梗阻的迹象，所以没有做 ERCP。患者临床症状反复，3周后仍有间断发热，上腹部可以触及肿块。腹部CT显示腹腔有可疑气体，诊断为胰腺脓肿（图34.1），遂行脓肿

穿刺引流，并给予静脉输注抗生素。患者恢复良好，1周后复查CT评估包裹性积液大小，CT提示腹腔积液明显减少（图34.2）。穿刺液培养未见细菌，腹腔引流管引流量少，予以拔除。很快患者出院，并被转到外科门诊，准备行腹腔镜胆囊切除术。

患者出院后3天因上腹部疼痛再次入院。这次住院查体上腹部未触及肿块，但血清胆红素、淀粉酶、脂肪酶水平升高，超声示急性水肿性胰腺炎，无假性囊肿，但发现胆总管结石并梗阻，而且胆管有扩张。行内镜逆行胰胆管造影和十二指肠乳头括约肌切开术，取出胆总管结石（图34.3）。腹部CT显示没有腹腔积液。此例复发性胰腺炎病情较

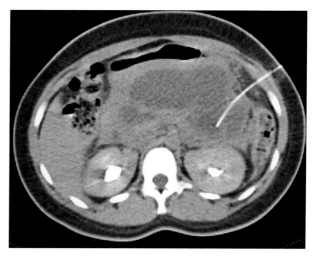

图 34.1 坏死性胰腺炎、胰腺脓肿经皮穿刺引流

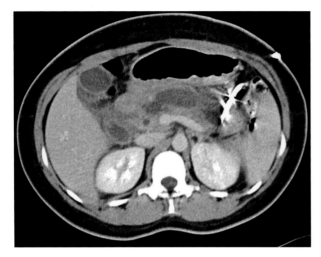

图34.2 穿刺引流后腹腔积液明显减少

轻，患者1周内就痊愈了。

第二次出院后3周进行腹腔镜胆囊切除术，手术顺利。

讨论

急性胆源性胰腺炎可分为轻症（Ranson评分<3分）或重症胰腺炎。急性胆源性胰腺炎如果没有行胆囊切除术仅仅给予保守治疗，其复发率高达60%[1-3]。通常情况下，急性轻症胆源性胰腺炎给予保守治疗，通常在几天内，血清淀粉酶水平恢复正常后，就可以行腹腔镜胆囊切除术。当合并有胆总管结石和胆管梗阻时，需要先行ERCP和括约肌切开取石术，然后再行胆囊切除术[4,5]。

最近的一项随机对照试验比较了两组不同手术时机的患者，结果显示急性轻症胰腺炎患者可以在48小时内安全地接受胆囊切除术[2]，而且这种方法住院时间较短，并发症的发生率也没有增加。目前在荷兰正在进行的"PONCHO试验"，关注的就是胆囊切除术的时机问题：急性轻症胆源性胰腺炎应该在住院早期实施胆囊切除术，还是必须推迟到6周之后进行[6]？

对于坏死性胰腺炎患者，没有证据表明哪种治疗方案最适合。如果存在胆总管梗阻，建议早期行ERCP和乳头切开术，那么胆源性胰腺炎复发的风险会降低到0~2%。因此，胆囊切除术的时机需要根据每个患者的情况个体化治疗。研究显示胆源性胰腺炎患者发生胆道并发症的风险增加，如急性胆囊炎、胆总管结石、急性复发性胰腺炎，因此在这种情况下，有必要行胆囊切除术[3]。

重症胰腺炎后胆囊切除术的时机取决于临床病程的演变。如果存在腹腔积液，那么手术需要推迟

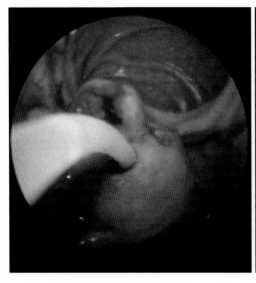 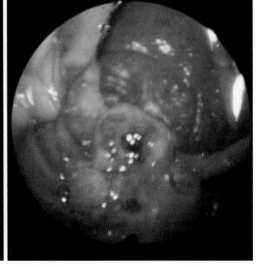

图34.3 ERCP十二指肠乳头括约肌切开术

或者在穿刺引流后再行手术治疗。如腹腔积液需要手术进行处理，可同时行胆囊切除术。

对于这个病例而言，可能会有的争议是在患者第一次入院时行腹腔镜胆囊切除术，现在看来似乎是正确的。在患者第二次住院期间，并没有行 ERCP 的指征，对患者进行保守治疗后，恢复顺利。究竟什么时候摘除胆囊呢？患者出院后很快急性胰腺炎复发，行 ERCP 和括约肌切开术，并行胆囊切除术。由于胰腺炎的第三次发作是轻症的，可能会有的争议是：是否应该在患者症状出现后 48小时内就进行胆囊切除术，以减少新的和不可预测的复发。

（董瑞 译）

参考文献

[1] Wilson CT, de Moya MA. Cholecystectomy for acute gallstone pancreatitis: early vs delayed approach. Scan J Surg. 2010;99:81–5.
[2] Aboulian A, Chan T, Yaghoubian A, et al. Early cholecystectomy safely decreases hospital stay in patients with mild gallstone pancreatitis: a randomized prospective study. Ann Surg. 2010; 251:615–9.
[3] Ito K, Whang EE. Timing of cholecystectomy for biliary pancreatitis: do the data support current guidelines? J Gastrointest Surg. 2008;12:2164–70.
[4] Van Geenen AJM, van der Peet DL, Mulder CJJ, et al. Recurrent acute biliary pancreatitis: the protective role of cholecystectomy and endoscopic sphincterotomy. Surg Endosc. 2009;23:950–6.
[5] Lee JK, Ryu JK, Park JK, et al. Role of endoscopic sphincterotomy and cholecystectomy in acute biliary pancreatitis. Hepatogastroenterology. 2008;55:1981–5.
[6] Bouwense SA, Besselink MG, van Brunschot S, et al. Pancreatitis of biliary origin, optimal timing of cholecystectomy (PONCHO trial): study protocol for a randomized controlled trial. Trials. 2012;26:13–225.

第35章
ERCP 多次括约肌切开术后并发胆总管残余结石

Gwen M.P. Diepenhorst

关键词　残余结石；胆总管；括约肌切开术；ERCP；胆总管结石

病例 1

诊断和手术指征

患者女性，55 岁，以胆源性胰腺炎的诊断入院。因胆总管扩张伴结石，行 ERCP 及括约肌切开术。因 1 个结石无法取出，遂放置 2 个胆总管支架，但术后出现急性胰腺炎的并发症。患者拒绝胆总管探查手术及胆囊切除术，1 年后，因发热不适，检查发现胆总管支架梗阻，更换支架。

MRCP 显示胆总管结石复发，再次尝试行括约肌切开术取石，但未成功，最终患者同意接受开腹胆囊切除及胆总管探查术。

手术

通过肋缘下切口行胆囊切除及胆总管探查术，取出胆总管内多发结石，放置 T 管，胆管造影显示胆总管通畅，无结石。

术后并发症的诊断与治疗

术后出现间断发热，给予广谱抗生素治疗。胆囊的病理学检查没有恶性肿瘤迹象。患者出院时恢复良好，在门诊拔除 T 管。然而 1 年后，患者再次出现胆绞痛伴高热，MRCP 提示胆总管结石复发（图 35.1）。

尽管反复使用 ERCP 进行括约肌切开术和支架置入术，但胆总管结石及梗阻症状仍然存在。6 个月后，这位拒绝再次手术的患者，因支架堵塞而急性胆管炎复发，随后又进行支架置换。患者接受再次手术治疗，探查胆总管，取出多个大的结石，同时行胆肠端侧吻合。术后，患者出现腹痛，伴有发热和脓毒症的表现。腹部 CT 检查提示腹腔积液，并伴有腹膜炎的征象。再次行剖腹探查术，术中发现化脓性腹膜炎和部分坏死的网膜。切除坏死网

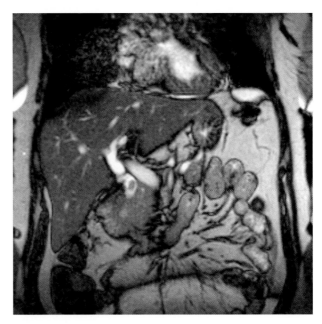

图 35.1　MRCP 提示胆总管结石

膜，彻底冲洗腹腔。术后患者的脓毒症表现越来越严重，再次 CT 检查显示，Douglas 腔、肝下和腹膜后有多处积液。第 2 天，由于病情恶化，再次行剖腹探查术。

术中发现胆肠吻合口漏，经吻合口置入 T 管，冲洗腹腔，放置新的引流管。术后出现膈下积液，予以经皮穿刺引流治疗。此外，患者出现胰瘘，漏出液平均每天 500ml，使用生长抑素和全肠外营养（total parenteral nutrition，TPN）保守治疗。尽管采取这些措施，但患者的病情仍逐渐恶化，在术后第 6 天，切口处有粪便流出。再次行外科手术，手术中发现结肠肝曲穿孔引起肠瘘。切除穿孔段肠管，并行结肠造瘘，伤口用薇乔线缝合。患者再次入住重症监护室，给予机械通气、广谱抗生素和 TPN 治疗。在监护室期间，患者先后出现肺部感染和切口感染，并接受切口的封闭式负压引流术治疗。经过积极治疗，患者临床症状改善，由重症监护病房转至普通监护病房。在最后一次手术后的 6 周，顺利出院。几周后胰瘘闭合，2 年后，患者仍然拒绝接受再次手术行结肠造口还纳和切口疝修补。

病例 2

诊断和手术指征

患者男性，73 岁，主诉腹泻、腹胀和发热入院。既往病史包括胃良性溃疡 Billroth-Ⅱ 切除吻合术后、慢性阻塞性肺疾病，以及阵发性心房颤动和心肌梗死等心脏病史。实验室检查显示急性炎症反应包括白细胞计数升高和胆汁淤积。腹部超声显示弥漫性胆囊壁增厚的急性胆囊炎特征、胆囊颈部结石、胆囊管梗阻。

手术

考虑到患者的病情，选择进行经皮经肝胆囊造

瘘引流术治疗。在超声引导下穿刺引流出 30ml 脓液，并留置引流管。术后超声及胆道造影均无渗漏，术后几天引流量也逐渐减少。患者顺利带引流管出院，准备择期行腹腔镜胆囊切除术。手术前，在门诊行胆道造影显示，胆总管远端有一个结石，肝内胆管略扩张，胆总管、肝内胆管和十二指肠引流通畅。此外，造影显示少量造影剂渗漏，考虑是放置引流管的原因（图 35.2）。患者再次入院，行 ERCP 尝试行胆总管残余结石取出，由于胃切除毕Ⅱ式吻合术后的原因未能成功。

随后进行开腹胆囊切除术、胆总管探查术和术中胆管造影。术中胆管造影显示胆总管远端有结石。做 Kocher 切口，切开胆总管，取出 1 个结石并放置 T 管。在探查过程中，胰腺段胆管非常狭窄。术中行胆管镜检查发现 vater 壶腹十二指肠乳头近端后壁胆管穿孔，尝试胆肠吻合及穿孔处支架置入均未成功（示意图 35.1）。因此，胰十二指肠

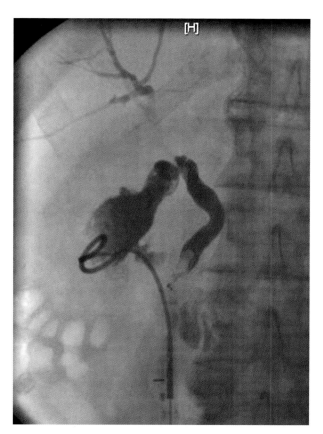

图 35.2　MRCP 显示 CBD 结石复发

切除成了唯一的选择，术后病理报告示慢性胰腺炎，无恶性肿瘤证据。

术后并发症的诊断与治疗

术后第 10 天，患者出现全身感染症状、肠漏及胆漏，随后再次进行剖腹探查术（图 35.3）。术中发现横结肠近肝曲肠管部分坏死，予以切除并吻合，肝管空肠吻合口少量渗漏，放置右肝下引流。

术后胆漏持续，放置 PTCD 管，由于肺部感染的进展及双侧胸腔积液的增多病情更加复杂。经过抗生素和肠内营养支持等治疗，临床症状逐渐改善，腹腔引流管引流量减少，几周后拔除，最后患者携带 PTCD 管出院。1 个月后，经肝胆道造影显示肝管 – 空肠吻合口通畅无渗漏。门诊复查时患者认为切牙缺失可能和术中拔除气管插管有关，遂给予牙齿矫正的费用的补偿，患者其他情况良好。

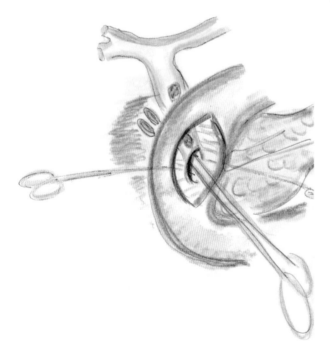

示意图 35.1 患者行多次 ERCP 和括约肌切开术治疗后，胆总管剖腹探查术后并发症的发生率就会较高，如乳头部位的穿孔。第 1 例胆囊胆总管结石的患者做了胰十二指肠切除术

讨论

在这 2 个病例中，多次括约肌切开术后胆总管内残余结石导致复杂的临床并发症。残余的胆总管结石仍然是外科医师面临的一个具有挑战性的问题，如果治疗方式存在争议，则应由外科医师进行手术。

自 20 世纪 80 年代以来，ERCP 和括约肌切开术成为应用最广泛的影像学和治疗胆总管结石的方法之一[1]。MRCP 是检查胆管结石的一种无创且敏感性较高的方法，但相对检查费用高，而且不能同时进行治疗。反复 ERCP 内镜下取石是一种公认的治疗方法，有些患者治疗后可以避免手术。然而，这项技术只能暂时缓解原发性胆管结石，需要反复内镜治疗。在一项前瞻性研究中，对每一位反复内镜下取石的患者平均进行 7.3 次内镜检查，36.4% 的患者未能完全清除胆管结石[2]。目前治疗胆总管结石和胆囊结石的方法有开腹胆囊切除术和胆总管探查术；腹腔镜胆囊切除术及腹腔镜胆总管探查术（laparoscopic CBD exploration，LCBDE）；内镜下括约肌切开术（endoscopic sphincterotomy，ES）及腹腔镜胆囊切除术；或腹腔镜胆囊切除术后行 ES[3]。

许多研究直接比较内镜和外科手术治疗胆总管

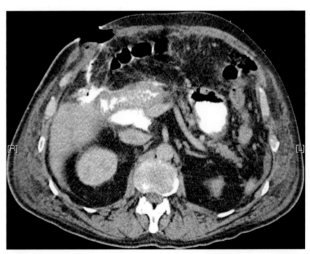

图 35.3 CT 检查显示剖腹探查术后造影剂泄漏

结石的效果。四项随机试验比较开腹手术和 ES 治疗胆总管结石的成功率，二者都有较高的治疗成功率（90%~95%），而且发病率和死亡率没有显著差异，但手术组住院时间较长[4]。一项比较 ES 和手术治疗重症胆管炎患者的试验显示，与 ES 相关的发病率（34% vs 66%）及死亡率（10% vs 32%）较低[5]。

许多实验比较腹腔镜下胆总管探查术与 ES 治疗胆总管结石。其中一项随机研究显示，腹腔镜胆囊切除术加腹腔镜胆总管探查术和内镜逆行胰胆管造影术加括约肌切开术在疗效和成本上是相当的，腹腔镜胆总管探查术后住院时间较短。其他实验证实，腹腔镜下胆总管探查术和内镜下括约肌切开术是发现和清除胆总管结石的有效干预策略，并发症和死亡率无显著差异，而且腹腔镜下胆总管探查术住院时间较短[6]。

综上所述，如果 ES 失败或结石无法通过内镜取出，则仍需进行开腹手术。作为 ERCP 的替代方案，适合的患者（ASA Ⅰ型和Ⅱ型）应首选腹腔镜胆总管探查术。

ES 应是重症胆管炎患者的首选治疗方法。

这 2 例患者均有胆结石和胆总管结石。传统的治疗方法包括开腹或腹腔镜胆囊切除术和胆总管探查术。ERCP 和括约肌切开术作为外科胆总管探查手术的替代方法，已在许多国家发展成为首选治疗手段，目的是在腹腔镜胆囊切除术前清除胆总管结石。问题是，如果第 1 次治疗不成功，且胆道内放置支架以确保乳头通畅，之后消化科医师还可能做多少次治疗才能成功。对于老年患者，支架可以作为手术的替代选择。从外科的角度来看，ERCP 和十二指肠乳头括约肌切开术进行 1~2 次是合乎逻辑的，如果不成功，则需要进行胆囊切除和胆总管探查术。我们的第 1 例患者做了 7 次 ERCP 和 4 次括约肌切开术；第 2 例患者做了 4 次 ERCP 和 1 次括约肌切开术。

反复的十二指肠乳头括约肌切开可能导致乳头穿孔，并可能改变乳头和胰腺后壁之间的解剖结构。这个并发症可以解释这 2 个病例治疗过程中出现的问题，第 1 例的胰漏，第 2 例的乳头附近穿孔（尽管应用了恰当的技术）。2 例患者结肠肝曲穿孔的并发症可能是术中出现的技术并发症，本应避免。

（董瑞 译）

参考文献

[1] Barwood NT, Valinsky LJ, Hobbs MS, et al. Changing methods of imaging the common bile duct in the laparoscopic cholecystectomy era in Western Australia: implications for surgical practice. Ann Surg. 2002;235:41–50.

[2] Kohn GP, Hassen AS, Banting SW, et al. Endoscopic management of recurrent primary bile duct stones. ANZ J Surg. 2008;78:579–82.

[3] Gouma DJ, Terpstra OT. Gallstone disease – surgical aspects. In: van Lanschot JJB, Gouma DJ, Jansen PLM, Jones EA, Pinedo HM, Schouten WR, et al., editors. Integrated medical and surgical gastroenterology. Houten: Bohn Stafleu Van Loghum; 2004. p. 158–66.

[4] Targarona EM, Ayuso RM, Bordas JM, et al. Randomised trial of endoscopic sphincterotomy with gallbladder left in situ versus open surgery for common bileduct calculi in high-risk patients. Lancet. 1996;347:926–9.

[5] Lai EC, Mok FP, Tan ES, et al. Endoscopic biliary drainage for severe acute cholangitis. N Engl J Med. 1992;326:1582–6.

[6] Cuschieri A, Lezoche E, Morino M, et al. E.A.E.S. multicenter prospective randomized trial comparing two-stage vs single-stage management of patients with gallstone disease and ductal calculi. Surg Endosc. 1999;13:952–7.

第36章
ERCP 和乳头括约肌切开术后并发症的病例报告

Miguel A. Cuesta

关键词 壶腹部乳头穿孔；ERCP；括约肌切开术；急性坏死性胰腺炎；多器官功能衰竭

病例 1

诊断和手术指征

患者女性，29 岁，肥胖，既往患有免疫抑制性疾病，由于腹部绞痛、转氨酶改变，外院医师怀疑胆管结石并行 ERCP 治疗。由于患者仅接受 ERCP 并未接受乳头括约肌切开术治疗，术后第 2 天因疾病进展为急性坏死性胰腺炎（CT 结果）并多器官功能衰竭。遂行气管插管机械通气，High PEEP 模式 14，因急性肾灌注不足需紧急肾透析治疗。患者因肥胖、BMI 47，机械通气较为困难。患者再次复查 CT 提示大量腹腔积液（图 36.1），诊断为间室综合征。

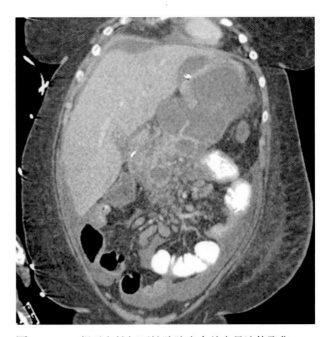

图 36.1 CT 提示急性坏死性胰腺炎合并大量液体聚集

手术

为了降低腹部压力和引流大量的腹腔积液，行上腹部长横切口手术探查腹部，术后腹部保持开放，仅用薇乔补片暂时关闭腹腔。

术后并发症的诊断与治疗

术后第 2 天可见薇乔补片下有大便样物质，检查发现结肠瘘并计划再次手术治疗。上腹部盆甲样

改变，再次探查发现横结肠近脾区可见一个开口，术中用直线切割闭合器关闭穿孔肠管远端，分离肠系膜后行右侧腹部中点结肠造口术。术中留置 2 根引流管，一根放于结肠区，另一根放于胰腺区。冲洗腹部后使用 VAC 系统暂时关闭腹部切口。术后 CT 提示胃后间隙脓肿遂行经皮穿刺引流术（图 36.2）。结肠造口术对患者恢复至关重要，伤口肉芽肿开始形成。患者机械通气困难，遂行气管切开术。于重症监护病房治疗 8 周后重新评估病情，患者临床症状得到改善，肾功能恢复，顺利拔除气管

插管。患者拒绝使用 VAC 系统，此时腹部切口已形成健康肉芽，切口变得更小，可使用 polimen 局部护理切口，患者病情好转。

1 年后，评估病情，BMI 为 35，患者再次手术关闭腹部切口和结肠造口。

病例 2

诊断和手术指征

患者男性，64 岁，由于胆囊结石和胆管结石，进行 ERCP、乳头括约肌切开术和大球囊扩张术。既往腹部疼痛 2 年余，实验室检查未发现胆汁淤积性黄疸。在 ERCP 过程中，一个结石通过括约肌切开、球囊扩张及 Dormia 管取出。患者 ERCP 术后出现高热和腹部疼痛。

术后并发症的诊断与治疗

术后第 1 天，CT 提示腹膜后水肿伴液体聚集，壶腹部乳头穿孔征象（图 36.3）。给予患者广谱抗生素、鼻胃管、全肠外营养治疗。患者转诊行

CT 提示腹膜后脓肿形成，遂行 CT 引导下经皮穿刺引流术（图 36.4）。2 周后病情有所改善，并拔除引流管（示意图 36.1）。择期行腹腔镜下胆囊切除术。

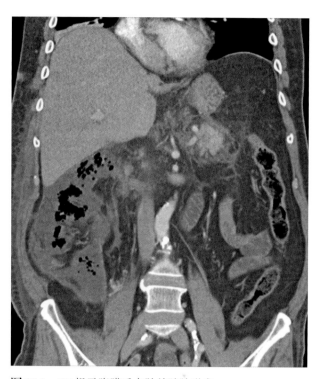

图 36.3 CT 提示腹膜后水肿并脓肿形成

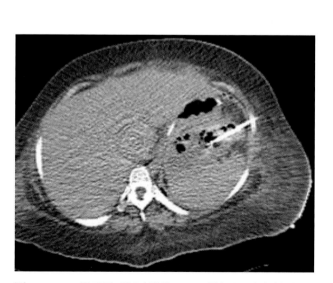

图 36.2 CT 提示胃后间隙脓肿，CT 引导下经皮穿刺引流

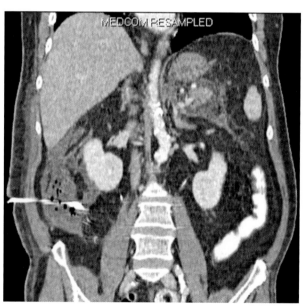

图 36.4 CT 提示腹膜后脓肿形成，CT 引导下经皮穿刺引流

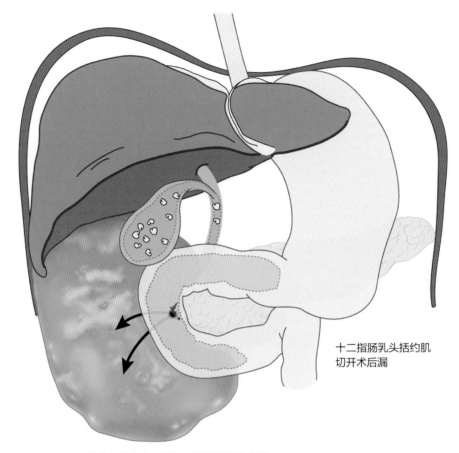

十二指肠乳头括约肌
切开术后漏

示意图36.1　经皮穿刺引流治疗乳头括约肌切开术后壶腹部乳头穿孔

讨论

ERCP起初用来评估胆管情况，但乳头括约肌切开术的运用让干预壶腹部乳头成为一种可能。当乳头括约肌切开术广泛用于评估黄疸、急性胰腺炎和胆管结石时，回顾分析我科119例伴或不伴括约肌切开术的ERCP患者，发现对于急性胆管炎、持续性黄疸或胆源性胰腺炎急性期的患者合并胆管结石有着较高的阳性预测值（超过85%）[1]。此外，ERCP同时行乳头括约肌切开术的并发症发生率为14%，死亡率为2%。这些结果表明，术前ERCP的选择性应用仅限于急性胆管炎、持续性黄疸或急性胆石性胰腺炎患者。

ERCP常见的并发症有穿孔伴腹部后脓肿、出血和急性胰腺炎。循证医学研究和MRCP的引入降低了那些不必要的ERCP手术数量，尤其是胆总管没有扩张的情况，由此降低了并发症的发生率。目前手术指征更加严格，所有专家认为乳头括约肌切开术应该选择性进行。

对于胆总管结石病例，球囊扩张壶腹部乳头治疗也成为一种可能。Feng等人对7项随机对照试验的790例患者进行荟萃分析，内镜下十二指肠乳头括约肌切开术（EST）在结石清除率（97.35% vs 96.35%）、第1次ERCP结石清除率（87.87% vs 84.15%）和清除较大结石方面与内镜下十二指肠乳头大球囊扩张术（EPLBD）进行比较。在并发症方面，与EST相比，EPLBD[2]具有更低的并发症总发生率（5.8% vs 13.1%），可以降低出血的发生率。但在ERCP术后胰腺炎、穿孔和胆管炎之间两者并无差异。因此，推断EPLBD在清除较大胆管结石或困难胆管结石方面是一种有效安全的方法。

　　以上 2 例患者并发症的出现，强调如何建立一个完善的 ERCP 和乳头括约肌切开术的手术指征是非常重要的。

（陈昊　译）

参考文献

[1] Rijna H, Borgstein PJ, Meuwissen SG, et al. Selective preoperative ERCP in laparoscopic biliary surgery. Br J Surg. 1995;82:1130–3.

[2] Feng Y, Zhu H, Chen X, et al. Comparison of endoscopic papillary large balloon dilatation and endoscopic sphincterotomy for retrieval of choledocholithiasis: a meta-analysis of randomized controlled trials. J Gastroenterol. 2012;47:655–63.

第 37 章
腹腔镜胆囊切除术后腹腔残余结石

Miguel A.Cuesta

关键词　残余结石；膈下脓肿；脐下脓肿；腹腔镜胆囊切除术

病例 1

诊断和手术指征

患者男性，44 岁，以急性胆囊炎收入院，拟行腹腔镜胆囊切除术。

手术

术中胆囊破裂，尽管及时吸净胆汁，但结石掉入腹腔，最后找出结石并取出放入标本袋中（示意图 37.1）。此外，胆囊管较宽，需用外科钉闭合。

术后并发症的诊断与治疗

术后 3 周患者出现发热伴右上腹部及季肋区疼痛，考虑与胆道损伤或残余结石有关，再次收治住院。超声检查提示胆总管扩张，ERCP 未见结石及胆道损伤。患者持续发热和腹痛，CT 检查提示：膈下可见气体，并且膈下及肝下可见结石样结构（图 37.1，图 37.2）。遂再次行腹腔镜探查，吸净膈下及肝下脓液，并取出结石。患者术后持续发热及腹痛，无法正常工作。再次行 CT 检查示：膈下脓肿仍未消失，在其后方可见至少 1 个残余结石。此外，在胆囊区和肝肾隐窝也发现结石。此时患者

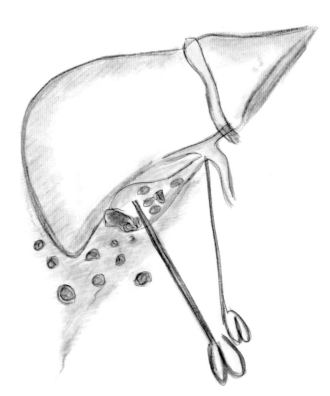

示意图 37.1　为降低手术相关并发症，腹腔镜胆囊切除术中残余结石应完全取出

由于季肋区疼痛无法直立行走，决定行第 3 次腹腔镜探查，术前评估中转开腹可能性大。

术中因之前脓肿引流和反复取石导致肝下间隙无法显露，遂中转开腹，手术过程顺利。患者术后 6 个月出院，经过积极康复锻炼后，回归正常工作。

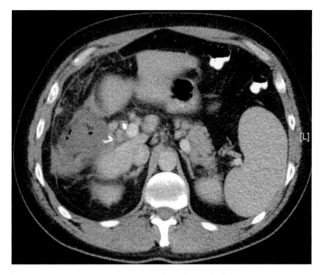

图 37.1　CT 检查显示肝下脓肿腔内可见残余结石

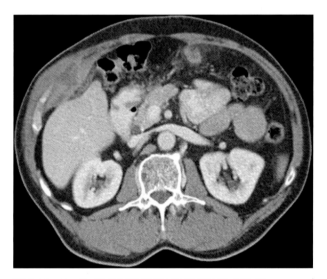

图 37.2　CT 检查显示膈下脓肿外侧可见残余结石

病例 2

诊断和手术指征

　　患者女性，34 岁，因胆囊结石行腹腔镜胆囊切除术，术中胆囊破裂胆汁漏入腹腔，同时多个大小不一的结石掉入腹腔，肝床出血较多。

术后并发症的诊断与治疗

　　患者康复出院，但数周后因右上腹疼痛再次入

院。超声及 CT 检查未见异常后，告知患者术后恢复如常。患者由于尿路感染随后就诊于泌尿科。其后 2 年间患者因慢性腹痛无法正常工作。多次门诊就诊及理疗治疗后，疼痛仍未缓解。后因下腹部疼痛就诊于妇科，超声检查怀疑右侧卵巢囊肿，进一步超声检查联合妇科检查后诊断为右侧卵巢囊实性病变，决定行腹腔镜探查并告知中转开腹可能。术中探查发现右侧卵巢与膀胱之间存在广泛炎性粘连，难以分离，遂中转开腹，取下腹部横切口，于右侧子宫附件与膀胱之间发现数个残余结石，遂取出。检查右侧卵巢正常，左侧卵巢未触及。

病例 3

术后并发症的诊断与治疗

　　患者 67 岁，因胆囊结石行腹腔镜胆囊切除术，术中曾出现胆汁漏入腹腔及结石掉入腹腔，患者术后康复出院。术后 2 个月患者肚脐切口红肿发炎，局麻下行脓肿切开引流后切口愈合。6 个月后，患者再次因脐部脓肿入院，CT 检查示肚脐下方脓肿内可见 2cm 结石（图 37.3），腹腔内其他位置未见结石及积液。麻醉下经原切口吸净脓液，取

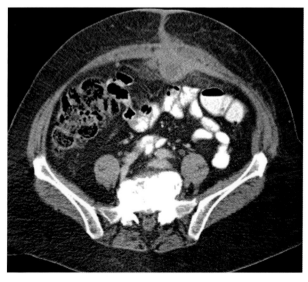

图 37.3　CT 检查示脐下脓肿和结石

出结石，切口愈合良好。

讨论

通过以上 3 位患者我们获得的教训。第一，腹腔镜（或开腹）胆囊切除术中所有残余结石应该完全取出。第二，术后右上腹部反复疼痛的患者应当行 CT 检查[1]，一旦发现结石应当准确定位并取出。通常肝肾隐窝的残余结石很难发现，应留意。

第三，如果患者术后描述腰背部在站立或行走时疼痛，应当加强康复治疗，以确保患者正常康复。

（陈昊 译）

参考文献

[1] Loffeld RJ. The consequences of lost gallstones during laparoscopic cholecystectomy. Neth J Med. 2006;64:364–6.

第38章
胆肠吻合口晚期狭窄合并胆管炎（腹腔镜胆囊切除术后）

Miguel A.Cuesta, ChrisJ.J. Mulder

关键词 球囊；扩张；胆石；胆肠吻合术；胆管炎；腹腔镜胆囊切除术

诊断和手术指征

患者女性，32岁，因肝总管完全梗阻从外院转诊至我科。

9个月前患者因胆囊结石行腹腔镜胆囊切除术。

术中胆管损伤，遂中转开腹手术。术中可见胆总管完全离断，游离出近端胆总管，将十二指肠和胰头从后腹膜松解并抬起，行胆管端端吻合并放置T管引流。术后患者恢复良好，2个月后复查无胆管狭窄和扩张，十二指肠通畅，遂拔除T管。6个月后患者因梗阻性黄疸再次住院。CT检查和ERCP发现胆总管完全梗阻（图38.1），对患者先行经左肝管PTC胆道引流减黄，并决定行胆总管重建手术。

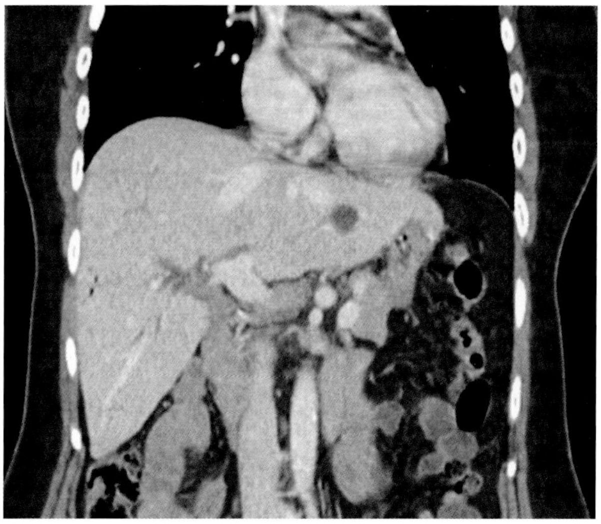

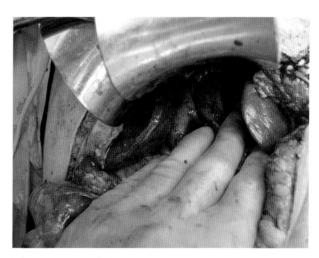

图38.1 CT检查显示胆总管梗阻合并肝内胆管扩张

手术

患者行Roux-en-Y胆肠吻合术（图38.2，示意图38.1），术后恢复良好，第10天带PTCD管出院回家。6周后，胆管造影显示吻合口愈合良好，拔除PTCD管。

术后并发症的诊断与治疗

18个月后，患者因急性胆管炎再次入院，怀疑

图38.2 胆肠吻合术

是由胆肠吻合口狭窄引起。初始予以静脉输入抗生素抗感染治疗，PTC 证实吻合口狭窄（图 38.3），随后通过球囊对吻合口进行扩张（图 38.4b，示意图 38.1），效果良好。患者目前病情稳定，门诊随诊。

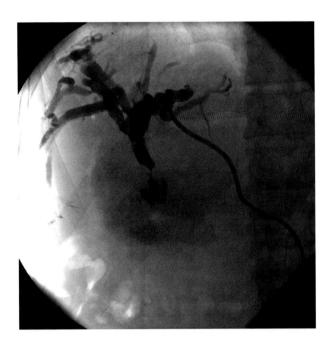

图 38.3 PTC 显示胆肠吻合口狭窄

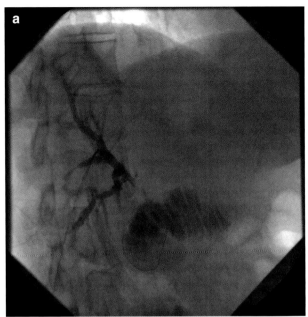

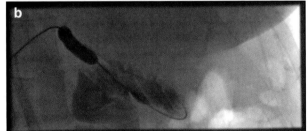

图 38.4 a. X 线片显示胆总管狭窄；b. PTC 球囊扩张

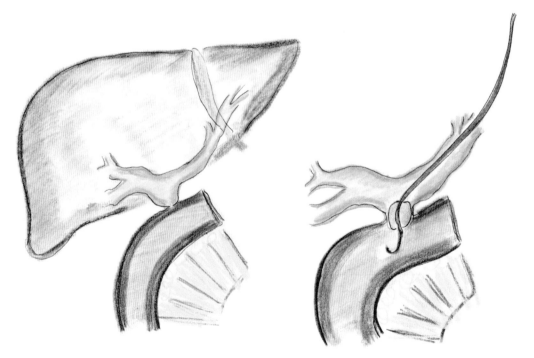

示意图 38.1 胆肠吻合口狭窄应通过 PTC 扩张，如果失败应重新吻合

讨论

Roux-en-Y 胆肠吻合术是处理医源性胆管损伤最常用的方法（见第 30~32 章）[1,2]，如果出现吻合口狭窄合并黄疸或胆管炎，必须恢复吻合口的通畅性。通常消化内镜难以到达吻合口，经皮穿刺和双球囊内镜（double balloon endoscopy，DBE）能够解决这个问题。首选的治疗方法是经皮穿刺胆道扩张 [3,4]，在 30 个月内再狭窄的概率为 27%。经胃或空肠永久性通路治疗吻合口反复狭窄也有很好的治疗效果 [5]。非手术治疗的方法是使用 DBE 扩张和支撑吻合口 [4]。如果以上方法均无效，则需考虑再次手术，但术后仍可能出现吻合口再狭窄。

（陈昊　译）

参考文献

[1] Booij KAC, Gouma DJ, van Gulik TM, Busch ORC. Prevention and treatment of major complications after cholecystectomy. In: Cuesta MA, Bonjer HJ, editors. Treatment of complications after digestive surgery, chapter 12. London: Springer; 2013.

[2] Costamagna G, Shah SK, Tringali A. Current management of postoperative complications and benign biliary strictures. Gastrointest Endosc Clin N Am. 2003;13:635–48.

[3] Vos PM, van Beek EJ, Smits NJ, et al. Percutaneous balloon dilatation for benign hepaticojejunostomy strictures. Abdom Imaging. 2000;25:134–8.

[4] Parlak E, Cicek B, Disibeyaz S, et al. Endoscopic retrograde cholangiography by DBE in patients with Roux-en-Y hepaticojejunostomy. Surg Endosc. 2010;24:466–70.

[5] Parlak E, Disibeyaz S, Oztas E, et al. Endoscopic treatment of biliary disorders in patients with Roux-en-Y hepaticojejunostomy via a permanent access loop. Endoscopy. 2011;43:73–6.

第 39 章

Klatskin 肿瘤（肝门部胆管癌）术后并发症

Oliver R.C. Busch, Miguel A. Cueata

关键词　Klatskin 肿瘤；胆管癌；肝切除术；胆漏；半肝切除术；胆管炎

病例 1

诊断和手术指征

患者男性，61 岁，因肝门胆管癌出现黄疸。术前分型为 Bismuth-Corlette Ⅲ a 型（示意图 39.1a），先行经皮肝穿刺左右半肝胆管引流减黄，随后行诊断性腹腔镜探查和短程新辅助放疗，最后决定行肝切除术。

手术

术中未发现远处转移，随即行中肝切除术，包括 Ⅰ、Ⅳ、Ⅴ、Ⅷ段，分别行左、右肝管空肠吻合术引流 Ⅱ/Ⅲ段和Ⅵ/Ⅶ段胆汁（示意图 39.1b）。将位于 Ⅱ/Ⅲ段的 PTCD 管穿过左侧肝管空肠吻合口。

术后并发症的诊断与治疗

术后第 3 天，患者病情恶化，出现感染性休克并转入重症监护病房进行复苏。腹部 CT 检查显示右半肝部分梗死，肝动脉和门静脉血流正常（图 39.1）。此外，在术区发现积液和积气。基于以上发现和患者的临床表现，决定行二次手术探查。术中发现右侧肝管空肠吻合口漏，缝合修补后放置引流管。2 天后患者返回普通病房。初次手术后 12 天，患者腹腔引流管每天引流量约 300ml。胆管造影未见肝管空肠吻合口漏（图 39.2），但Ⅳ段和Ⅷ段残肝创面仍有少量胆漏（图 39.3）。因此，通过 PTCD 管引流残肝创面胆管内胆汁（示意图 39.1c）。术后 21 天患者出院，并于术后 3 个月拔除所有引流管。病理检查显示胆管癌，肿瘤完整切除，且未见淋巴结转移。

病例 2

诊断和手术指征

患者 58 岁，因无症状梗阻性黄疸和体重减轻 10kg 就诊，检查后诊断为 Klatskin 肿瘤（肝门部胆管癌）。患者胆红素高达 275mmol/L，先行 PTC 胆道引流。MRCP 显示肿瘤 4cm，位于左右肝管汇合部，伴左肝管扩张（图 39.4）。术前检查未发现远处转移，遂行开腹手术。

手术

手术切除位于左肝管根部的 4cm 肿瘤，并行左侧半肝扩大切除术（第 Ⅰ～Ⅴ段和Ⅷ段）、右后

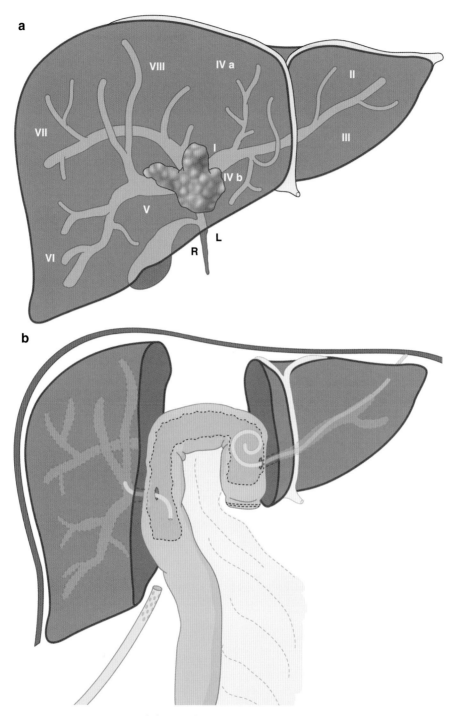

示意图 39.1　a. Bismuth-Corlette Ⅲ a 型；b. 病例 1 切除 Bismuth-Corlette Ⅲ a 型 Klatskin 肿瘤后右侧肝管空肠吻合口漏，修补后放置引流管；c. Ⅱ / Ⅲ段的 PTCD 管穿过左肝肝管空肠吻合口

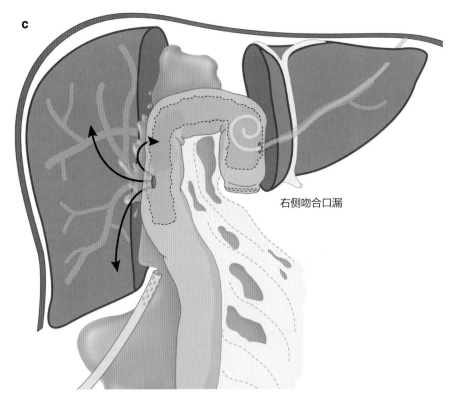

c

右侧吻合口漏

示意图 39.1（续）

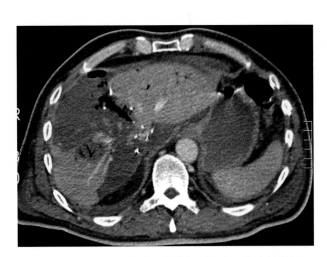

图 39.1 CT 检查显示右半肝部分梗死，术区积液并积气

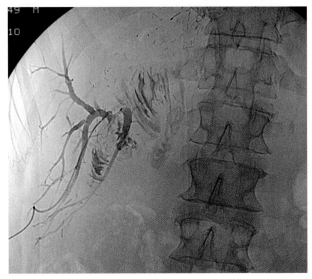

图 39.2 PTC 显示Ⅵ段和Ⅶ段胆管的肝管空肠吻合口引流通畅

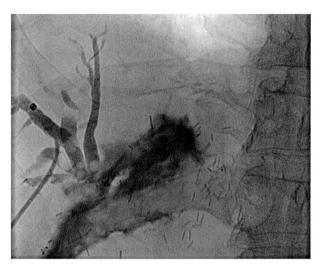

图 39.3 PTC 显示Ⅳ段和Ⅷ段残余部分胆管扩张，并且造影剂由此泄漏到术区

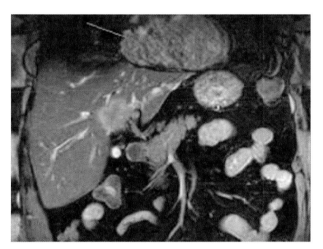

图 39.4 MRCP 显示 Klatskin 肿瘤伴左肝管扩张

叶肝管与肝总管吻合术。

病理

肿瘤大小约 6cm，病理结果显示胆管癌，肿瘤累及并侵犯周围神经，梗阻性胆管炎。

术后并发症的诊断与治疗

术后通过引流管发现胆漏，但患者临床表现良好，遂采取保守治疗。术后第 5 天，患者出现发热伴有寒战。发热原因考虑为急性胆管炎或腹腔脓肿，行 CT 检查显示膈下和右侧结肠旁沟脓肿（图 39.5a），因此行经皮穿刺引流术（图 39.5b），ERCP 支架置入后并未见漏出减少。术后患者病情稳定，1 周后患者再次出现高热和腹痛。患者被送入普通监护病房，CT 检查再次发现脓肿，行经皮穿刺引流术，每天引流量为 600~800ml，但大便颜色正常。患者恢复良好，带管出院。2 周后引流量逐渐减少，拔除引流管。

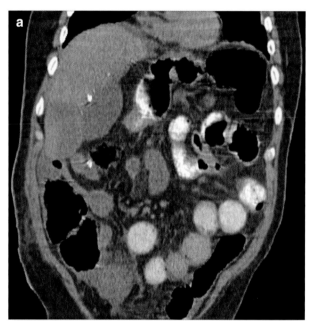

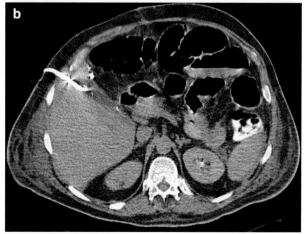

图 39.5 a. CT 显示膈下和结肠旁沟脓肿；b. 脓肿引流

（朱震宇 译）

第 40 章
Whipple 术（胰十二指肠切除术）后出血

Miguel A. Cuesta, Suzanne S.Gisbertz

关键词　Whipple 术；波伊茨 – 耶格综合征；腹腔内出血

病例 1

诊断和手术指征

患者男性，40 岁，因梗阻性黄疸和腹痛被送往急诊室。多普勒超声和 CT 检查显示壶腹部疑似结石，伴肝内外胆管扩张（图 40.1）；随后 ERCP 检查发现十二指肠息肉样包块，行组织活检，并通过乳头置入支架以便胆汁流出（图 40.2）。此外，胃壁可见多发小息肉，考虑可能是家族性结肠息肉病，但患者家族中并无类似病史。ERCP 术后患者出现腹痛并逐渐加重，伴有肠梗阻表现。CT 检查

发现小肠套叠，内含巨大息肉，随即行手术治疗。术中探查发现小肠及结肠多发息肉，切除回肠套叠部分，并行一期侧侧吻合，最终确诊为波伊茨 – 耶格综合征（色素沉着息肉综合征）。

手术

CT 检查和 MRI 灌肠造影显示十二指肠、小肠及结肠中巨大息肉样肿块（图 40.3，图 40.4）。治

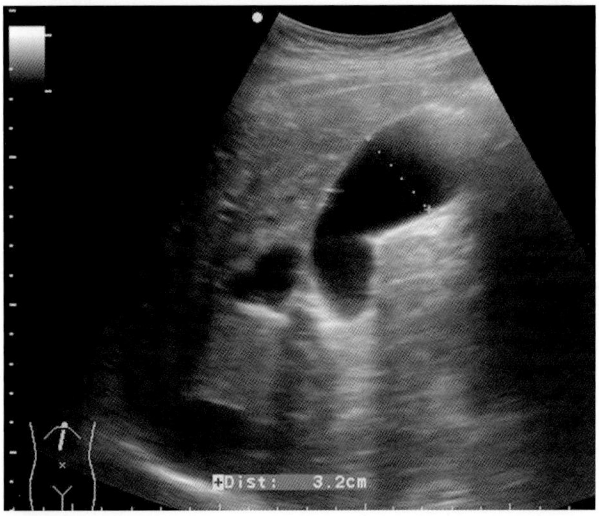

图 40.1　多普勒超声显示胆总管扩张，直径 2cm

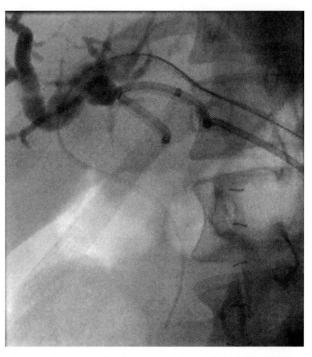

图 40.2　行 ERCP 乳头切开置入支架，缓解远端胆管梗阻

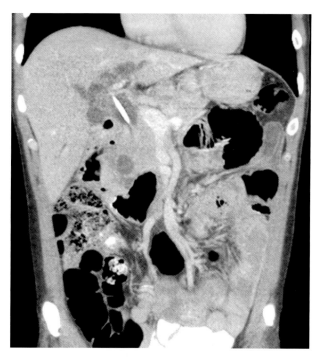

图 40.3　CT 检查可见胆总管支架及十二指肠肿块

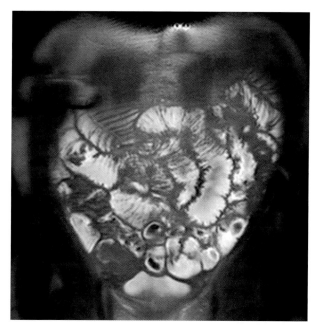

图 40.4　MRI 灌肠造影显示空肠和回肠息肉

疗方案是从十二指肠开始，逐步治疗多发息肉。对于十二指肠巨大息肉，拟通过十二指肠镜分两次切除，尽管组织学检查提示为良性病变，但仍不能完全除外恶性肿瘤的可能，因此该方案暂不可行。遂决定剖腹探查行十二指肠息肉切除术或 Whipple 术（胰十二指肠切除术）。经肋缘下切口探查发现，息肉巨大以致无法局部切除，遂行 Whipple 术（图 40.5），手术顺利，术后转入普通病房。

术后并发症的诊断与治疗

　　术后 2 小时，患者出现呕血，伴血流动力学不稳定。由于出血量大及血流动力学不稳定，值班外科医师决定立即行二次手术探查。术中发现凝血块导致残胃和通往胰肠吻合口的肠袢扩张。由于胰肠吻合口采取端侧吻合，术中打开吻合口肠袢末端，以便检查胰肠吻合口有无出血。后发现胰腺被膜出血，予以缝合固定止血。胃内凝血块清理干净后残胃开口予以双层荷包缝合。

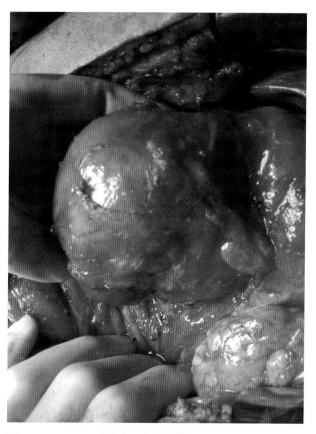

图 40.5　Whipple 术中十二指肠图像

病理

病理结果显示符合波伊茨－耶格综合征表现的良性息肉。术后患者恢复良好。6个月后再次通过内镜切除小肠息肉，所有息肉均证实为良性，患者恢复良好。结肠息肉通过结肠镜切除，术后息肉未见复发，患者及家属也进行了遗传学检查。

病例2

诊断和手术指征

患者女性，69岁，因无症状梗阻性黄疸就诊。发现胰头肿瘤并伴有双管征（胰管胆管均扩张），考虑为恶性肿瘤。因为胆红素低于150U/ml，未进行术前减黄，直接手术。

手术

行Whipple术，手术顺利，失血量约300ml。

术后并发症的诊断与治疗

术后转入普通监护病房，数小时后患者血压下降至70/40 mmHg，血红蛋白和血细胞比容分别下降了5%和23%，凝血功能正常。

患者表现为腹部疼痛，轻微腹胀，左侧引流管被血凝块堵塞。

术后腹腔内出血确诊后，即行经原切口剖腹探查术。

探查发现肝下大约1.5L积血混有血凝块，进一步检查发现门静脉有2处出血点。仔细缝合出血点，避免损伤胰肠及胆肠吻合口。

肝下重新留置引流管，患者恢复良好，无并发症。

评论

从这2个病例得到的教训是，Whipple术后短时间出血并伴有血流动力学不稳定，须立即二次手术，手术最好由原主刀医师实施。

讨论

术后出血是胰腺切除术后的严重并发症，发生率为2%~20%，死亡率超过50%[1-3]。发病率和死亡率具有差异性在一定程度上是由于之前定义混乱造成的。国际胰腺外科学研究组（international study group of pancreatic surgery，ISGPS）统一定义了"胰腺切除术后出血（postpancreatectomy hemorrhage，PPH）"[2]。根据以下3个标准对术后出血进行分级：①发病时间，分早期PPH（术后24小时内）和晚期PPH（>24小时）；②出血部位，分消化道内和消化道外；③严重程度和影响，轻度PPH伴随腹腔引流管引流液增多、乏力、血色素轻度下降等表现，重度PPH须要连续输血、手术或介入干预治疗。

自从ISGPS统一对胰腺术后出血的定义以后，许多研究采用这个评分系统，目前已被普遍接受[3,4]。

诊断和分级。发生PPH的患者可能出现低血压、心动过速、血红蛋白浓度降低，病情恶化，胃肠道或者腹腔引流管出血，具体表现取决于出血的部位。

消化道内出血常见于吻合口附近的血管、胰腺表面或胃溃疡附近。消化道内出血通常表现为呕血、黑便及鼻胃管出血。消化道内出血通常考虑为早期出血，早期出血的原因通常是手术技术因素。一旦出现消化道内出血，内镜治疗非常有效，既可以明确诊断又可以镜下治疗吻合口出血。介入手术可以栓塞出血血管。最近一项分析显示，PPH患者中超过50%的患者接受介入治疗，18%的患者接受内镜治疗。为明确出血部位，内镜治疗和介入治疗都可作为首选方法[5]。进行所有诊断治疗的前提是患者的血流动力学状态稳定。

消化道外出血通常见于腹腔，可通过腹腔引流管观察到。出血原因包括血管侵蚀、吻合口溃疡、假性动脉瘤破裂和 POPF（术后胰漏）、胆漏或腹腔内感染引起的缝线断裂，通常表现为晚期 PPH。70%~80% 晚期 PPH 患者通过多普勒超声和 CT 检查能够检查到腹腔积液（血肿、脓肿）。此外，多普勒超声和 CT 检查均可以检查假性动脉瘤，通过血管造影可以确诊。

治疗和预后

严重 PPH 须要立即干预治疗，包括介入血管栓塞、内镜治疗（止血夹或硬化疗法）和外科手术治疗（当患者病情迅速恶化，放射干预不成功或不可行时）。

在最近一项关于 PPH 的研究中，38% 的患者接受了手术治疗，57% 的患者接受了介入治疗，5% 的患者接受了保守治疗。在接受介入治疗的患者中有半数以上的患者的治疗（54%）是不成功的，仍需进行开腹手术治疗。有研究报道，介入治疗 PPH 的成功率为 80%[5]。在该研究中，内镜治疗被用于早期消化道内出血的患者，但对于胰肠吻合口出血无效，可通过介入栓塞方法控制胰肠吻合口出血。大量消化道内出血可破坏吻合口，造成腹腔出血假象。早期腹腔消化道外出血的 PPH（术后24 小时内）一般采取立即开腹手术的方法来处理。

晚期 PPH 的治疗不同于早期 PPH，因其通常是由 POPF 或者腹腔内感染引起的假性动脉瘤破裂所致。在 AWC 进行的一项早期研究表明，69% 的晚期 PPH 患者接受了手术治疗，仅 9% 的患者接受了介入栓塞治疗。所有手术患者中有 50% 的患者进行了血管结扎。对于持续性吻合口漏可采取全胰腺切除术[6]。

目前，大多数患者采用介入栓塞治疗。

一项 Meta 分析评价了胰十二指肠切除术（PD）后晚期 PPH 的治疗效果，结果显示纳入的 20 例研究中，总共 163 例患者有 47.2% 的患者接受了手术治疗，44.8% 的患者接受了介入治疗，8% 的患者接受了保守治疗。二次手术和介入治疗的发病率或死亡率没有显著差异。晚期出血通常合并其他并发症，特别是吻合口瘘和败血症，通常预后较差[7]。

与晚期 PPH 相比，早期 PPH 治疗过程中并发症少，预后更好。应重视前哨出血并根据患者情况采取进一步治疗措施。后续还需要更多的研究以制订 PPH 治疗标准方案。

（朱震宇 译）

参考文献

[1] Tol JAMG, van Gulik TM, Busch ORC, Gouma DJ. Prevention and treatment of major complications after duodeno-pancreatic head surgery. In: Cuesta MA, Bonjer HJ, editors. Treatment of complications after digestive surgery, chapter 14. London: Springer; 2013.

[2] Wente MN, Veit JA, Bassi C, Dervenis C, et al. Postpancreatectomy hemorrhage (PPH): an International Study Group of Pancreatic Surgery (ISGPS) definition. Surgery. 2007;142:20–5.

[3] Jagad RB, Koshariya M, Kawamoto J, et al. Postoperative hemorrhage after major pancreatobiliary surgery: an update. Hepatogastroenterology. 2008;55:729–37.

[4] Puppala S, Patel J, McPherson S, et al. Hemorrhagic complications after Whipple surgery: imaging and radiologic intervention. AJR Am J Roentgenol. 2011;196:192–7.

[5] Yekebas EF, Wolfram L, Cataldegirmen G, et al. Postpancreatectomy hemorrhage: diagnosis and treatment: an analysis in 1669 consecutive pancreatic resections. Ann Surg. 2007;246:269–80.

[6] de Castro SM, Kuhlmann KF, Busch OR, et al. Delayed massive hemorrhage after pancreatic and biliary surgery: embolization or surgery? Ann Surg. 2005;241:85–91.

[7] Limongelli P, Khorsandi SE, Pai M, et al. Management of delayed postoperative hemorrhage after pancreaticoduodenectomy: a meta-analysis. Arch Surg. 2008;143:1001–7.

第 41 章
Whipple 术（胰十二指肠切除术）后胰肠吻合口漏

Suzanne S. Gisbertz

关键词 吻合口漏；胰肠吻合术；Whipple 术；胰十二指肠切除术；胰肠吻合口漏

诊断和手术指征

患者女性，72 岁，因无症状黄疸和皮肤瘙痒 3 周就诊。既往有肾结石和椎间盘突出症手术史，患有高血压和高脂血症，采用药物治疗。体格检查发现黄疸，皮肤划痕阳性，可触及无痛性肿大胆囊（库瓦西耶征）。实验室检查显示胆红素、AF 和 GGT 升高。多普勒超声、CT 和超声内镜检查显示双管征，胆管和胰管均扩张。未发现包块或肿大的淋巴结。ERCP 显示壶腹部乳头正常，胆总管远端梗阻。由于胆红素大于 150U/ml，因此进行乳头括约肌切开，并置入胆管支架行术前减黄。术前未发现远处转移，行 Whipple 术。

手术

行包括胰肠端侧吻合、胆肠端侧吻合和胃空肠端侧吻合术在内的胰十二指肠切除术，于各吻合口旁放置负压引流管。

病理

病理显示高分化导管腺癌，肿瘤最大直径约 2.8cm，未见淋巴结转移。TNM 分期为 $pT_3N_0M_0$。

术后并发症的诊断与治疗

术后第 6 天，患者出现腹痛、发热和心动过速。实验室检查显示白细胞增多、C 反应蛋白升高。腹部 CT 检查显示吻合口周围及左右结肠旁沟有积液（图 41.1）。于右侧结肠旁沟行经皮穿刺引流术，引流液清亮，淀粉酶 135U/L。此外，静脉给予广谱抗生素，随后根据阳性培养结果调整用药。患者病情仍未好转，在术后第 10、13 和 18 天，分别于肝下（淀粉酶 9503U/L）、左膈下、右下腹（淀粉酶 290U/L）和左结肠旁沟（淀粉酶未测出）行经皮穿刺引流术。此外，术后第 18 天行经皮经肝穿刺胆管造影（PTC），引流管越过胆肠吻合口（图 41.2，图 41.3 和示意图 41.1）。术后第 24 天，引流液淀粉酶高达 21998U/L。第 1 次引流液培养结果与术前胆汁培养结果一致：肠球菌和念珠菌感染。术后第 27 天，肝下引流出血性引流液，CT 血管成像和血管造影均未发现出血来源，随后出血自行止住。患者始终血流动力学稳定，通过物理治疗和营养支持治疗，患者逐渐恢复。最终，于术后第 49 天拔管出院。此后患者两次因腹痛和腹腔脓肿引起发热入院，均行经皮穿刺引流术。最近一次随访，患者术后 10 个月，无不适症状，无复发迹象，患者使用胰酶补充剂，体重恢复正常，而且无糖尿病。

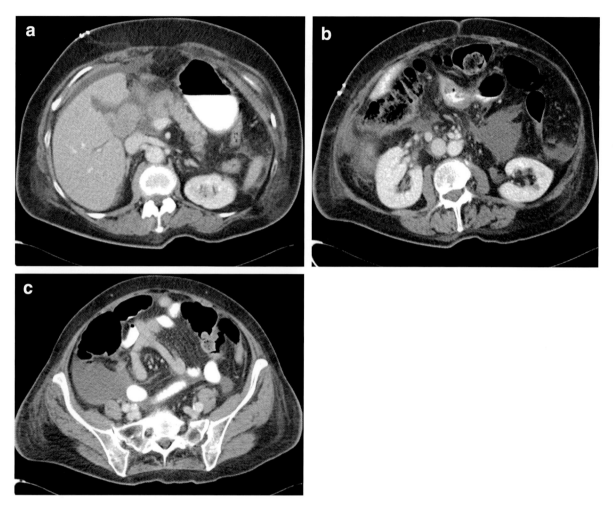

图 41.1　a. CT 检查，胰肠吻合口漏；b. CT 检查，腹腔积液；c. CT 检查，右侧结肠旁沟积液

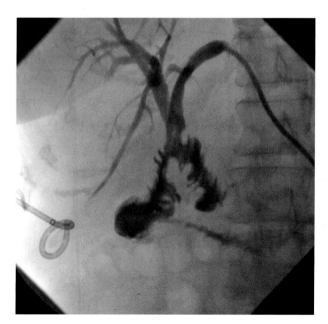

图 41.2　2 个经皮穿刺引流管：PTCD 管和肝下引流管

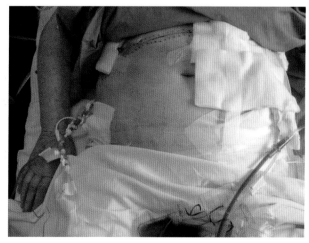

图 41.3　术后第 18 天经皮经肝穿刺胆管造影

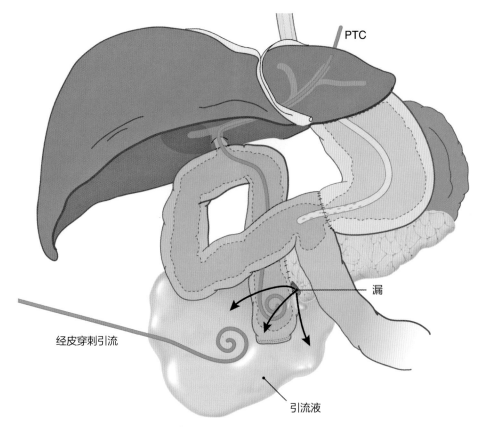

PTC

漏

经皮穿刺引流

引流液

示意图 41.1 一旦确诊胰肠吻合口漏，应行经皮穿刺引流术，经皮经肝穿刺胆管造影引流管置于吻合口前方引流

讨论

　　这例胰肠吻合口漏的患者接受多次经皮穿刺引流术，经皮经肝穿刺胆管造影和抗生素治疗，无须二次手术干预治疗。

（朱震宇　译）

第42章
胰十二指肠切除术后胆漏合并门静脉血栓形成

Miguel A.Cuesta

关键词　胆漏；门静脉血栓形成；胰十二指肠切除术；胰头癌

诊断和手术指征

患者女性，67岁，主因胰头钩突部肿瘤导致梗阻性黄疸和背部疼痛入院，体重下降约6kg，患者背部慢性疼痛持续数年，近期没有明显加重，术前多普勒超声、CT和ERCP检查提示肠系膜上静脉受侵，外科治疗前先行十二指肠乳头切开和胆道内支架引流术，组织活检病理学检查提示为腺癌，拟行剖腹探查术。

手术

取肋缘下切口入腹，由于肿瘤局部侵犯肠系膜上静脉和门静脉交界处，楔形切除侵犯部分，并行胰十二指肠切除术。静脉采取水平方向缝合，无须修补或游离。

术后并发症的诊断与治疗

患者术后出现多个并发症。首先，胆汁沿肝下引流到达切口，引起切口深部感染，在全身麻醉下探查清创；保留肝下区域引流管，开放伤口以便于充分引流；通过PTCD胆肠吻合口处胆漏

（图42.1，示意图42.1）后，患者仍然存在轻度脓毒症，在血培养后给予广谱抗生素治疗。其次，发现黑便怀疑有上消化道出血，胃镜检查发现出血性胃炎，停用肝素、纠正凝血和使用质子泵抑制剂药物治疗。患者最初接受全肠外营养治疗，后通过空肠营养管行肠内营养治疗。CT检查显示门静脉血栓形成，导致肝脏灌注不足（图42.2）。考虑患者一般情况较差，未行介入下血栓清除术，经过慎重考虑，采取肝素进行抗凝治疗。患者的情况逐渐好转，2个月后腹部开放伤口没有胆汁漏出，患者出院。

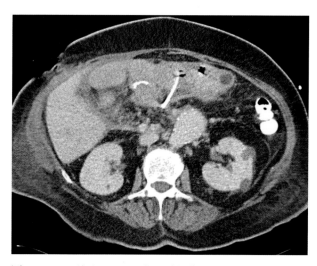

图42.1　CT检查，PTCD与开放性伤口

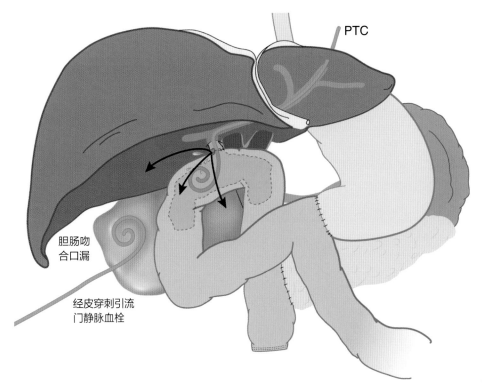

PTC

胆肠吻
合口漏

经皮穿刺引流
门静脉血栓

示意图 42.1 PTC 和经皮穿刺引流术治疗胆肠吻合口漏。门静脉血栓形成伴肝灌注受损的情况经保守治疗后好转

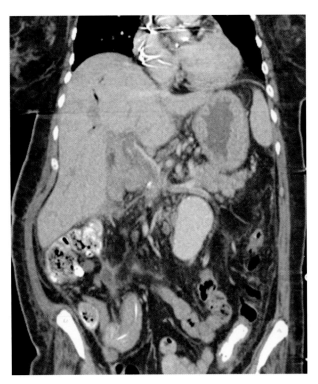

图 42.2 CT 检查显示门静脉血栓形成和肝下积液

　　2 年后，患者持续背痛，但体重稳定。CT 检查显示肝下多发淋巴结肿大，但无局部复发迹象。之前发现的肾下腹主动脉瘤长大到 6cm，通过血管内动脉瘤修复术（endovascular aneurysm repair，EVAR）成功治愈。

（王成果　译）

第 43 章
保留十二指肠的胰体部肿瘤切除术后胰腺残端出血

Suzanne S. Gisbertz, Rutger J. Lely

关键词 胰腺囊腺瘤；腹腔镜全直肠系膜切除术；直肠癌；胰腺切除术；胰十二指肠切除术

诊断和手术指征

患者男性，68 岁，出现血便和里急后重，诊断考虑中段直肠癌，病变距肛门齿状线 8cm。通过 CT 检查全身其他部位是否有转移时，发现胰腺囊腺瘤，病变位于胰头和胰体之间（图 43.1）。

手术

患者首先接受照射剂量为 5×5G 的放疗，6 周后行腹腔镜全直肠系膜切除术联合直肠癌前切除术，彻底切除病灶，肿瘤 TNM 分期为 $T_2N_0M_0$，Mandard 分型 2 型。术后 6 周行回肠造瘘还纳术，

无并发症发生。

3 个月后经过慎重考虑，决定行手术治疗胰腺囊腺瘤（图 43.2）。取上腹部正中切口，游离出胰腺后，行胰体部切除，保留一小部分胰头连同十二

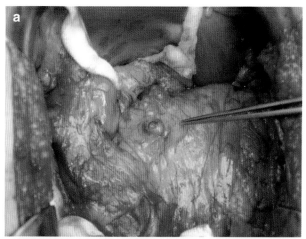

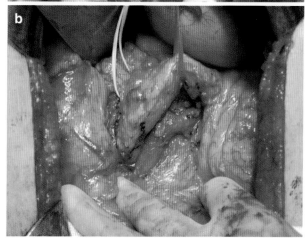

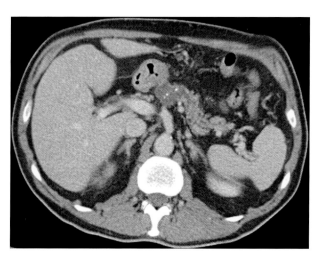

图 43.1 术前 CT 检查显示胰腺肿瘤

图 43.2 a. 术中肿瘤图像；b. 游离胰腺

指肠，缝合关闭胰腺残端。胰尾与空肠行 Roux-en-Y 吻合术。术后病理学结果显示为浆液性囊腺瘤。

术后并发症的诊断与治疗

患者术后康复良好出院，随后患者出现呕血和黑便，在门诊处理后的第 2 天，被收入急诊室。

急诊胃镜和 CTA 扫描结果显示，出血来自十二指肠侧胰头残端（图 43.3，图 43.4）。

考虑出血可能来自胰十二指肠动脉，但是由于腹腔干严重狭窄导丝无法通过（示意图 43.1），无法进行栓塞。经肠系膜上动脉也没有合适的角度到达出血部位，无法进行栓塞。

患者血流动力学不稳定，因此决定再次手术。术中将胰头周围血管游离出来，十二指肠周围动脉用缝线结扎。术后第 2 天再次出血，虽然给予纠正凝血并输血，但患者血流动力学仍不稳定，因此决定第三次手术。在十二指肠的降部和水平部周围发现范围 7cm 的积血，胰头残端仍有活动性出血，因此决定行胰十二指肠切除术。尽管解剖结构难以

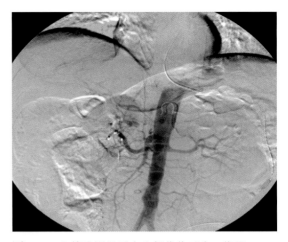

图 43.3 血管造影显示出血部位位于十二指肠

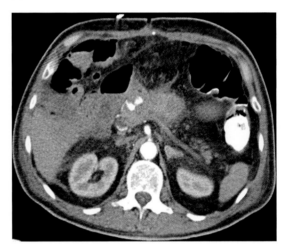

图 43.4 十二指肠处积血与胰头残端活动性出血

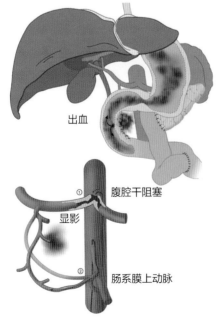
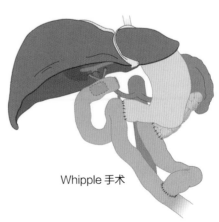

示意图 43.1 胰头残端出血，腹腔干阻塞无法行血管栓塞

辨认，尤其是肠系膜上动静脉，但最终成功完成胆肠吻合术和胃空肠吻合术。

术后患者转至重症监护室，持续机械通气，随后其血流动力学稳定，2天后脱离机械通气。病理显示送检胰腺为坏死性胰腺炎伴脂肪坏死。患者恢复顺利。

（王成果　译）

第 44 章
胰十二指肠切除术后肠内容物阻塞（粪石）

Miguel A. Cuesta

关键词 胰十二指肠切除术；肠内粪石；肠内容物阻塞；空肠造瘘术；胰头癌；肠内营养

诊断和手术指征

患者男性，80 岁，一般情况良好，因诊断胰头癌至我院行胰十二指肠切除术治疗。患者近期体重下降 7kg。CT 检查和 ERCP 均可见"双管征"（胆总管和胰管同时扩张）。患者重度黄疸且伴皮肤瘙痒，先行十二指肠乳头切开术放置胆道支架，术前减黄。

手术

胰十二指肠切除术过程顺利，术后患者通过术中放置的空肠造瘘管进行早期肠内营养。

术后并发症的诊断与治疗

术后第 1 天，共计 1.5L 的高纤维素营养液绝大部分经空肠造瘘管输入，少量经口摄入。术后第 7 天，患者突发脓毒血症，出现腹痛和呕吐。CT 检查提示肠内容物阻塞，肠壁缺血，腹腔内有造影剂外溢（图 44.1），立即行手术探查。

术中发现，长约 50cm 的小肠内滞留高纤维素饮食形成的肠内粪石，中段空肠扩张伴部分肠管坏死（图 44.2，图 44.3）。近端与远端空肠及回肠扩

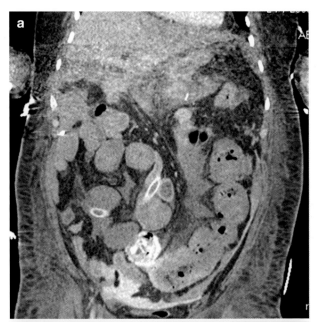
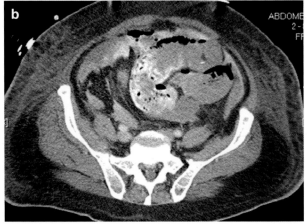

图 44.1 a, b. CT 检查提示肠内容物阻塞，肠壁缺血，腹腔内有造影剂外溢

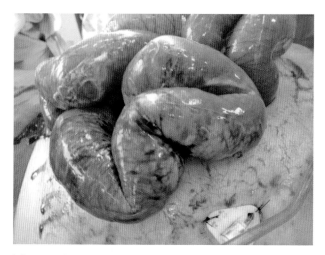

图 44.2　术中发现小肠壁缺血坏死

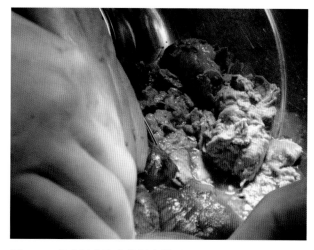

图 44.3　从小肠中取出的肠内粪石

张但血供良好，切除被肠内粪石阻塞并坏死的肠管后行一期吻合。术后停止机械通气，未出现肠漏，经过缓慢的恢复过程，患者最终康复出院。

讨论

曾有多个文献报道术后早期经空肠造瘘给予肠内营养可能会导致一系列的并发症，不仅包括小肠梗阻，还有肠管坏死的报道。本例患者，在术后第 5 至 7 天因小肠梗阻和脓毒血症导致再次手术探查，术中发现早期肠内营养形成的肠内粪石是导致小肠梗阻和肠壁缺血的主要原因。肠内粪石是由肠内营养管远端营养物质变性形成[1]。此外，高纤维素肠内营养液也可能是形成肠内粪石的原因。很难解释肠系膜缺血和肠管坏死的原因，一般情况下，

在所有经肠内营养的患者中，不超过 3.5% 的患者出现肠系膜缺血[2]，但出现肠系膜缺血后死亡率几乎高达 100%。因此，诊断时提高警惕非常必要。在本病例中，及时再次手术和小肠切除是为患者提供存活机会的唯一方法。

（阴继凯　译）

参考文献

[1] Dedes KJ, Schiesser M, Schafer M, Clavien PA. Postoperative bezoar ileus after early enteral feeding. J Gastrointest Surg. 2006;10:123–7.

[2] Melis M, Fichera A, Ferguson MK. Bowel necrosis associated with early jejunal tube feeding: A complication of postoperative enteral nutrition. Arch Surg. 2006;141:701–4.

第 45 章
坏死性胰腺炎合并大范围胰腺假性囊肿形成致胃出血

Rutger J. Lely, Miguel A. Cuesta

关键词　胰腺炎；胰腺假性囊肿；脾动脉假性动脉瘤；胃十二指肠动脉

诊断和手术指征

患者女性，32 岁，患有严重系统性红斑狼疮（systemic lupus erythematousus，SLE），接受大剂量泼尼松和支持治疗。她最初就诊于胃肠病科，后来由于腹痛进行性加重、低血压，血清淀粉酶、脂肪酶升高转入普通监护病房。液体复苏后增强 CT 检查显示急性坏死性胰腺炎。

术后并发症的诊断与治疗

由于没有感染迹象，患者接受包括胃肠减压、全胃肠外营养和广谱抗生素的保守治疗。经过保守治疗，起初病情有所改善。4 周时间里病情虽有小幅波动，但总体情况稳定。其间有过肺部感染，给予相应治疗。此外，CT 检查显示小网膜囊内胰腺坏死并发胰腺假性囊肿，并沿胰腺延伸到脾和降结肠。患者腹胀明显，由于机械性压迫因素导致的腹胀和严重的呼吸功能受损，参与治疗的多位医师曾建议外科穿刺引流，但最终没有对胰腺假性囊肿穿刺引流。第 5 周患者出现呕血和黑便，并伴有低血容量性休克。考虑胃出血原因是脾动脉假性动脉瘤破裂所致，行 CTA 显示脾动脉出血，随后血管造影下可见脾动脉中段胃大弯水平破裂出血，给予栓塞止血（图 45.1 ~ 图 45.4，示意图 45.1）。出血虽然得到控

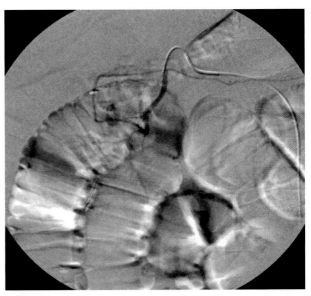

图 45.1　血管造影显示脾动脉破裂出血

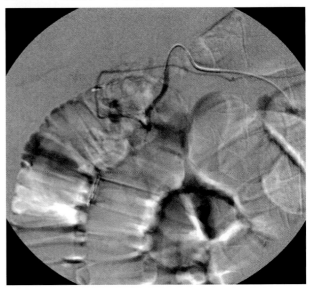

图 45.2　脾动脉出血

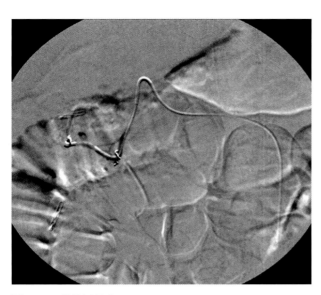

图 45.3 弹簧圈栓塞

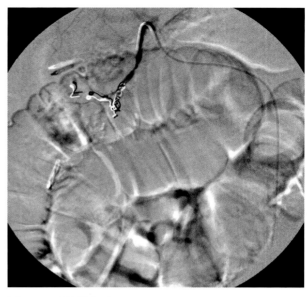

图 45.4 动脉栓塞后

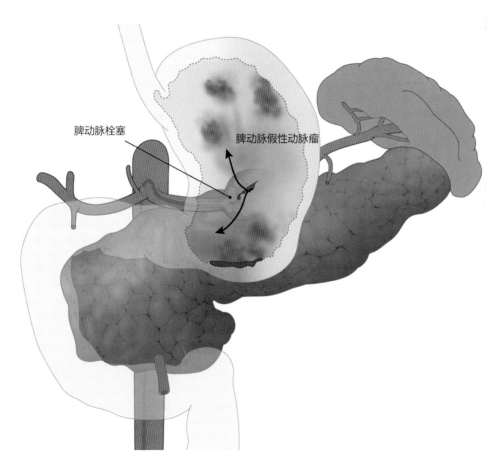

脾动脉栓塞

脾动脉假性动脉瘤

示意图 45.1 脾动脉假性动脉瘤会导致胃糜烂出血。血管造影明确出血部位后可通过栓塞成功处理并发症

制，但是患者住院时间又延长 8 周，最初在普通病房，其间由于需要机械通气转入重症监护病房，后来又转回普通病房。由于存在严重神经病变，患者继续康复治疗。4 个月后，患者因急性胰腺炎复发再次入院。目前，她可以靠拐杖行走，并恢复部分活动，仍接受物理治疗。

讨论

这个病例的教训是深刻的。很多时候，严重的

大出血前会有警示性出血，任何急性坏死性胰腺炎患者出现上消化道出血，介入放射科医师和外科医师必须考虑脾动脉或胃十二指肠动脉假性动脉瘤破裂的可能性。这时，介入放射科医师的作用非常重要。明确出血部位并使用弹簧圈栓塞止血，如果栓塞不能有效止血则要考虑外科手术治疗。如果可能的话，可使用压迫和缝扎止血。术后随访非常重要。

（李昂 译）

第 46 章
急性胰腺炎 1 例：未发现感染，但病情加重

Marc Besselink

关键词　急性胰腺炎；结石；坏死清除术；感染性坏死性胰腺炎；细针吸取

感染性坏死性胰腺炎是急性胰腺炎的一种严重并发症，发生率为 5%~10%。文献报道，无菌性坏死性胰腺炎中位死亡率为 12%，而感染性坏死性胰腺炎的死亡率高达 30%[1]。由于只有发生感染才需要外科干预，所以区分无菌性和感染性坏死性胰腺炎至关重要。

诊断

患者男性，65 岁，有轻度慢性阻塞性肺疾病和高血压病史，上腹部剧烈疼痛 4 小时急诊就诊。查体过程中，患者有轻度呼吸窘迫和心动过速（110 次 / 分），上腹部压痛无反跳痛，伴有轻度发热。

实验室检查显示血清淀粉酶和脂肪酶水平均高于正常值上限 3 倍以上，胆红素轻度升高，但小于 40mmol/L（2.3mg/dl），C 反应蛋白大于 150mg/L。Imrie 评分为 5 分，APACHE Ⅱ 评分为 11 分。腹部超声显示胆囊多发小结石，胆总管无扩张。

基于上述发现，诊断为重症胆源性胰腺炎，不伴有胆汁淤积或胆管炎。

病程进展和并发症

由于没有胆汁淤积表现，因此没有急诊 ERCP/

乳头切开的指征[2]。患者被收入普通监护病房。尽管予以最优化的液体疗法，达到尿量在 1ml/（kg·h）以上的目标，但 12 小时后，患者病情迅速恶化并转到重症监护病房进行气管插管和呼吸支持。新的查体未发现腹膜炎或腹腔间室综合征的迹象，于是决定继续保守治疗。1 周后，病情未改善，于是行增强 CT 检查（图 46.1）。

在接下来的 3 周中，患者病情稳定，肺功能有所改善，但仍维持气管插管和机械通气。发病 4 周后，患者病情恶化，出现感染症状，并且需要使用升压药维持血压。在怀疑有感染性坏死的情况下又进行一次增强 CT 检查（图 46.2）。增强 CT 检查未发现"气泡征"感染征象。

增强 CT 检查未明确提示胰周积液中的坏死。

对胰周积液进行细针吸取（图 46.3），培养未发现细菌。没有明显的其他感染源（如肺炎、脓毒症）或腹腔内病变（如腹腔间室综合征、腹膜炎）。患者胰腺坏死似乎是无菌的，对于是否需要外科干预，专家们进行了广泛的讨论。最终讨论认为培养结果可能是假阴性，并对积液进行经皮穿刺引流术。引流物培养确定为大肠杆菌感染。患者病情好转，无须进一步进行坏死清除手术。入院 2 个月后，患者恢复良好出院。

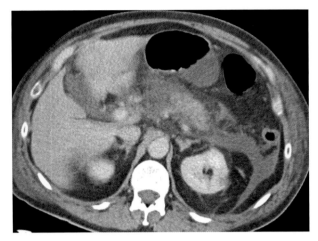

图46.1 发病1周的CT检查，显示胰腺实质及胰周坏死。未发现包裹形成或气泡

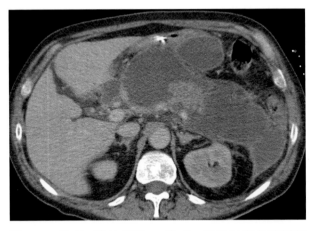

图46.2 发病4周的增强CT检查，显示包裹的胰周积液，积液中央可见胰腺实质及其周围的坏死和积液

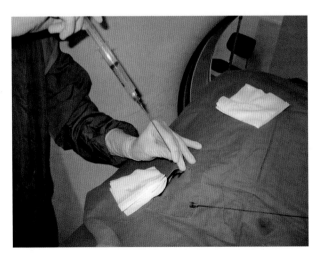

图46.3 CT引导下细针吸取胰周积液。患者俯卧位，穿刺针经过左侧腹膜后、肾脏上方的间隙

讨论

诊断感染性坏死性胰腺炎不仅需要结合病情，还需要结合细针吸取和CT检查。虽然感染可能最早发生在病程的第1周，但通常发生在病程的第3~4周[3]。细针吸取可能产生假阴性结果，如本例所述。"气泡征"是坏死性胰腺炎感染的病理学特征，仅在大约50%的病例中出现。因此，没有气泡征并不能排除感染。

在一项干预感染性坏死性胰腺炎的随机试验中（PANTER，荷兰多中心试验），没有常规使用细针吸取。干预的指征更多的是基于对感染的临床判断（如尽管最大限度地保守治疗，但临床表现仍然恶化），结果证明这个策略非常有效，准确率高达95%，也是截至目前最好的试验结果[4]。

通常，诊断感染性坏死性胰腺炎最困难的情况正如本章所描述的病例：患者因重症胰腺炎入院，转到重症监护病房治疗数周后病情没有改善。在这种情况下，细针吸取可能会有所帮助。如同本例患者一样，应注意检查结果可能是假阴性[5]。

一旦感染确诊，在抗生素的帮助下推迟干预可能有益，直到感染性积液形成局限性包裹，这种"包裹"通常在发病大约4周后形成[5]。在局限性包裹形成后，在感染性积液"包裹"后，多达50%的患者仅需要采用经皮穿刺置管引流治疗，无须进一步的坏死清除手术[6]。

（李昂 译）

参考文献

[1] Banks PA, Freeman ML. Practice guidelines in acute pancreatitis. Am J Gastroenterol. 2006;101:2379–400.

[2] Van Santvoort HC, Besselink MG, De Vries AC, et al. Early endoscopic retrograde cholangiopancreatography in predicted severe acute biliary pancreatitis: a prospective multicenter study. Ann Surg. 2009;250:68–75.

[3] Besselink MG, Van Santvoort HC, Boermeester MA, et al. Timing and impact of infections in acute pancreatitis. Br J Surg. 2009;96:267–73.

[4] Van Santvoort HC, Besselink MG, Bakker OJ, et al. A step-up approach or open necrosectomy for necrotizing pancreatitis. N Engl J Med. 2010;362:1491–502.

[5] Besselink MG, Verwer TJ, Schoenmaeckers EJ, et al. Timing of surgical intervention in necrotizing pancreatitis. Arch Surg. 2007;142:1194–201.

[6] Van Baal MC, Van Santvoort HC, Bollen TL, et al. Systematic review of percutaneous catheter drainage as primary treatment for necrotizing pancreatitis. Br J Surg. 2011;98:18–27.

第47章
胰腺假性囊肿病例采用内镜手术还是外科治疗

Suzanne S. Gisbertz, Maarten A.J.M. Jacobs

关键词 胰腺假性囊肿；胰腺；内镜检查；外科治疗；开腹手术；胃镜；支架

病例 1

无感染性巨大胰腺假性囊肿，经胃引流。

诊断和手术指征

患者男性，32 岁，有高脂血症，BMI 35kg/m²，因腹痛和发热入院。患者休克，被收入普通监护病房。主诉不适，心率 140 次/分，血压 90/45 mmHg，体温 38.7℃。腹部查体示上腹部有压痛，肌紧张。液体复苏后病情稳定，CT 检查发现急性胰腺炎，无胆囊结石，未见坏死组织，患者仍然在亚重症监护病房住院观察。患者在保守治疗下病情稳定，但腹痛和发热持续存在。1 周后复查 CT 检查显示在胃后有胰腺假性囊肿形成（图 47.1）。通过十二指肠营养管给予肠内营养。

每周对比显示，胰腺假性囊肿增大并使膈肌抬高，影响呼吸（图 47.2）。由于没有感染征象，采用保守治疗，但是由于腹胀和呼吸障碍进行性加重，最终决定通过内镜经胃对胰腺假性囊肿进行引流。

手术

操作顺利，引流出近 3L 囊液，置入多个支架

保持胃和囊腔相通。引流后患者临床表现和影像学表现均得到明显改善（图 47.3，示意图 47.1）。

病例 2

无感染性巨大胰腺假性囊肿，胃镜下引流失败后开腹手术。

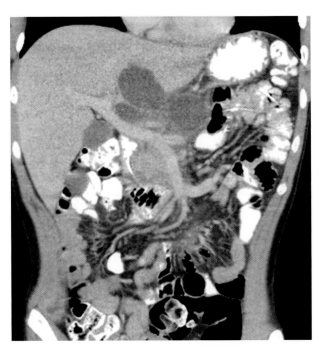

图 47.1 CT 检查发现胰腺假性囊肿位于胃后至肝下

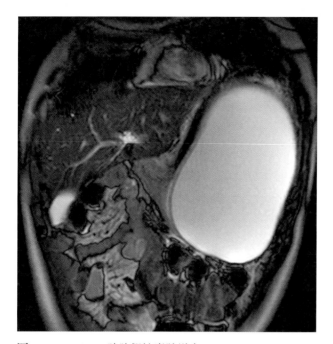

图 47.2 MRCP：胰腺假性囊肿增大

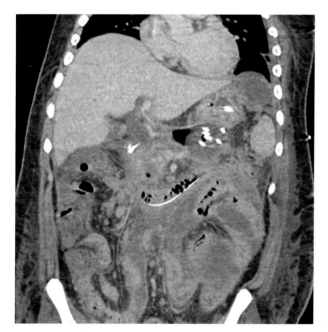

图 47.3 经胃引流后的 CT 影像

诊断和手术指征

患者 29 岁，患有 1 型糖尿病并接受胰岛素治疗，表现为急性腹痛，血清淀粉酶和脂肪酶升高。患者主诉恶心，心动过速，上腹部可触及肌紧张。鉴别诊断包括急性胆囊炎、十二指肠穿孔或急性胰腺炎。

CT 检查见急性胰腺炎，Balthazar 分级 E 级（4分），伴有广泛坏死（6分）。患者被收入普通监护病房，接受包括吸氧、静脉注射广谱抗生素、全肠外营养支持（TPN）和理疗等治疗。随后患者病情恶化，包括发热和腹胀加重，没有出现呼吸功能不全。随后 CT 检查每周一次并进行对比，最终在胃后发现逐渐增大的胰腺假性囊肿（图 47.4）。虽然

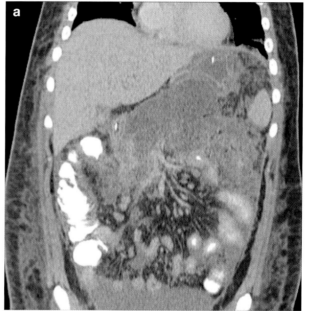

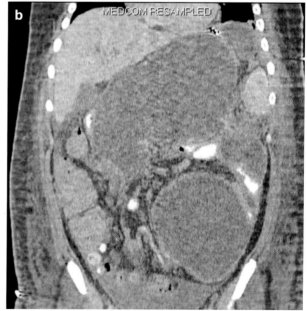

图 47.4 a. CT 检查，急性胰腺炎伴胰腺假性囊肿形成；b. CT 检查，位于胃后方的胰腺假性囊肿

没有任何感染迹象，但是发热和呼吸困难逐渐加重。经过反复的多学科讨论，采取保守治疗，而胃肠外科医师态度更积极。争论的焦点是鉴于以下因素是否需要经胃引流：囊肿大小（20cm）、腹胀和进行性呼吸困难加重。最终在入院5周后，决定进行囊肿引流。

手术

在胃镜定位囊肿后，将导丝顺利送入囊肿。然而，在放入第1个支架时，患者因胃出血出现低血压。胃肠外科医师考虑可能是动脉损伤或胃损伤导致出血，立刻决定对患者进行开腹手术。术中发现出血部位位于胃小弯侧，伴胃小弯侧损伤（图47.5）。经过缝扎修补后，打开胃后壁，胰腺假性囊肿经胃引流（示意图47.1）。术后患者转至重症监护病房恢复，囊肿明显缩小，但并未完全消失，最终缩小至5cm。术后患者恢复顺利，出院。

讨论

和过去相比，对胰腺假性囊肿的治疗理念已由外科治疗转为保守治疗。胰腺假性囊肿在整个急性期病程中的形状和大小各异，应通过超声或CT扫

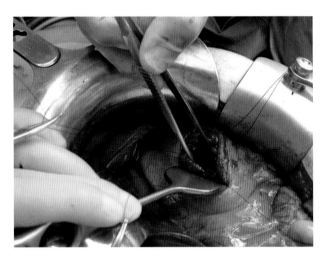

图47.5 开腹手术经胃引流胰腺假性囊肿

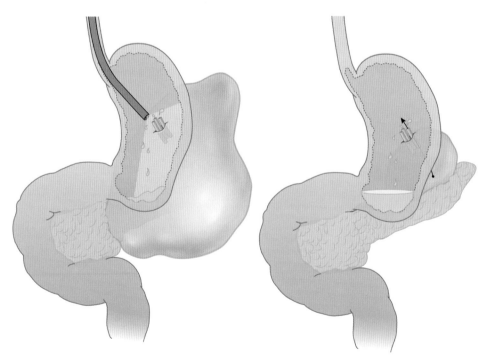

示意图47.1 对于应该引流的巨大胰腺假性囊肿，第一选择是内镜下引流。如果失败或出现并发症，应进行外科治疗经胃引流

描进行监测。对于感染的胰腺假性囊肿，应进行经皮穿刺引流术。这 2 例患者都表现为巨大的非感染性胰腺假性囊肿，同时伴进行性加重的呼吸问题。尽管最初均采取保守治疗，但是最终都进行引流治疗。内镜下经胃引流是可行的选择，但如果出现并发症，应随时准备手术。

（李昂　译）

第 48 章
远离胃的胰腺假性囊肿

Marielle L.A.W.Vehmeijer-Heeman

关键词 胰腺假性囊肿；急性胰腺炎；囊肿空肠吻合术

诊断和手术指征

患者女性，32 岁，（第 45 章病例），患有 SLE 相关自身免疫性坏死性急性胰腺炎合并多个胰腺假性囊肿，经过 6 个月重症监护治疗后出院。在院外康复期间，患者出现机械性肠梗阻伴严重腹胀，CT 显示左侧腹腔胰腺假性囊肿直径较前增大。3 个月前，患者曾出现短期便血合并严重腹泻。当时考虑降结肠位于胰腺假性囊肿囊壁且出血并未造成严重的血流动力学障碍，故未实施结肠镜检查，输注 2U 同型红细胞悬液。再次入院后复查 MRI 显示左侧腹腔胰腺假性囊肿最大为 20cm×15cm；考虑胰腺假性囊肿引起肠道的机械梗阻，决定行手术囊肿引流。

手术

手术针对远离胃的胰腺假性囊肿进行引流。因经皮穿刺引流的手术方式具有较高的复发率，故不应用在临床中。通过脐下切口剖腹探查，进行胰腺假性囊肿充分引流（共 2300ml 囊液及碎屑，吸净后送培养），然后在囊肿的最低处与近端空肠袢进行 Roux-en-Y 吻合重建，留置引流管于吻合口处。引流液培养见肠球菌，予以静脉应用抗生素治疗。

术后并发症的诊断与治疗

术后第 1 天，患者出现急性腹痛，伴有压痛、局限性腹膜炎及发热等症状，引流管内可见胰腺假性囊肿内容物流出。再次行剖腹探查术，术中见吻合口无异常，见瘘口位于囊壁，考虑可能与留置引流管贯穿所致。修补瘘口，术后无不适症状，1 月后出院。术后 6 个月随访未见复发征象。

讨论

75%~80% 的胰腺囊性病变为胰腺假性囊肿，不同假性囊肿的发病机制存在差异 [1,2]。胰腺假性囊肿最常见的病因包括慢性胰腺炎（40%）、急性胰腺炎、胰腺创伤、胰管阻塞和胰腺恶性肿瘤。胰腺假性囊肿的并发症包括感染、出血（由脾动脉假性动脉瘤破裂引起）、囊肿破裂、胃幽门梗阻和胆道梗阻。

胰腺假性囊肿是一种局限性包裹的液体积聚，囊内含有胰酶和坏死组织。胰腺假性囊肿囊壁由纤维和肉芽组织构成，缺乏上皮细胞覆盖，因而有别于真性囊肿。

胰腺假性囊肿通常与胰腺相连，多位于胃后方的小网膜囊中。较大的胰腺假性囊肿可以延伸到小网膜囊外并且远离胰腺，位于结肠旁沟、骨盆和纵隔区域中。针对较大的胰腺假性囊肿，传统的治疗方式为 6 周后待囊壁"成熟"后进行手术引流。由于绝大多数胰腺假性囊肿可自然消退，因此对于无症状的胰腺假性囊肿可暂不予以手术治疗。对于出现并发症或伴有持续症状的胰腺假性囊肿则需行干预治疗。胰腺假性囊肿可以通过 3 种方式来治疗，主要包括：内镜下引流、影像学引导下经皮穿刺引流、腹腔镜或开放性囊肿胃吻合术或囊肿空肠吻合术（图 48.1 ~ 图 48.3）。在可能的情况下，首选经胃内镜下引流术，具有较高成功率和较低并发症发生率。内镜引流的可行性高度依赖于胰腺假性囊肿的解剖学位置和形态，应充分考虑其与胃后壁和周围血管的关系。在本例患者中，针对位于左侧腹腔且远离胃的胰腺假性囊肿，不推荐内镜下治疗。影像学引导下的经皮引流可能引起许多并发症，包括

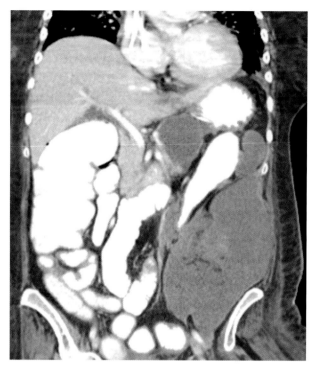

图 48.2 术前 MRI 检查显示囊肿位置及其与降结肠之间的关系

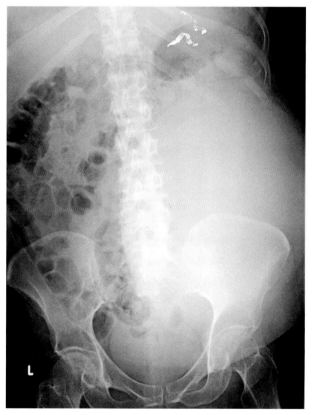

图 48.1 腹部 X 线提示胰腺假性囊肿位于左下腹，囊肿压迫降结肠

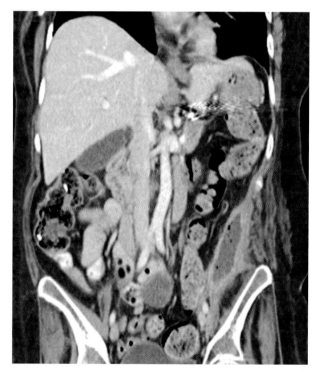

图 48.3 胰腺假性囊肿行手术引流后 MRI 影像

感染率高、囊液外渗及引流管移位。但是，如果胰腺假性囊肿已经继发感染，那么实施经皮引流是有效的。手术方式的选择取决于囊肿的位置。当胃后方的胰腺假性囊肿不与胃相连，应该高度怀疑恶性可能，且需要进行 Roux-en-Y 重建。一般来说，术后并发症包括吻合口瘘、出血，并且在某些情况下，胰腺假性囊肿易被误诊为囊腺癌。

到目前为止，还没有针对不同引流方式的前瞻性对照研究。几项回顾性研究对不同引流方式进行比较发现，同内镜治疗相比，手术治疗的发病率和死亡率均相对较高。由于存在组间异质性，这些结果没有可比性。此外，急诊手术与择期手术之间的发病率也存在巨大差异。最重要的是，最佳的治疗方式取决于胰腺假性囊肿的位置、周围解剖结构及个人经验。在本例患者中，由于胰腺假性囊肿的位置特殊且囊肿较大，因此选择开腹囊肿空肠吻合术。Aljarabah 等学者报道了腹腔镜治疗胰腺假性囊肿的成功案例 [3]。同样，由于没有前瞻性随机对照研究，很难将腹腔镜与开腹手术进行近、远期疗效的比较。

（汪栋 译）

参考文献

[1] Behrns K. Surgical therapy of pancreatic pseudocysts. J Gastrointest Surg. 2008;12:2231–9.

[2] Aghdassi A, Mayerle J, Kraft M, et al. Diagnosis and treatment of pancreatic pseudocysts in chronic pancreatitis. Pancreas. 2008;36:105–12.

[3] Aljarabah M, Ammori BJ. Laparoscopic and endoscopic approaches for drainage of pancreatic pseudocysts: a systematic review of published series. Surg Endosc. 2007;21:1936–44.

第 49 章
坏死性胰腺炎继发腹腔内出血伴休克

Miguel A.Cuesta

关键词 坏死性胰腺炎；腹腔内出血；低血容量性休克；胆囊结石

诊断和手术指征

患者男性，55 岁，因腹痛伴休克被送至急诊科。

给予气管插管、机械通气、补液治疗后复苏成功。淀粉酶显著升高（2500U/ml），考虑坏死性胰腺炎。腹部 CT 证实为坏死性胰腺炎，Balthazar 评分 C 级，合并胆囊结石，排除了腹主动脉瘤（图 49.1a）。患者随后转入重症监护病房治疗，次日出现低血容量性休克伴血色素下降，动脉血管造影未见明确出血及动脉瘤（图 49.1b）。由于患者血流动力学不稳定，决定行急诊手术治疗。

手术

行剖腹探查术可见坏死性胰腺炎伴小网膜囊内大量积血及血凝块。活动性出血主要来源于腹腔干左侧，考虑为脾动脉假性动脉瘤破裂出血，予缝扎止血。

术后并发症的诊断与治疗

术后患者脓毒血症，给予机械通气、静脉应用广谱抗生素、去甲肾上腺素、全肠外营养等治疗，此后患者出现切口感染、裂开，流出大量脓性分

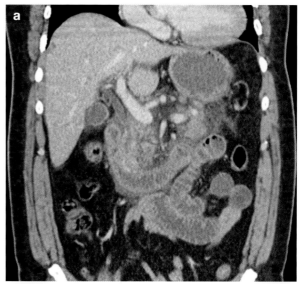
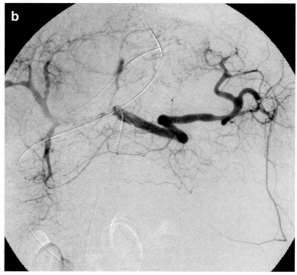

图 49.1 a. CT 检查提示坏死性胰腺炎和胆囊结石，未见明确主动脉瘤；b.腹腔干及肠系膜上动脉血管造影检查未见明确出血

泌物。由于小肠紧贴切口，未行负压封闭引流治疗，仅行切口清创术。由于轻度脓毒症，患者术后6周内多次行CT检查及不同部位的经皮穿刺引流术（图49.2）。随后患者出现谵妄等精神症状，被转至精神科治疗4个月后康复（图49.3）。3个月后行胆囊切除术，同期应用聚丙烯补片行切口疝修补术。

讨论

当患者出现急性腹痛、休克症状时，应对主动脉瘤破裂和坏死性胰腺炎进行鉴别。患者复苏成功后，行CT检查进一步明确诊断。由于腹腔内出血，动脉造影未见明确出血，同时患者出现血流动力学不稳定，遂行急诊手术治疗。手术止血过程十分困难，术后由于组织坏死继发感染、多处脓肿、切口裂开及精神症状，通过长时间的住院治疗后才好转。此类患者在诊治过程中具有较高的死亡风险。

（汪栋 译）

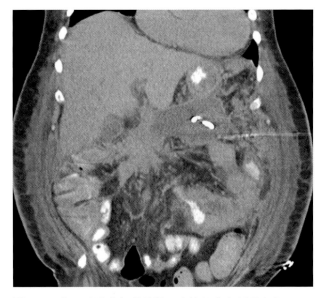

图 49.2 位于胰腺内部的脓肿，实施经皮穿刺引流术

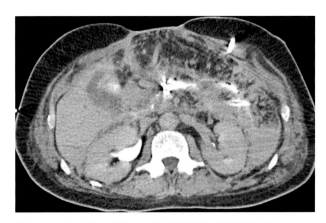

图 49.3 行开腹手术治疗后脓肿逐渐缩小并最终治愈

第50章
视频辅助下腹膜后清创术后感染复发

Marc Besselink

关键词 腹膜后清创术；感染；荷兰 PANTER 实验；阶梯治疗；引流；坏死组织清除术

当荷兰的 PANTER 研究发表后[1]，"阶梯治疗"目前被认为是治疗感染性坏死性胰腺炎的标准。当诊断或怀疑存在感染灶时，开始进行抗生素治疗的目的是将外科干预措施推迟到 4 周以后，因为到那时大多数聚集的坏死渗出物已经被"包裹"。第一步是经皮穿刺放置导管引流，最好是放置于腹膜后引流。在 PANTER 研究中，35% 的患者仅仅通过经皮穿刺引流即可满足治疗。另外，最近的一篇系统综述表明，50% 的感染性坏死性胰腺炎患者仅通过经皮穿刺引流即可治愈[2]。对于经皮穿刺引流治疗失败的患者，无论是病情完全没有改善还是病情经过初期好转后再次恶化，下一步的治疗措施都是行引流管引导视频辅助下的腹膜后清创术（video-assisted retroperitoneal debridement，VARD）。在这项技术中，取一个 5cm 的腹膜后切口，然后将感染坏死组织和脓液进行引流[3]。清创过程是在腔镜视频辅助下进行的。VARD 不要求清除所有的坏死组织，有些坏死组织可以留给患者自行局限和吸收。通过这样的方法，可以将出血的风险降到最低。下面我们介绍 1 例使用阶梯治疗方案的病例。

诊断和手术指征

患者男性，50 岁，因患酒精性胰腺炎在外科病房接受肠内营养等保守治疗。4 周后，患者临床感染相关表现和实验室结果恶化。增强 CT 检查显示胰腺周围有大量坏死和液体聚集（图 50.1）。

由于临床上所怀疑的感染性坏死性胰腺炎及大部分聚集物已被"隔离"，因此实施经皮腹膜后穿刺置管引流术。引流后立即排出约 500ml 脓液和小的坏死颗粒，几天后患者的临床表现明显改善。引流 1 周后，再次进行增强 CT 检查（图 50.2）。

引流术后 2 周，患者情况再次恶化，临床表现和实验室结果提示出现新的急性感染。重复进行增强 CT 检查，结果见图 50.3。

由于经皮穿刺置管引流术效果不佳，且剩余的感染灶几乎没有可引流的液体，所以决定进行

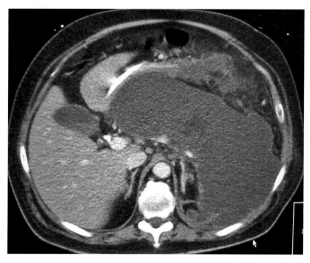

图 50.1 发病 4 周后行增强 CT 检查发现胰腺周围大量渗出及坏死

VARD 手术。图 50.4 所示为 VARD 过程中清除的坏死组织。

患者病情再次好转。VARD 术后 1 周，患者再次表现出感染的临床症状，行增强 CT 检查（图 50.5）。

由于腹腔聚集物中仍存在坏死组织且患者仍然存在感染症状，因此决定进行第 2 次 VARD 处理。在这次手术过程中，在视频辅助下，几块较大的感染坏死组织被移除（图 50.6）。

第 2 次 VARD 手术后，患者病情迅速好转，3 周后，办理出院。

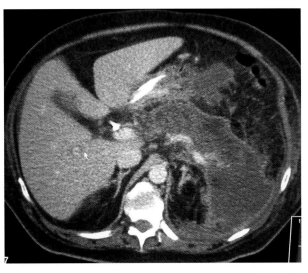

图 50.2 感染性坏死性胰腺炎诊断 5 周后及经皮穿刺腹膜后置管引流术后 1 周行增强 CT 检查，胰腺周围渗出物明显减少

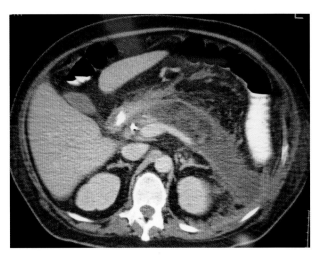

图 50.3 感染性坏死性胰腺炎诊断 6 周后及经皮穿刺腹膜后置管引流术后 2 周行增强 CT 检查

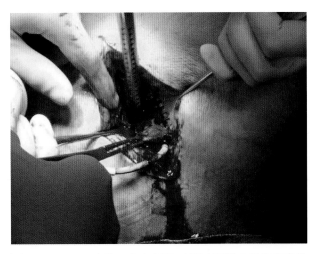

图 50.4 VARD 步骤：在左侧肋下邻近腹膜后引流管的位置，取一个小切口。沿着引流管逐步分离进入感染坏死组织聚集区域，清除坏死组织。然后借助腔镜视频辅助进一步清除坏死组织，并放置 2 根引流管进行术后持续引流

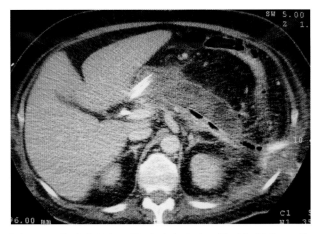

图 50.5 在感染性坏死性胰腺炎发病 7 周后行增强 CT 检查提示引流管在渗出物中的位置及残余的坏死组织

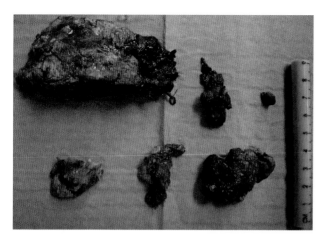

图 50.6　感染性坏死性胰腺炎诊断 7 周后第 2 次 VARD 术中清除的坏死组织

讨论

感染性坏死性胰腺炎可能需要进行数次引流和坏死组织清除术来清除所有感染坏死组织和脓液。一些医师认为通过一次确定性的开腹手术来一次性清除所有坏死组织是更好的选择，无须进行穿刺引流或微创坏死组织清除术。这似乎是一个有价值的论点，但根据 PANTER 研究结果来看，这种措施并不能将患者的利益最大化。PANTER 研究表明，与"阶梯治疗"方法相比，开腹手术会导致更多的患者出现新发器官衰竭，原因在于与（多次）

微创手术相比，开腹手术对免疫系统造成的"打击"更大。接受外科治疗的感染性坏死性胰腺炎患者通常病情较重，多数患者已经住院长达数周时间，全身情况较差。因此，侵入性最小的方法可能对患者有益，或者说危害较小。显然，这些微创方法可能需要更多次的手术，但对患者并无损害。

这个病例也表明反复进行增强 CT 检查可以优化治疗策略的制定。在对坏死性胰腺炎患者进行增强 CT 检查时，应该清楚增强 CT 检查不能辨识以液体为主的聚集区中的坏死病灶，能够做到这一点的成像方式是磁共振成像和超声。

（宋扬　译）

参考文献

[1] Van Santvoort HC, Besselink MG, Bakker OJ, et al. A step-up approach or open necrosectomy for necrotizing pancreatitis. N Engl J Med. 2010;362:1491–502.

[2] Van Baal MC, Van Santvoort HC, Bollen TL, et al. Systematic review of percutaneous catheter drainage as primary treatment for necrotizing pancreatitis. Br J Surg. 2011;98:18–27.

[3] Van Santvoort HC, Besselink MG, Horvath KD, et al. Videoscopic assisted retroperitoneal debridement in infected necrotizing pancreatitis. HPB (Oxford). 2007;9:156–9.

第51章
脾切除术后门静脉和脾静脉血栓形成

Miguel A. Cuesta, Jaap Bonjer

关键词 脾切除术；巨脾；骨髓纤维化；门静脉血栓形成；门静脉高压

病例1

诊断和手术指征

患者男性，65岁，10年前被诊断为骨髓纤维化合并明显脾肿大，在血液科及内科行保守治疗。大部分治疗方案均为对症支持治疗，包括使用氟酚酸、别嘌呤醇、输血及地塞米松等。患者脾持续增大，几乎占据整个腹腔，导致脊柱侧弯畸形并影响正常行走，纤维化导致患者出现骨髓抑制、机械性压迫和静息性呼吸困难，考虑切除脾。CT和超声检查可见30cm×25cm的巨脾及周围增粗的脾静脉（图51.1）。患者无门静脉高压症，胃镜检查未见食管静脉曲张。

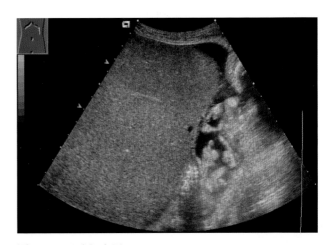

图51.1 巨脾超声图

手术

开腹术中探查可见腹水量约1L，肝大触诊困难。脾明显增大，长度大于30cm。仔细分离胃短血管及脾门部血管，这些血管直径可达30mm，采用结扎离断的方法先处理动脉，后处理静脉（图51.2）。切断扩张脾静脉的同时输注血小板悬液。切除的脾重约8.2kg，脾肾和脾膈韧带已发生钙化，给手术带来一定难度。

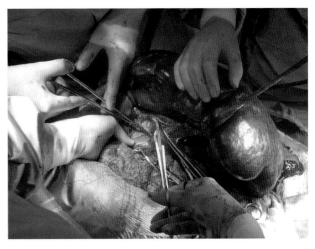

图51.2 开腹切除巨脾

术后并发症的诊断与治疗

患者在术后初期情况良好，随后出现血小板增多并接受双倍剂量那曲肝素钙（速碧林）抗凝治疗。术后第2天患者出现腹部膨隆，多普勒超声提示门静脉扩张（图51.3），术后第7天患者腹胀加重并出现腹水，CT检查提示门、脾静脉血栓形成（图51.4）。静脉输注治疗剂量的普通肝素，并给予适当的营养支持，患者情况趋于稳定，CT检查提示部分门静脉血流恢复。2周后，患者病情加重，出现脓毒血症，拒绝外科治疗并死亡。尸检提示肠系膜缺血坏死。

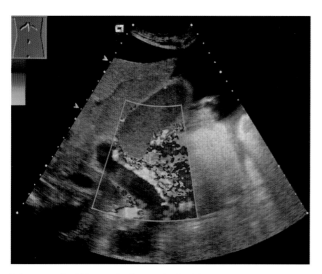

图51.3 术后第2天超声显示门静脉扩张

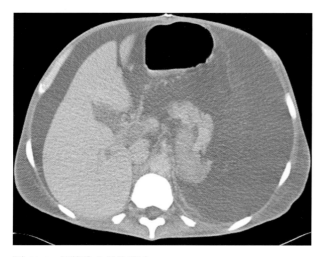

图51.4 门静脉血栓和腹水

病例2

诊断和手术指征

患者33岁，病态肥胖，BMI达$50kg/m^2$，曾在其他医院行腹腔镜胃旁路术。

手术

从外科医师角度讲，首次手术在技术上是成功的，但由于术后出现低血容量性休克和失血，不得不急诊行二次手术。术中探查发现脾出血而进行脾切除术。

术后并发症的诊断与治疗

患者术后出现腹水，术后第3天行CT检查提示脾静脉、门静脉血栓形成，小肠壁增厚呈"双轨征"（图51.5）。血常规提示白细胞正常，血乳酸升高至2.6mmol/L。患者转送至我中心当日，被高

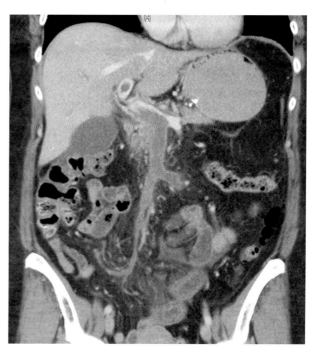

图51.5 门静脉肠系膜上静脉和脾静脉血栓形成

度怀疑已有一定程度的肠系膜缺血，遂再次进行剖腹探查。术中见小肠正常，未行肠系膜上静脉和门静脉取栓术，术后通过外周静脉进行抗凝治疗（图 51.6）。患者完全恢复出院。

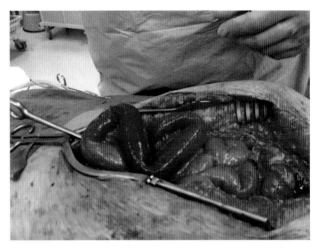

图 51.6 剖腹探查所见肠管情况

讨论

Van't Riet 等人回顾了 563 例脾切除术，其中 9 例（2%）出现有症状的门静脉血栓（示意图 51.1）[1]，所有患者均出现发热或腹痛。16 例骨髓增生障碍患者中的 2 例在脾切除术后发生门静脉血

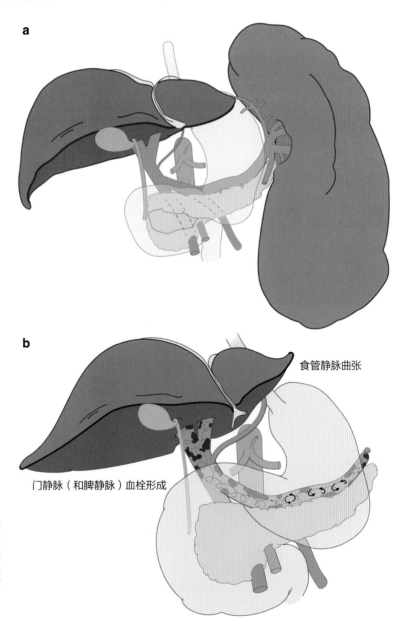

a

b

食管静脉曲张

门静脉（和脾静脉）血栓形成

示意图 51.1 （a，b）脾静脉和门静脉血栓是巨脾切除术后的常见并发症，应该引起高度重视并予以预防性抗凝措施。术后血小板增多，发生湍流或涡流等血流动力学改变可能是引起该并发症的原因。门静脉血栓最终可能导致门静脉高压症

栓（ $P=0.03$ ）。49 例溶血性贫血患者中的 4 例发生门静脉血栓（ $P=0.03$ ）。脾切除术后发热或腹痛，应高度怀疑门静脉血栓。骨髓增生障碍或溶血性贫血患者属于高危患者，对此类患者应给予预防性抗凝措施。脾切除术后早期常规多普勒超声监测可能对这类患者有益。

（张章　译）

参考文献

[1] Van 't Riet M, Burger JW, van Muiswinkel JM, et al. Diagnosis and treatment of portal vein thrombosis following splenectomy. Br J Surg. 2000;87:1229–33.

第 52 章
脾创伤弹簧圈栓塞后再出血

Rutger J. Lely, Miguel A. Cuesta

关键词　脾；脾创伤；血管造影栓塞；再出血

诊断和手术指征

患者男性，48 岁，因车祸伤入院。患者有腹痛症状，查体及影像学检查提示 2 根最低位肋骨骨折，CT 提示脾破裂（图 52.1）。血红蛋白 6.5g/L，经补液后血流动力学稳定。根据患者情况，决定行动脉造影检查并弹簧圈栓塞术。在 CT 血管成像上可见脾动脉破裂出血，遂行动脉造影并成功栓塞破裂的脾动脉（图 52.2）。患者恢复良好并在 3 天后出院，病情稳定并接受镇痛治疗。

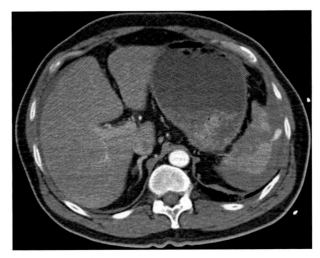

图 52.1　首次入院 CTA 提示脾动脉破裂出血

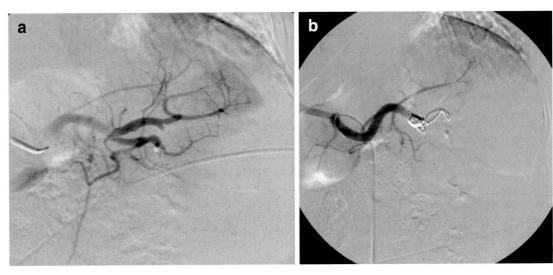

图 52.2　血管造影图，栓塞前（a）和栓塞后（b）

术后并发症的诊断与治疗

　　2 个月后，患者由于右上腹部巨大包块并腹痛急诊入院。CT 检查提示位于脾下极侧面可见约 15cm 大小的包裹性积液（图 52.3）。患者血流动力学稳定，但血红蛋白含量仅为 7.3g/L。遂再次行血管造影检查，术中发现一支粗大的胃短动脉分支自原破裂口反流出血，考虑是造成患者慢性出血的主要原因，于是将该分支用弹簧圈栓塞（图 52.4）。为查找原因，细致回看首次血管造影，发现在首次弹簧圈栓塞术中，遗漏了这支导致出血的胃短血管。术后次日，经皮穿刺引流脾周积液，引出积血约 1.5L（图 52.5）。2 天后拔除引流管，患者恢复良好出院。

讨论

　　血管造影并弹簧圈栓塞术已经成为腹部钝性闭合性创伤的标准治疗手段。当患者血流动力学不稳定且输液无改善或存在严重的创伤相关损伤时（如多发伤、开放伤等），才考虑行开放式手术治疗。在血管造影术中，所有的出血部位均应使用弹簧圈牢固栓塞。本例患者由于首次造影时仅栓塞脾动脉，直到最后回顾原因时才发现有一支胃短动脉也出血，正是这支被遗漏的动脉造成患者慢性出血并

形成出血性囊肿，遂行二次造影栓塞该分支并体外穿刺引流（示意图 52.1）。

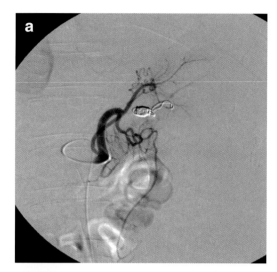

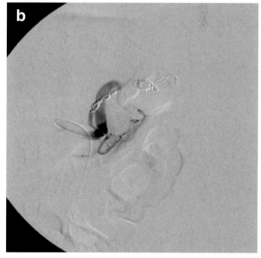

图 52.4　出血胃短动脉分支弹簧圈栓塞前（a）后（b）

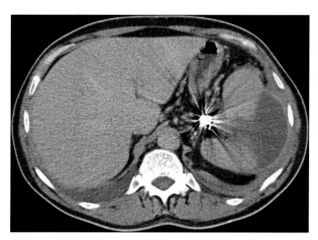

图 52.3　再次入院 CT 检查提示血性包裹性积液

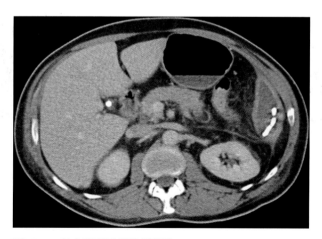

图 52.5　经皮穿刺引流脾周积液

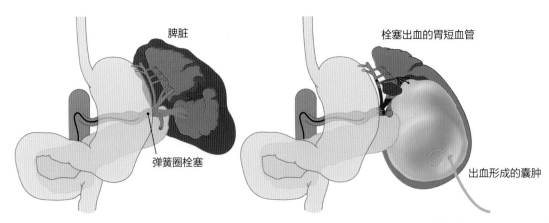

示意图 52.1 脾创伤常采用保守治疗。但如果 CT 血管成像提示出血时，应采用血管造影并弹簧圈栓塞术。若患者出现血流动力学不稳定并对输液治疗无反应，则应积极采用外科治疗。此外，对于多发性创伤患者，外科处理脾创伤是有必要的[1]

（张章　译）

angiographic embolization of blunt splenic traumatic injuries in adults decreases failure rate of nonoperative management. J Trauma Acute Care Surg. 2012;72:1127–34.

参考文献

[1] Bhullar IS, Frykberg ER, Siraqusa D, et al. Selective

第53章
肾上腺腺癌切除术后肾上腺功能不全（Addison综合征）

Miguel A. Cuesta, Jaap Bonjer

关键词　肾上腺癌；腔静脉栓塞；Addison危象

诊断和手术指征

患者女性，30岁，因右侧肾上腺肿瘤侵入下腔静脉转入我科。4个月以来，她一直感到疲劳且体重下降。最近，因胸痛、下肢水肿和呼吸困难收入院，考虑以上症状可能是由肺栓塞引起。最后未发现肺栓塞，但在右侧肾上腺发现一个8cm×5cm×7cm的肿瘤，并且侵入到下腔静脉（inferior vena cava，IVC）（图53.1）。未发现远处转移，但腹部CT检查在下腔静脉中发现广泛栓塞，栓子从右肝静脉在IVC中向上延伸至右心房（图53.2，图53.3）。在高热期间，血液培养出一种尚未明确的链球菌，超声未发现心内膜炎的表现。另外，在PET-CT检查中发现中央坏死的肿瘤和栓子（图53.4）。激素水平检查提示醛固酮和肾上腺素水平正常，但皮质醇含量高达0.5μmol/L（正常范围：0.03~0.28μmol/L），诊断为右侧皮质醇释放性肾上腺癌伴IVC癌栓。入院时，患者接受了肝素化治疗，与心脏外科医师一起制订了手术计划，将进行根治性手术切除肿瘤和癌栓。

手术

手术时，切开胸骨和右侧膈肌，在右心耳和肝静脉近端控制肝上腔静脉后，切除右肾上腺和腔

静脉癌栓。通过Pringle手法游离十二指肠和胰头部，整块切除肿瘤和癌栓。通过切开腔静脉来取出栓子。由于栓子向内长入右肝静脉内，因此切除一小部分右肝静脉并造成部分右肝静脉闭塞。病理学结果显示肾上腺皮质癌，有丝分裂指数较高，部分区域出现坏死和出血。

术后并发症的诊断与治疗

患者术后入住重症监护病房，期间出现休克和少尿。鉴别诊断如下：①败血症（静脉使用广谱抗生素）；②术后出血；③肝静脉栓塞形成；④Addison危象（静脉注射氢化可的松）。患者血

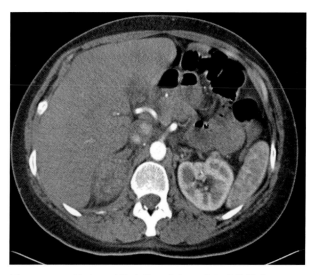

图53.1　CT检查显示肿瘤位于右肾上腺和腔静脉内

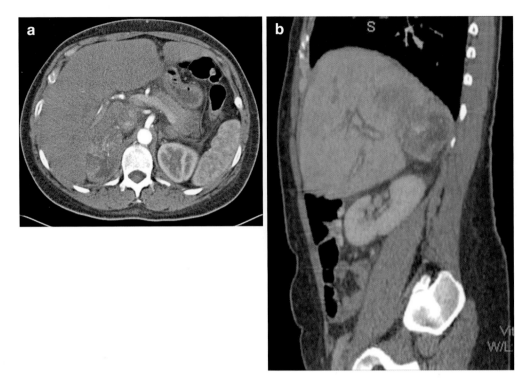

图 53.2　a, b. CT 检查显示肿瘤与右肝静脉关系密切

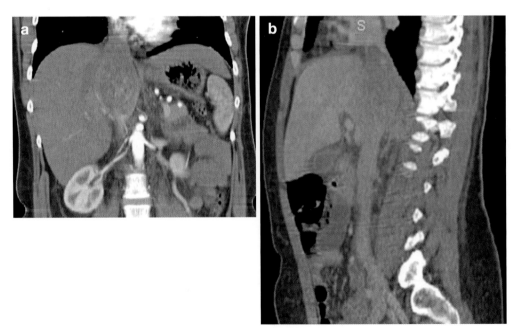

图 53.3　a, b. CT 检查显示肿瘤合并腔静脉内癌栓，栓子向上延伸至右心房

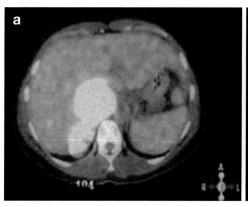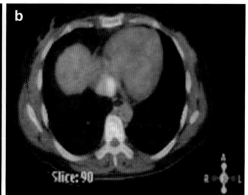

图 53.4　a, b. PET-CT 显示肿瘤和腔静脉内的热成像

培养阴性，肝静脉通透性好，血红蛋白水平稳定。通过静脉注射氢化可的松将 Addison 危象治愈。患者术后 11 天出院，继续接受氢化可的松治疗。

病理

7cm 大小的肾上腺皮质癌，有丝分裂活跃，有静脉侵犯。

讨论

目前，Addison 危象在外科手术中并不常见。这例患者出现 Addison 危象的原因是术前未给予糖皮质激素治疗。尽管进行了细致的诊断和手术准备，但没有人在准备手术的过程中考虑到这一点。这点对于这个病例来说特别重要，因为患者的肿瘤产生类固醇皮质激素，而另一侧肾上腺可能呈现萎缩状态。以往报道功能性异常的肾上腺皮质癌比无功能性肾上腺皮质癌更常见，患者主要出现皮质醇增多症。而最近的数据表明，无功能性肾上腺皮质癌似乎较功能性异常肾上腺皮质癌更常见。

5%~10% 的皮质醇增多症患者同时患有肾上腺皮质癌，而同时存在皮质醇增多症和肾上腺肿块的患者中约有 40% 的患者为肾上腺皮质癌患者。

Cassinello Ogea 等人[1]报道了一位 70 岁女性，肥胖、高血压，平时服用血管紧张素转换酶抑制剂和氯吡酮治疗，但没有皮质类固醇治疗史。在全身和硬膜外联合麻醉下，她接受了肾切除术和肾上腺切除术。术中及术后恢复期间出现严重低血压伴少尿、无尿、代谢性酸中毒、低钠血症及高钾血症。无尿、代谢性酸中毒、低钠血症和高钾血症提示 Addison 危象。皮质类固醇治疗对该患者有效，并且检查结果提示该患者呈现低皮质醇水平也证实了肾上腺功能不全的诊断。

（杨静悦 译）

参考文献

[1] Cassinello Ogea C, Giron Nombiela JR, Ruiz Tramazaygues J, et al. Severe perioperative hypotension after nephrectomy with adrenalectomy. Rev Esp Anestesiol Reanim. 2002;49:213–7.

第 54 章
胰体尾切除术后胰漏

Joris J.G. Scheepers

关键词　黏液性囊腺瘤；胰体尾切除术；胰漏；胰腺残端

病例 1

诊断和手术指征

患者女性，63 岁，因上腹部疼痛入院接受多普勒超声及 CT 检查，在胰体部发现囊性肿物，疑似黏液性囊肿（图 54.1），拟行腹腔镜胰腺囊肿切除术。

手术

术中探查发现肿瘤位置表浅，且可能为浆液性肿瘤。腹腔镜下多普勒超声检查后将肿瘤摘除，肿瘤距主胰管（pancreatic duct，PD）只有 5mm。沿胰腺留置引流管 1 根。

术后并发症的诊断与治疗

从术后第 1 天开始，腹腔引流管的引流量逐渐增多，由 500ml 增加至 1L，且引流液淀粉酶高达 10000U/ml。由于腹痛和发热逐渐加重，复查 CT 检查见小网膜囊内积液，行经皮穿刺引流术（图 54.2）。由于积液量多，考虑胰漏来自主胰管或其

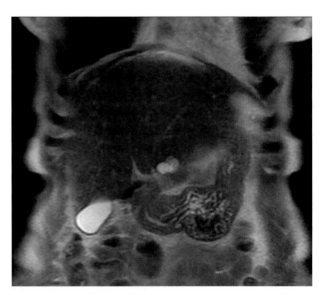

图 54.1　MRI 显示术前胰腺内肿瘤

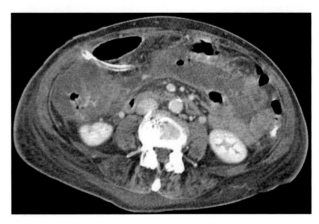

图 54.2　术后 CT 检查示引流小网膜囊内积液

主要分支。术后第 9 天，通过 ERCP 成功置入胰管支架（图 54.3），后腹腔引流液逐渐减少，最终拔除引流管。

术后病理结果为胰腺浆液性囊腺瘤，切缘阴性。

病例 2

诊断和手术指征

患者男性，58 岁，因急性胰腺炎收入院。CT 检查提示急性胰腺炎位于胰尾部。3 天后症状消失且未发现急性胰腺炎的诱因，无胆结石及过量饮酒史。

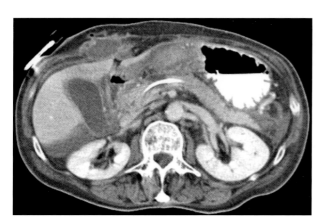

图 54.3　胰管引流

3 个月后，患者再次出现左上腹部疼痛，无其他伴随症状。淀粉酶及脂肪酶正常。CT 检查显示胰体及胰尾处疑似肿瘤影像，图像并非典型的慢性胰腺炎或者胰腺假性囊肿，更像是非典型肿瘤，直径约 3cm。拟行手术切除。

手术

手术顺利，完成胰体尾联合脾切除术，缝合胰腺残端并在残端处留置引流管。2 天后拔除引流管，患者于术后第 5 天出院。

术后并发症的诊断与治疗

术后第 14 天，患者出现腹部疼痛于门诊复诊。实验室检查显示淀粉酶正常，但 CRP 升高至 310mg/L。CT 检查显示手术切除区域存在 8cm 的积液，建议经胃引流积液（图 54.4a）。

积液位于胃后方（图 54.4b），经胃镜和超声内镜引导，放置 3 根支架连通胃和积液后（图 54.5a~c）经胃引流。术后症状未完全消失并且患者出现发热，再次进行 CT 检查提示胰腺区域积液（图 54.5d）。通过 ERCP 放置胰管支架并行经皮穿刺引流术（图 54.5e）。4 天后患者出院。病理学提示为黏液性囊腺瘤，切缘阴性。

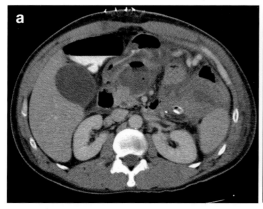
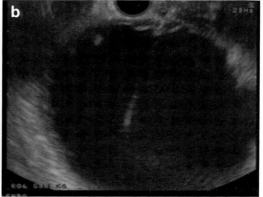

图 54.4　a. CT 检查见胰漏积液；b. 经胃镜和超声内镜引导，沿导丝放置第一个支架

讨论

这 2 个病例提示外科医师在进行此类手术后可能遇到的诸多不确定性。封闭胰腺残端有不同的方式，最佳关闭方式正在进一步研究中。在第 1 个病例中，切除术后胰管的某个分支可能受损。在有明显症状的胰漏病例中，有 2 种引流的方法——内镜下经胃引流术和经皮穿刺引流术。如果持续存在胰漏，则应该对胰管进行引流（示意图 54.1）[1]。

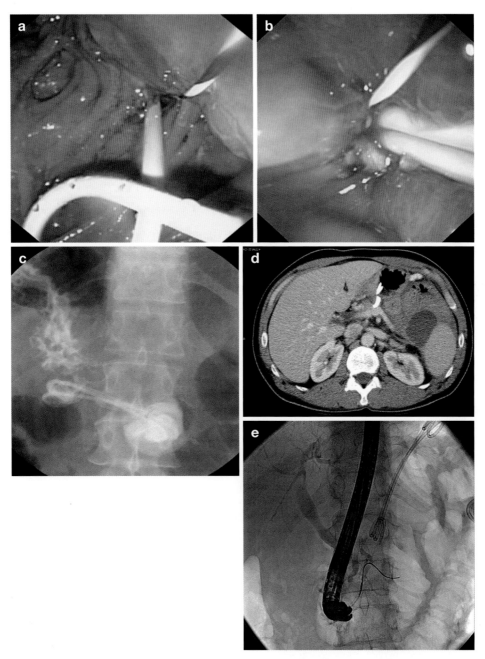

图 54.5　a~c. 沿着导丝置入第 1 个支架，支架位于积液区与胃之间，X 线显示支架；d, e. CT 检查显示持续胰漏，经胰管及经皮持续引流积液

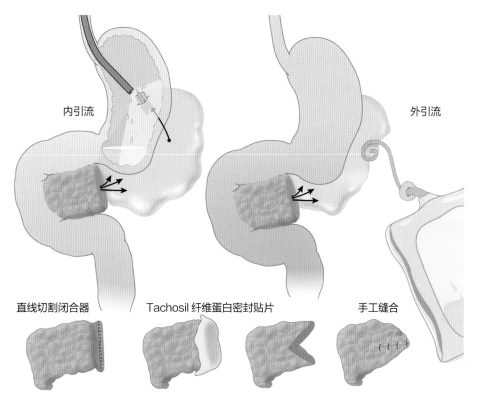

内引流   外引流

直线切割闭合器   Tachosil 纤维蛋白密封贴片   手工缝合

示意图 54.1 术后有症状的胰漏可根据积液位置经皮或者经胃引流，两种方法是互补的。关闭胰腺残端的不同方式

（汪栋 译）

232 consecutive distal pancreatectomies with emphasis on risk factors, outcome and management of the postoperative pancreatic fistula. Arch Surg. 2008;143:956–65.

参考文献

[1] Goh BKP, Tan YM, Chung YFA, et al. Critical appraisal of

第55章
腹腔镜阑尾切除术后休克

Joris J.G.Scheepers

关键词 出血；腹壁；急性阑尾炎；腹腔镜阑尾切除术；腹壁动脉

诊断和手术指征

患者女性，36岁，因急性阑尾炎入院。临床和CT检查诊断均明确（图55.1）。

手术

采用三套管入路进行腹腔镜探查，一个10mm套管穿刺于脐下，一个5mm套管穿刺于耻骨上，另一个10mm套管穿刺于脐与左髂前上棘之间。由于阑尾动脉出血，止血困难，手术转为经麦氏切口开腹，切除阑尾并缝合止血。术后，患者休克，且静脉补充生理盐水和胶体没有效果。手术医师考虑阑尾动脉再次出血的可能性，决定立即给患者再

次手术。在经麦氏切口手术探查的过程中，患者休克程度加深，术者寻求上级外科医师帮助。显然，出血原因不在阑尾动脉，但腹腔充满血和血凝块。执行正中切口剖腹探查术，发现出血不是来自肝或脾，而是来自脐和棘突之间最后一个套管位置的左侧腹壁下动脉和静脉的损伤。经过局部缝合止血并清除血凝块，输血4个单位后患者恢复。

讨论

这个案例的教训是，腹腔镜手术的每一个步骤，包括套管穿刺，都非常重要且要保证安全。尤其是腹中线外侧的套管穿刺存在腹壁血管损伤的风险。Saber等人通过CT检查研究腹壁出血的危险区域，确定腹壁下血管通常位于离腹中线4~8cm的位置[1]。避开这个区域可确定进入前腹壁的安全区，但不可能总避开该区域，应在套管穿刺过程中通过可视化设备来观察腹壁动脉及相应的出血情况[2]。此外，这种并发症不常被文献记载，但其发生率可能比报道的多[3]。通过本例患者总结了腹腔镜手术中与腹壁血管损伤有关的所有问题：术中出血、休克和鉴别诊断困难。在建立气腹和套管穿刺的过程中，要小心！

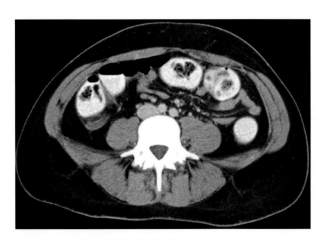

图55.1 CT检查诊断为急性阑尾炎

（李徐奇 译）

参考文献

[1] Saber AA, Meslemani AM, Davis R, Pimentel R. Safety zones for anterior abdominal wall entry during laparoscopy: a CT scan mapping of epigastric vessels. Ann Surg. 2004;239:182–5.

[2] Hurd WW, Amesse LS, Gruber JS, et al. Visualization of the epigastric vessels and bladder before laparoscopic trocar placement. Fertil Steril. 2003;80:209–12.

[3] Valera Sánchez Z, Morales Conde S, López Bernal F, Cadet Dussort H. A large hematoma in the abdominal wall after trocar insertion. Rev Esp Enferm Dig. 2008;100:64–6.

第56章
阑尾切除术后脓肿

Suzanne S. Gisbertz

关键词 急性阑尾炎；腹腔镜阑尾切除术；经皮穿刺引流；脓肿

诊断和手术指征

患者女性，58岁，6周前因蜂窝织炎性阑尾炎接受了腹腔镜阑尾切除术（图56.1）。术中通过3个戳卡，使用白色钉舱的腔内闭合器将其阑尾切除，阑尾放在取物袋内移出体外。止血效果良好，关闭戳卡孔，手术完成。

术后并发症的诊断与治疗

术后病程因小肠梗阻和发热而复杂化。CT检查发现右侧结肠旁沟存在脓肿，遂行经皮穿刺引流（图56.2），患者病情好转，引流管拔除后即出院。

出院数周后，患者因自觉不适、纳差、腹泻再次来到门诊，门诊收入院。查体：体温38.1℃，

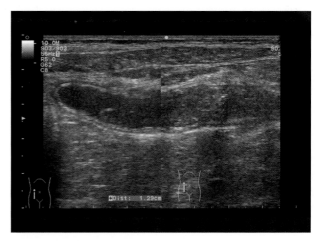

图56.1 超声诊断急性阑尾炎

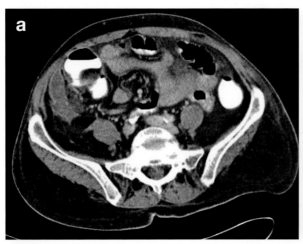
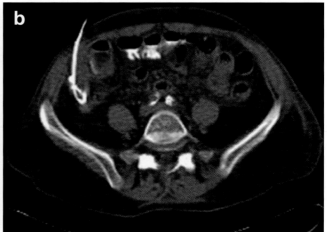

图56.2 a. CT示盲肠周围脓肿；b. CT示经皮穿刺引流脓肿

心率 94 次 / 分，右下腹局部疼痛。C 反应蛋白 250mg/L，白细胞 12.5×10^9/L。CT 检查发现右侧结肠旁沟脓肿，再次经皮穿刺引流（图 56.3），静脉注射广谱抗生素治疗。营养和一般情况改善，彻底引流后第 10 天出院。

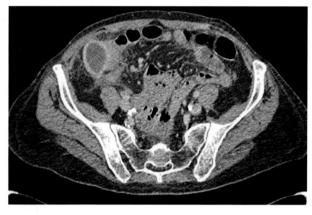

图 56.3　CT 检查，术后 3 周新脓肿形成

讨论

Cochrane 回顾分析比较了开腹和腹腔镜阑尾切除术后脓肿发生率，结果显示腹腔镜组的发生率略高[1]。

与此病例相关的教训可能是，在第一次出院前，应根据临床检查和影像学检查判断脓肿是否已完全消失。相反，迫于患者要求出院重新工作的压力，上述的相关质控被省略。

（刘焕然　译）

参考文献

[1] Sauerland S, Jaschinski T, Neugebauer EA. Laparoscopic versus open surgery for suspected appendicitis. Cochrane Database Syst Rev. 2010;6(10).

第 57 章
阑尾类癌

Miguel A. Cuesta, Maria Conde Rodriguez

关键词　阑尾肿瘤；阑尾；类癌

病例 1

诊断和手术指征

患者男性，47 岁，因下腹疼痛及呕吐入院。发热，体温达 39.2℃，白细胞升高至 13.0×10^9/L，CRP 为 61mg/L。查体：右下腹部有明显的腹膜炎体征。超声影像学检查见疑似急性阑尾炎的影像，建议行腹腔镜下阑尾切除术（图 57.1）。

手术

术中发现阑尾穿孔合并道格拉斯腔积脓，予脓液引流。术后给予静脉注射抗生素 5 天，缓慢恢复。病理检查示急性阑尾炎穿孔合并 8mm 类癌肿瘤。

病例 2

诊断和手术指征

患者男性，66 岁，患贝特鲁氏病和 2 型糖尿病，因腹痛进行性加重并伴有呕吐入院。1 年来进行性腹胀、腹部绞痛和排便习惯改变。入院当天查体体温 37.8℃，腹胀，可见肠型及蠕动波。实验室检查提示白细胞 15.0×10^9/L，CRP 为 75mg/L。腹部平片可见小肠扩张。CT 检查发现小肠梗阻，右下腹有脓肿，考虑为阑尾来源（图 57.2）。

手术

因肠梗阻外科医师决定采用正中切口进行手术，术中发现阑尾炎穿孔，脓肿腔 7cm×7cm。这是导致肠梗阻的原因。阑尾切除和脓肿引流后，松解肠袢，放置引流管，关腹。

术后病程

给予静脉注射抗生素 7 天，肠外营养（TPN）直至肠道功能恢复。组织学检查显示杯状细胞类癌，4cm 大小，呈弥漫性生长，局限于固有肌层。浆膜及阑尾系膜未见肿瘤浸润。此外，发现急性阑尾炎穿孔。

术后 CT 检查无远处转移，术后根据组织学检查结果建议患者行结肠镜检查及右半结肠切除术。6 周后，行右半结肠切除术，术后无特殊事件发生。未发现远处转移及系膜根部淋巴结转移。组织学检查未见类癌残留，所有淋巴结（17 个）均为阴性。

经过 6 年的随访，定期进行腹部 CT 检查和控制血小板中的 5- 羟色胺，患者治愈。

讨论

从这 2 个病例中可以发现，阑尾的类癌本身就可以表现为急性阑尾炎。在大多数情况下，需要依据病理学诊断结果，才能决定下一步如何处理。

首先，如果怀疑阑尾有（恶性）肿瘤，在手术期间应怎样做？其次，一旦病理报告确定了肿瘤的类型和分期，下一步怎么办？

关于第一个问题，如果肿瘤大于 2cm，必须通过根治性手术切除肿瘤——大多数情况下是通过回盲部或右半结肠切除术切除。如有疑问或肿瘤小于 2cm，则必须等待阑尾病理报告。如果肿瘤位于盲肠阑尾根部，则必须进行回盲部切除（图 57.3，图 57.4，示意图 57.1）。

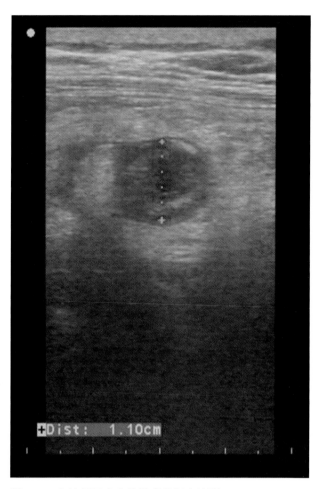

图 57.1　急性阑尾炎合并肿瘤的超声诊断

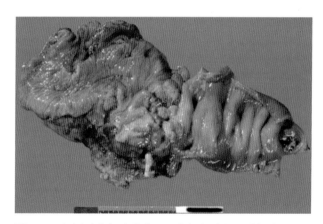

图 57.3　阑尾球状细胞类癌。回盲部切除的开放标本

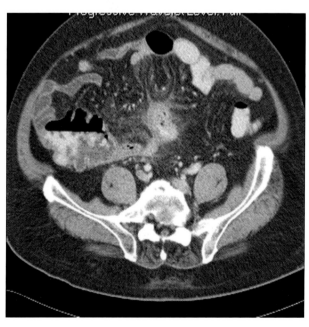

图 57.2　CT 检查，肠梗阻伴脓肿，位于右下腹部，可能起源于阑尾

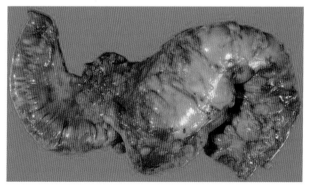

图 57.4　杯状细胞类癌位于盲肠阑尾的起点，1cm 大小。根治性切除，但 5 个淋巴结阳性

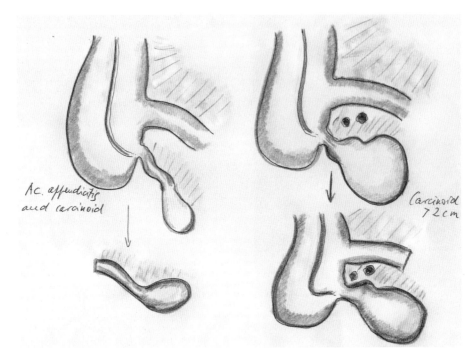

示意图 57.1 如果阑尾切除标本中发现类癌，肿瘤小于 2cm 且根治性切除，则不应再增加手术切除。如果肿瘤大于 2cm 或未根治，则建议行右侧半结肠切除术

关于第二个问题，阑尾恶性肿瘤的不同组织学类型、后续治疗和生物学行为，Turaga 等人研究了 1973—2007 年的 SEER 数据库中的所有阑尾恶性肿瘤患者（n=5655）[1]。肿瘤分为恶性类癌、杯状细胞癌、结肠癌型腺癌、黏液腺癌和印戒细胞型。恶性类癌的 5 年疾病特异性生存率为 93%，杯状细胞癌为 81%，结肠型腺癌为 55%，黏液腺癌为 58%，印戒细胞型为 27%。组织学亚型是阑尾肿瘤患者疾病特异性生存率和总体生存率的重要预测因子。此外，预后不仅取决于阑尾的根治性切除，还取决于肿瘤的大小。小于 2cm 且已根治性切除的类癌是不需要其他辅助治疗的，而大于 2cm 或未根治性切除的肿瘤则需要行右半结肠切除术以保证彻底根除。

关于阑尾切除标本中发现类癌肿瘤的频率和后续治疗选择，In't Hof 等人对鹿特丹地区 2 个中心的 1485 例阑尾切除手术进行了为期 6 年的回顾性研究[2]。对人口统计学资料、临床表现、组织病理学、手术报告、生存率进行评分并与文献对比。

3 名女性、4 名男性（0.47%）发现类癌；平均年龄为 32.7 岁（20~59 岁）。所有病例的临床表现均类似急性阑尾炎。5 例患者行腹腔镜阑尾切除术，其中一名患者中转开腹手术。5 名患者在获得病理报告后接受了进一步的手术治疗。4 名患者行回盲部切除术，1 名患者接受了右半结肠切除术。二次手术标本中均未发现类癌肿瘤残留。平均随访 65 个月（年龄 25~92 岁），所有患者均存活，无疾病症状。作者的结论是阑尾类癌最常表现为急性阑尾炎，他们还强调了对已切除阑尾进行组织病理学分析的重要性。偶发阑尾类癌的远期预后良好。Butte 等人通过对 8903 例阑尾切除标本的分析，证实了 int Hof 等人的结论[3]。

对不同类型的类癌进行准确的病理诊断非常重要。Carr 等人回顾分析了这些神经内分泌肿瘤及它们的不同类型和生物学行为[4]。

阑尾的真正的肿瘤性 EC 细胞类癌无疑会发生远处转移，而且直径大于 2cm 的类癌的远处转移风险显著增高。类癌综合征是一种非常罕见的表现。管状类癌是一种少见的良性肿瘤，有人认为它们代表 L 细胞类癌，以管状生长为主。杯状细胞癌往往不产生肉眼可见的肿块，而是弥漫性浸润细胞壁，它们可能表现为低度恶性肿瘤。杯状细胞癌与其他类型的肿瘤的区别是非常重要的，因为这关系到不同的治疗和预后。

继世界卫生组织之后，Louthan 发表了关于阑尾神经内分泌肿瘤（阑尾类癌）治疗的共识[5]。与 Carr 等人的综述一样，他们将肿瘤描述为：①具有良性或不确定行为的高分化内分泌肿瘤；②高分化内分泌癌；③杯状细胞癌。这些肿瘤通常在阑尾切除术中被偶然诊断出来。类癌综合征在阑尾类癌中罕见，预后最重要的参数是肿瘤大于 2cm，大多数患者通过阑尾切除术治愈（阑尾肿瘤小于等于 2cm），直径大于 2cm 的肿瘤应行右半结肠切除术治疗[5]。

另一个困难的决定是在手术中如何处理阑尾的黏液囊肿。Caracappa 等人在他们的综述中发现，阑尾黏液囊肿是一种罕见的疾病（占所有阑尾切除术的 0.3%），其特征是阑尾腔内黏液样物质的积累[6]。根据组织病理学上皮特征可将其分为 4 种实体：①单纯阑尾黏液囊肿（AM）；②黏液囊肿伴上皮增生；③囊腺瘤；④囊腺癌。最后 2 个亚型均表现为新生物的形态。阑尾穿孔引起的肿瘤细胞和黏液样物质在腹腔内扩散，临床上可导致腹膜假性黏液瘤，其中 10%~15% 病例的病情会发生快速进展。临床上，它可以长期无症状，也可以表现为腹痛、可触及肿块和腹胀。术前诊断很少见，大多是在术中发现。治疗多采用外科手术：阑尾切除对单纯 AM、AM 合并上皮增生、囊腺瘤合并阑尾基底部完整均有效；对于有较大种植灶的情况下，需要切除回肠盲肠，甚至需要进行右半结肠切除术。值得注意的是，Gonzalez-Moreno 和 Sugarbaker 最近

证明，只有在为了获得完全细胞减灭、淋巴结受累或组织病理学检查提示非黏液型时，右半结肠切除术作为最终治疗是有效的。这是基于 501 例阑尾上皮性恶性肿瘤患者的前瞻性临床资料收集得出的结论[7]。所有患者在转诊时均确诊有腹腔种植转移，均行细胞减灭术及腹腔热灌注化疗。统计分析的主要自变量是用于切除原发癌的手术方法（阑尾切除术与右半结肠切除术）。初次诊断后中位随访时间为 4 年。作者的结论是，右半结肠切除术不能给出现腹腔种植转移的阑尾黏液肿瘤患者带来生存优势。他们的研究表明，除非活检证实阑尾或远端回结肠淋巴结的转移或者切除范围不够，否则应该避免行右半结肠切除术。

（刘焕然　译）

参考文献

[1] Turaga KK, Pappas SG, Gambling TC. Importance of histologic subtype in the staging of appendiceal tumors. Ann Surg Oncol. 2012;19:1379–85.

[2] In't Hof KH, van der Wal HC, Kazemier G, Lange JF. Carcinoid tumors of the appendix: an analysis of 1485 consecutive emergency appendectomies. J Gastroinest Surg. 2008;12:1436–8.

[3] Butte JM, Garcia Huidobro MA, Torres J, et al. Long term survival in carcinoid tumor of the appendix. An analysis of 8903 appendectomies. Gastroenterol Hepatol. 2009;32:537–41.

[4] Carr NJ, Sobin LH. Neuroendocrine tumors of the appendix. Semin Diagn Pathol. 2004;21: 108–19.

[5] Louthan O. Neuroendocrine tumors of the appendix. Vnitr Lek. 2009;55:1051–5.

[6] Caracappa D, Gulla N, Gentile D, et al. Appendiceal mucocele. A case report and literature review. Ann Ital Chir. 2011;82:239–45.

[7] Gonzalez Moreno S, Sugarbaker PH. Right hemicolectomy does not confer a survival advantage in patients with mucinous carcinoma of the appendix and peritoneal seeding. Br J Surg. 2004;91:304–11.

第 58 章
蜂窝织炎性阑尾炎保守治疗后并发症

Miguel A. Cuesta

关键词　盲肠癌；肠梗阻；复发性急性阑尾炎；阑尾炎性包块

病例 1

诊断和手术指征

患者男性，66 岁，因右下腹部疼痛，发热 39.5℃，于 1 周前在外院住院治疗。体格检查及 CT 检查发现蜂窝织炎性阑尾炎（图 58.1），并可见一个 2cm 大小的脓肿。给予静脉注射抗生素的保守治疗，患者恢复良好，肠道转运功能恢复，体温恢复正常出院。

来我院体检时，查体时触及阑尾包块，无痛，建议其继续当前的治疗方案，在 4 周后进行结肠镜检查以排除盲肠癌。患者病情进展并出现肠梗阻，遂收入我院。体检时，患者无不适主诉，也无发热，腹部满胀，肠道蠕动剧烈。腹部 X 线及 CT 检查发现小肠梗阻，同时伴有回盲区挛缩变形（图 58.2）。

手术

取腹部正中切口开腹手术，在回盲部可触及一个炎性纤维肿瘤，这是引起肠梗阻的原因。回盲部切除术后行侧侧吻合术。由于纤维化，切除并不容易。病理检查显示，标本中有较强的纤维化区域，

未见阑尾，有炎症残留和部分黏液区。由于组织学检查中发现较多黏液，对阑尾黏液囊肿的可能性进行了深入探讨。

术后病程

9 个月后，患者因肠梗阻再次入院，经过几天的保守治疗后，患者康复。CT 检查显示无黏液或肿瘤复发，患者情况良好。

病例 2

诊断和手术指征

患者男性，37 岁，因急性阑尾炎被送入急诊室。

1 年半前因蜂窝织炎性阑尾炎入院并进行保守治疗。因患者当时无任何不适主诉，所以未对他进行手术治疗。而在这次入院查体中，发现患者右下腹有明显腹膜炎体征，CT 检查提示急性阑尾炎征象，腹腔内未见粪便影像。初始应用腹腔镜入腹探查，由于腹腔内纤维化和炎症改变，因此中转麦氏切口回盲部切除术。病理检查显示急性炎症和纤维化。患者术后康复顺利。

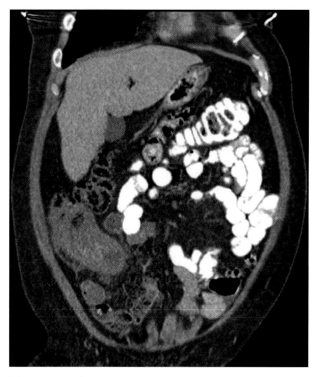

图 58.1　CT 检查，急性阑尾炎，蜂窝织炎

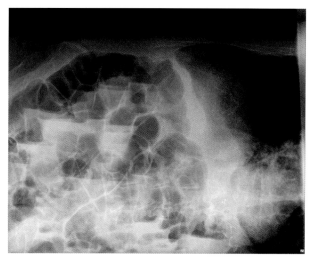

图 58.2　腹部 X 线片，蜂窝织炎性阑尾炎后肠梗阻

病例 3

诊断和手术指征

患者男性，71 岁，因腹痛及腹泻到门诊就诊。患者无发热，白细胞正常，腹部查体未及腹膜炎体征。4 周后，患者主诉黑便、发热、呕吐再次入院。查体发现：体温 38.5℃，白细胞 12.0×10⁹/L，右下腹可触及痛性肿块。超声和 CT 检查均显示阑尾肿块，内有脓肿，遂经皮引流（图 58.3a）。2 周后，患者再次出现黑便，且血红蛋白出现轻度下降（由 7.5g 降至 6.5g），遂行结肠镜检查，检查发现盲肠肿瘤并取活检。经活检确诊为腺癌。CT 检查未见远处转移（图 58.3b）。由于怀疑肿瘤穿孔，遂行经横切口剖腹探查，行右半结肠切除术，同时切除所有炎性肿块和受累腹膜。术后病理分期为 pT₃N₂M₀，建议患者术后化疗。2 年后，所有的指标均恢复正常，患者情况良好。

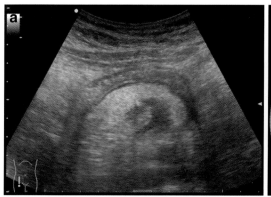
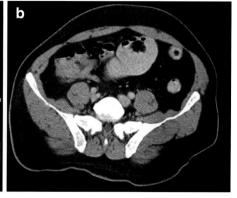

图 58.3　a. 超声示急性阑尾炎伴脓肿；b. CT 检查，在上一次 CT 检查中，盲肠癌被认为是蜂窝织炎性阑尾炎

讨论

这3个病例的教训是，蜂窝织炎性阑尾炎初始可以选择保守治疗，在大多数病例中没有进展，因此不需要选择阑尾切除术。此外，根据患者的主诉来进行治疗是至关重要的。右下腹部的慢性疼痛是择期阑尾切除术的指征，但肠梗阻或急性阑尾炎复发也是手术探查的指征。对于40岁以上的患者，出院后4~6周必须进行结肠镜检查，以排除盲肠癌。

（刘焕然 译）

第59章
小肠切除术后吻合口漏

Cornelius G. Niels Vos

关键词 小肠；吻合口漏；腹膜炎；回肠造口术

吻合口漏是小肠切除术后的灾难性并发症。本章节包含 2 例小肠切除术后吻合口漏的病例，将对其治疗管理的决策进行讨论。

病例 1

诊断和手术指征

患者男性，57 岁，既往有难治性乳糜泻，本次因双侧肺炎所致的呼吸功能障碍被送往重症监护病房。由于腹痛进行腹部 CT 检查，结果发现小肠壁增厚及腹腔内多发淋巴结肿大。为了排除胃肠道淋巴瘤（包括乳糜泻）再次行胃十二指肠镜检查。内镜检查后患者出现急性腹痛，体格检查时表现出腹膜炎的体征。腹部 X 线片见腹腔内大量的游离气体，提示消化道穿孔。

手术

剖腹探查手术发现近端空肠淋巴瘤，其表面可见一个巨大的穿孔。考虑这个穿孔并非近期医源性穿孔，而是被周围组织覆盖的陈旧性穿孔，因为胃十二指肠镜检查过程中的气体而再次穿孔。手术切除破损的空肠，并采用侧侧吻合术进行消化道重建。

术后并发症的诊断与治疗

术后第 9 天，患者出现急性腹痛，且血流动力学不稳定。急行腹部 CT 检查提示腹腔游离气体和液体（图 59.1）。再次行剖腹探查手术，术中发现侧侧吻合口瘘。首先关闭吻合口，并在其近端进行空肠双腔造口术。尽管及时采取干预措施，但由于患者一般情况持续恶化及 T 淋巴细胞数量持续下降，且缺乏治疗的选择，下一步治疗被中止，第二次剖腹探查术后第 4 天患者死亡。

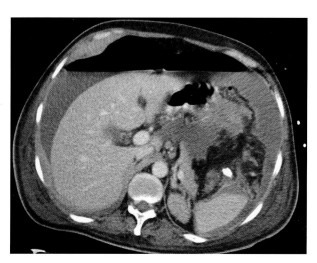

图 59.1 病例 1 患者第二次剖腹探查手术前腹部平扫 CT 提示大量腹水和腹腔游离气体

病例 2

诊断和手术指征

患者男性，77 岁，既往患有骨髓瘤。1 年前因体重减轻及腹痛诊断为结肠癌 $T_3N_0M_0$，遂行右半结肠切除术。此次就诊腹部 CT 提示空肠包块，双气囊小肠镜检查提示黏膜面未见异常。

手术

剖腹探查发现右侧腹腔回肠内巨大包块，可见腹腔内多发肿瘤残留。术中冰冻切片证实为腺癌。因此，未进行包块切除，于肿瘤近端空肠及远端回肠行短路手术，肿瘤处小肠留一个环形盲袢。

术后并发症的诊断与治疗

术后第 3 天，患者出现急性腹痛，体格检查提示腹膜炎。腹部 CT 见腹腔内游离气体及液体。再次剖腹探查发现环形盲袢一处缺损，遂进行连同肿瘤在内的盲袢整块切除，而原短路侧侧吻合未动。术后患者并发肺炎，出院后口服抗生素成功治愈。

讨论

小肠切除术后发生吻合口漏，可选择的治疗方法非常少。最容易的方案就是关闭吻合口缺损。如果吻合口血运良好，患者血流动力学稳定，则可关闭吻合口缺损；如果吻合口质量较差，则可以切除原吻合口而重新吻合（示意图 59.1）；如果患者合并败血症，血流动力学不稳定或者一般情况较差，最好的选择是拆除原吻合口，行近端小肠和远端小肠双造口术。造口还纳最好在术后 8 周进行，但是如果空肠造口在空肠的最近端，造口位置非常高，则应该遵循损伤控制理念；一段时间后，再次进行剖腹探查并恢复消化道完整性。另外一个使用较少的方案是在吻合困难的位置，关闭吻合口缺损后，在远离吻合口的位置进行造口或者保护性造口术。尽管文献对于保护性造口的结果报告不一致，但是

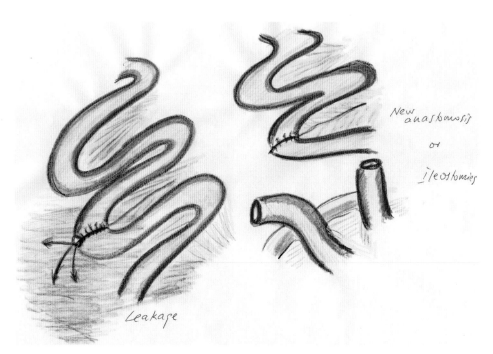

示意图 59.1 假如小肠切除、小肠吻合术后，患者出现吻合口漏合并腹膜炎，应再次行手术治疗。假如患者血流动力学稳定合并化脓性腹膜炎，则应该考虑重新吻合。假如血流动力学不稳定或者合并粪性腹膜炎，则应该偏位造口

一般认为保护性造口能够减少吻合口瘘的风险。保护性造口能够降低临床结局的严重性，以及减少需要再次手术的风险。

需要记住的重点是对于那些腹壁完整、吻合口漏通过腹壁伤口引流充分可控性漏，以及复杂难以治愈的腹壁损伤的患者，可采用保守治疗。治疗将包含通过 VAC 系统或者充足的带孔设备，全肠外营养，生长激素抑制素减少渗出，最终经皮穿刺引流积液或者积脓，恰当的保护皮肤。假如漏出的消化液被充分引流，肠壁的连续性完好，且没有进一步机械性梗阻，吻合口漏将会自愈。

（郑波波　译）

第 60 章
克罗恩病复发

Adriaan A. van Bodegraaven

关键词　克罗恩病；克罗恩病复发；肠梗阻；肠切除术

病例 1

诊断和手术指征

20 世纪 80 年代，一位 23 岁的男性在服兵役期间出现小肠梗阻症状，后被诊断为克罗恩病，病变位于小肠（蒙特利尔分型 L1+L4），患者接受了手术治疗。根据当时的医学观点，手术治疗可以"彻底"根治克罗恩病，基于 2 个实例，第 1 例发生在 1984 年，患者接受了扩大回盲部切除术，1987 年的第 2 例切除了患者的部分空肠。具体资料缺失，而根据组织学报告，这位患者至少被切除了 1.5m 的小肠，1990 年起，尽管使用不同剂量的皮质类固醇维持治疗（泼尼松龙 5~20mg/d），但患者还是疾病复发而再次出现梗阻症状（图 60.1）。由于保留的空肠和回肠多节段性狭窄病变，患者转诊我们三线医院，由另一名胃肠科医师治疗。

接诊医师建议调整饮食，少食多餐，以流质饮食为主。密切监测临床复发症状和实验室检查结果，评估炎症参数和药物相关毒性。继而患者出现右眼视网膜中央静脉闭塞（图 60.2），这是一种较为少见的 IBD 肠外表现，患侧视力降到 30% 以下。后来，患者又被诊断为双侧角膜发育不良。

尽管如此，伴随临床表现的增多，以及炎症的缓解，再次建议外科治疗。

手术

1996 年，患者接受开腹手术治疗有症状及无症状的小肠狭窄，为了保留更多的肠管，进行了 5 处狭窄肠管的成形术；而针对近端长度超过 10cm 的狭窄则采用侧侧吻合术。患者术后身体状况良好，能适应日常工作。

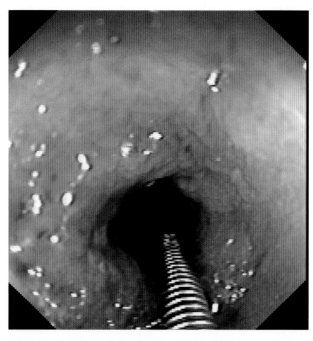

图 60.1　结肠镜显示克罗恩病，正在取活检

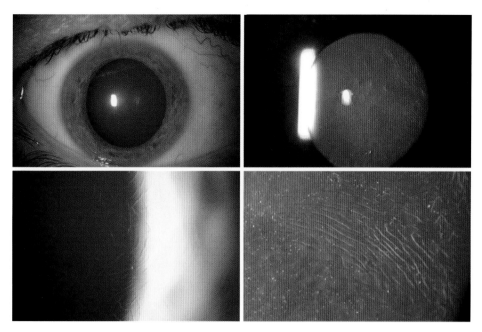

图 60.2 双眼角膜发育不良

术后病程

然而，2002 年患者出现症状复发和疾病活动（图 60.3），导致再次开腹手术，此次手术进行另外 2 处狭窄成形术和切除 15cm 近末端回肠。大约保留 180cm 的小肠。因术后并发吻合口瘘，因此再次剖腹探查，并进行了回肠造口术和结肠瘘结肠造口术。

腹腔引流和冲洗后不久又进行 2 次剖腹探查术。2003 年底，在没有疾病进展情况下，行肠造口还纳手术。

接受几次手术以后，患者长期排便次数增多，尽管已根据能量需求和粪便能量损失（间接量热法和粪便弹式量热法）计算和测量后补充了充足的营养，但体重仍缓慢进行性下降。最后，进行经皮内镜胃造口术，通过泵装置 24 小时连续滴入预消化的肠内营养治疗。

目前，患者体重稳定。然而，尽管最初使用氨甲蝶呤注射，后续联合英夫利昔单抗治疗，直至近期每周使用阿达木单抗 40mg，但在近末端回肠部位再次出现狭窄症状，诊断为活动期克罗恩病（图

60.4a）。患者近期接受了手术，发现远端吻合口周围纤维性肿块（图 60.4b），切除 20cm 小肠，并进行侧侧吻合术，残留 70cm 的小肠和横结肠远端的肠管。

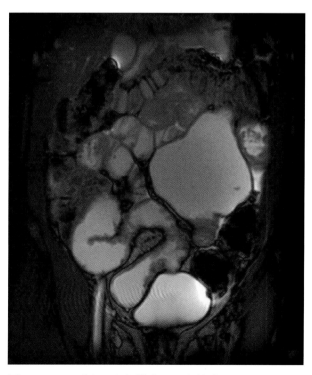

图 60.3 MRI 灌肠：空肠扩张，肠壁增厚

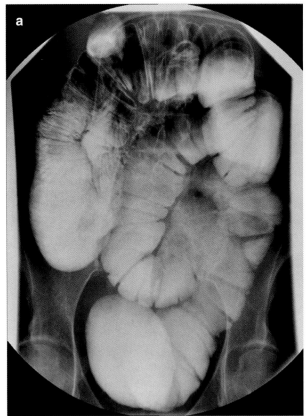

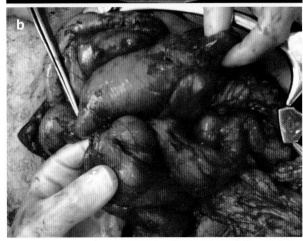

图60.4 a. MRI 灌肠：小肠扩张，克罗恩病复发；b. 远端吻合口周围纤维性肿块

讨论

由于不能避免残留肠管的复发，"根治"切除克罗恩病的方案已长久弃用。因此，目前克罗恩病的手术方案包括最小范围切除和优先微创，微创是指腹腔镜手术更优于开腹手术[1]。一般来说，70%~80% 的克罗恩病患者可能需要接受一次手

术，而 50% 的患者可能会进行二次手术。要尽可能避免大范围切除肠管（小肠）。因此，疾病处于静止期时，浸润、脓肿和其他并发症，应尽可能先通过应用抗生素和肠内营养或经皮引流治疗。克罗恩病患者的小肠总长度甚至在术前是否普遍较短，目前仍存在争议。这个因素本身可能会导致短肠综合征的高发生率，引起营养和能量缺乏。无论如何，在每次克罗恩病手术后，必须仔细记录小肠的剩余长度（包括或不包括十二指肠、结肠瓣膜和残留结肠的长度），以便记录有功能的肠管和预测有重要临床意义的肠衰竭。这可能有利于对克罗恩病患者在早期开始营养支持治疗，包括由于肠道吸收不佳而导致药物治疗的生物利用度较低，有时需要建立不同的给药途径（皮下注射，静脉注射）。此外，应由专门的（营养）小组规范监测术后肠道功能[2-6]。

病例 2

诊断和手术指征

1990 年，一名 19 岁的患者被诊断为末端回肠克罗恩病。节段性肠腔狭窄，而实验室检查或影像学检查中无炎症表现，1992 年行开腹回盲部切除术。1999 年狭窄性病变复发需要手术切除近末端回肠，2006 年再次复发行手术切除（图 60.5，图 60.6）。最近由于自发性肠瘘形成行右半结肠切除术。此外，1998 年患者接受了肛周脓肿手术引流。

除了克罗恩病，患者还被诊断为 HLA-B27 阴性的骶髂关节炎，符合 IBD 相关的脊椎关节病和骨质减少。第一次手术后开始补充维生素 B_{12}。

所有的手术过程都很顺利。术后很长时间临床症状消失。复发的临床症状通常汇集炎症表现、右下腹痛（尤其是餐后加重）及抑郁表现，需要再次药物治疗。而在无症状期，药物治疗的依从性不佳。虽然对疾病活动的诱导缓解治疗有效，但仍存

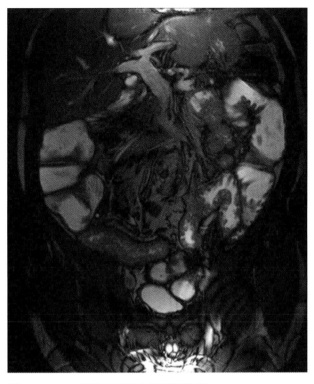

图 60.5　MRI 灌肠显示近末端回肠狭窄

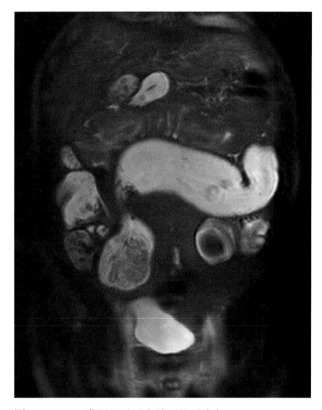

图 60.6　MRI 灌肠显示近末端回肠再狭窄

在临床症状需要再次手术，最后以扩大切除的方式切除瘘管。尽管进行有效的抗肿瘤坏死因子 α 治疗（每周阿达木单抗 40mg），但近期患者仍因近末端回肠克罗恩病活动期，在饱餐后出现腹部绞痛症状。

讨论

克罗恩病的表型分型基于确诊年龄、病变部位和以蒙特利尔分型为主的疾病行为 [7]。最初这种分型旨在帮助预测疾病进程，但在这方面其准确性有限。被确诊为克罗恩病，患者一生需要接受手术的概率为 70%~80%，50% 的可能在后续 10 年内再次手术。临床上，特殊的疾病狭窄类型与疾病复发有关。到目前为止，还没有药物治疗被证实可明确减少复发。使用如甲硝唑或咪唑衍生物处理时需要考虑药物不良反应，或使用抗肿瘤坏死因子 α 时要考量成本。无论如何，仅有少数研究关注这个问题。此外，某些克罗恩病患者存在特异性表型，表现出一种特有的"先天性"术后易复发可能。为了能够预测疾病的复发，Rutgeerts 等人建议对回盲部切除术后患者制定末端回肠黏膜病变的内镜评分方法，作为黏膜炎症、临床复发和再次手术的判断指标 [8]。第一次手术后的 6~12 个月内即可进行此内镜评分。最近粪便钙蛋白有作为肠切除术后黏膜复发生物标志物的可能，被认为是一种简单有效的生物标志物 [9]。然而，直至目前为止，没有公认的治疗策略可以避免二次或多次手术。

（杜鹏　译）

参考文献

[1] Maartense S, Dunker MS, Slors JF, et al. Laparoscopic assisted versus open ileocolic resection for Crohn's disease: a randomised trial. Ann Surg. 2006;243:143–9.

[2] Ambe R, Campbell L, Cagir A. Comprehensive review of strictureplasty techniques in Crohn's disease: types, indications, comparisons, and safety. J Gastrointest Surg. 2012;16:209–17.

[3] Lewis RT, Maron DJ. Efficacy and complications of surgery for Crohn's disease. Gastroenterol Hepatol (NY). 2010;6:587–96.

[4] Spinelli A, Sacchi M, Fiorino G, et al. Risk of postoperative recurrence and postoperative management of Crohn's disease. World J Gastroenterol. 2011;17:3213–9.

[5] Thompson JS, Iyer KR, DiBaise JK, et al. Short bowel syndrome and Crohn's disease. J Gastrointest Surg. 2003;7:1069–72.

[6] Donohoe CL, Reynolds JV. Short bowel syndrome. Surgeon. 2010;8:270–9.

[7] Satsangi J, Silverberg MS, Vermeire S, Colombel JF. The Montreal classification of Inflammatory bowel disease: controversies, consensus and implications. Gut. 2006;55:749–53.

[8] Daperno M, D'Haens G, Van Assche G, et al. Development and validation of a new, simplified endoscopic activity score for Crohn's disease: the SES-CD. Gastrointest Endosc. 2004;60:505–12.

[9] D'Haens G, Ferrante M, Vermeire S, et al. Fecal calprotectin is a surrogate marker for endoscopic lesions in inflammatory bowel disease. Inflamm Bowel Dis. 2012;18:2218–24.

第61章
短肠综合征

Adriaan A. van Bodegraven

关键词 克罗恩病；短肠综合征

另一类患者临床更为复杂，但普遍被认为是克罗恩病的良性进程。

诊断和手术指征

患者男性，52岁，身高1.85m，最初体重约90kg，1988年，29岁时依据临床症状被诊断为克罗恩病。因激素抵抗性回结肠病变而导致降结肠部分切除手术。术后使用硫唑嘌呤防止复发，现因结肠病变再次复发合并结肠-膀胱瘘到我院就诊。

手术

行直肠低位前切除、瘘管切除、膀胱闭合及结肠造口术。

术后病程

2年后，患者因末端回肠狭窄病变致肠梗阻入院治疗，最终切除回盲肠，行侧侧吻合术。在接下来的几年里，使用硫唑嘌呤和短程类固醇激素治疗，病情稳定，体重逐渐上升到101kg。

2000年，症状复发，近末端回肠部位狭窄病变出现绞痛症状，酌情应用英夫利昔单抗（当时荷兰引进）未能缓解症状，患者再次接受手术，切除近末端回肠狭窄部位并行端端吻合术，保留了20cm左右的结肠。术后由于肠粘连导致梗阻康复延迟，3周后再次开腹手术，行粘连松解和远端空肠切除手术。手术后2年期间患者恢复不佳，由于周期性腹痛和食欲下降，体重逐渐下降至84kg。

2年后，小肠炎症再度复发，主要表现为肠腔狭窄病变，出现绞痛和腹痛，体重下降和类似肠梗阻发作的临床症状，行狭窄成形术。然而，术后由于并发吻合口瘘导致腹部切口部位渗漏使得病情加重。再次开腹置入小肠营养管，后期长期使用抗生素、阿片类药物维持治疗。结合术前相对较短的肠管，加上至少3处肠瘘，明确肠衰竭。经全肠内营养不足以维持患者体重，需要额外提供肠外营养。由于慢性炎症引起的分解代谢和进食问题，患者体重继续下降到64.5kg。经过近1年的营养支持治疗，结合氨甲蝶呤单药治疗，加之患者对英夫利昔单抗过敏，决定手术关闭肠外瘘，其中1个位于脊椎左前侧。虽然消除了大部分炎症和瘢痕组织，肠道连续性完全恢复，但再次并发术后肠瘘。3个月后，再次接受手术关闭肠瘘。患者残留70~80cm小肠和30cm结肠和直肠。最后，肠管病变和克罗恩病临床症状得到控制，但造成患者短肠综合征。为了调节残留肠道适应性，让患者一段时间内足量摄食以补充维生素和微量元素。随着时间的推移，全肠外营养和补充营养不再使用，患者体重逐渐增加。按照这个治疗方案，2006 年体重增加至 86kg，使用阿达木单抗治疗肠道炎症。从那时起，患者没有新发克罗恩病症状。目前体重增加至 108kg，这显然是由于充分补充营养和多种维生素及矿物质（尤其是镁）带来的。

讨论

这个是一个很好的病例。克罗恩病术后为防止再次手术可供选择的药物较少，最重要的是，腹部手术治疗克罗恩病同时存在手术并发症风险，而需要额外的手术干预。显然，这可能继发肠衰竭和短肠综合征[1-3]。后一种情况通常被认为与剩余肠管长度直接相关。有意思的是，克罗恩病患者在进行任何手术之前，全小肠长度似乎都较短[1,3]。必须指出的是，肠道长度是消化功能良好的特征之一。一旦回肠被切除，其功能无法恢复，而空肠切除后，回肠可替代空肠功能。此外，有无回盲瓣对增加小肠容积和消化功能至关重要。结肠的长度和功能主要是通过吸收细菌产生的短链脂肪酸来维持营养能量均衡（以及水和盐）。

当手术后继发短肠综合征时，临床治疗方法包括 3 个阶段，具体如下（表 61.1，表 61.2）。

表 61.1 肠道残留及营养风险

肠道残留部分	营养方面的特异性风险
十二指肠、>2m 空肠，结肠	口服足够
十二指肠、空肠、切除 60~100cm 回肠	维生素 B_{12} 吸收不良，肝脏增加胆汁盐的合成使胆汁盐池完整
十二指肠、空肠、切除回肠 > 1m	胆盐池减少，脂肪消化不良，脂溶性维生素吸收减少
<1m 空肠	伴随口服摄入量减少，大量液体和矿物质流失
>1.5m 小肠 + 回肠造口术或 60~90cm 小肠 + 大部分结肠	最初依靠全肠外营养，改为部分肠内营养可能性较大
<60cm 小肠 + 完整结肠	可能持续依赖全肠外营养
<100cm 小肠，无结肠	可能持续依赖全肠外营养
<115cm 小肠 + 空肠造口术	可能持续依赖全肠外营养
<60cm+ 空肠 – 结肠或回肠 – 结肠吻合术	可能持续依赖全肠外营养
<35cm 小肠 + 十二指肠切除术或空肠切除术（或空肠造口术）	可能持续依赖全肠外营养

表 61.2 短肠综合征的三阶段营养治疗策略

阶段	肠外	肠内	并发症
第一阶段（急性期）	全肠外营养，最好采用间接热量计量法；补充液体和电解质以弥补体液丢失过多	只要体液内环境稳定不存在肠内营养问题，通常术后 4~5 天摄入少量复合食物	血流动力学不稳定矿物质含量紊乱
第二阶段（适应期）	最初通过全肠外营养提供全部的营养需要，直至可以进行肠道吸收能力评估肠外营养的给予量逐步减少定期人体测量随访（去脂体重、肌力评定，间接测热法）	增加临床可接受的肠内营养量；质子泵抑制剂；高剂量维生素 D 和钙；社会回归	营养不良；维生素缺乏；骨质疏松症；肾结石；细菌生长过度全肠外营养并发症
第三阶段（维持期）	理想状态是完全不用肠外营养；如果不能，采用平衡肠内外营养方案；如果可能，采用口服营养补充方案	根据肠内营养需要和口服补充营养制定个体化方案；长期营养评估随访，通常每年评估一次；社会回归	营养不良；骨质疏松症；维生素缺乏，通常为脂溶性维生素；锌和镁缺乏

1. 急性期
   - 手术后的第一阶段，以水和矿物质内环境失衡为特征。
   - 这个过程持续约 1 个月，完全肠外营养和补充过量丢失水分和矿物质以确保患者病情稳定。
2. 适应期
   - 这个阶段逐渐增加肠内营养，优先选择混合食物（脂肪）诱导肠道适应。
   - 这一阶段可能需要至少 1 年，直至 2~3 年才能获得消化功能的最佳状态。
   - 预测肠内营养还是肠外营养的必要性困难，治疗效果取决于残留肠管的质量和解剖部位。
3. 维持期
   - 随着适应期之后逐渐过渡到本阶段。
   - 涉及个体化基础上长期的饮食治疗，包含所有的常量营养素和微量元素。
   - 需要专业（营养）团队密切监测术后肠道功能[4-5]。

（杜鹏　译）

参考文献

[1] Keller J, Panter H, Layer P. Management of the short bowel syndrome after extensive small bowel resection. Best Pract Res Clin Gastroenterol. 2004;18:977–92.

[2] Wierdsma NJ, van Bodegraven AA. Energetische verliezen uit een korte darm; meer dan alleen vet (Short bowel energy-loss-more than just fats). Ned Tijdschr Geneeskd. 2005;19:149–54.

[3] Borowiec AM, Fedorak RN. Predicting, treating and preventing postoperative recurrence of Crohn's disease: The state of the field. Can J Gastroenterol. 2011;25:140–6.

[4] Estívariz CF, Luo M, Umeakunne K, et al. Nutrient intake from habitual oral diet in patients with severe short bowel syndrome living in the south-eastern United States. Nutrition. 2008;24:330–9.

[5] Elriz K, Palascak-Juif V, Joly F, et al. Crohn's disease patients with chronic intestinal failure receiving long-term parenteral nutrition: a cross-national adult study. Aliment Pharmacol Ther. 2011;34:931–40.

第 62 章
粘连性肠梗阻复发

Miguel A. Cuesta, Rebecca P.M. Brosens

关键词　乙状结肠切除；憩室炎；小肠梗阻；复发梗阻

病例 1

诊断和手术指征

患者男性，70 岁，2 年前因乙状结肠憩室狭窄行乙状结肠切除术，但术后 6 个月，患者因小肠粘连性肠梗阻行剖腹探查术。二次手术 1 年后，因小肠梗阻住院（图 62.1），保守治疗 4 天后未见好转，且腹痛进行性加重，遂再次手术。

手术

剖腹探查发现一处重要的多发粘连，但还未达到真正小肠梗阻的程度。因此，进行广泛的肠粘连松解术，松解粘连过程中穿孔的小肠全部被修补关闭。

术后并发症的诊断与治疗

患者术后恢复困难，使用鼻胃管 1 周和全肠外营养。术后 2 个月，患者因小肠梗阻再次住院，入院后选择胃肠减压、全肠外营养和灌肠等保守治疗等待胃肠功能恢复。患者因疼痛严重、胃管引流量较少及未排气排便而缺乏活动刺激肠蠕动。

腹部平片和 CT 见小肠内积气扩张（图 62.2）。白细胞升高，为了排除小肠缺血坏死，再次进行腹部探查术。探查术中发现小肠似乎由于环形粘连而梗阻。手术大部分时间都是在探查整个小肠，分离粘连过程中的一些穿孔和修补关闭浆肌层缺损。尽管出现严重的小肠扩张，但是未发现小肠缺血。术中进行小肠减压，术后进行对症治疗。患者经历了非常艰难的恢复过程，伴随时轻时重的疼痛，手术 2 周后，患者开始经口进食并出院。

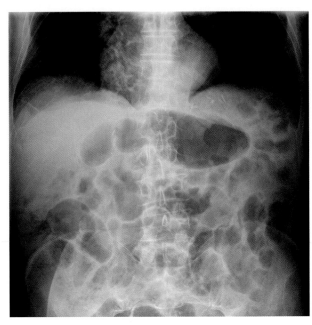

图 62.1　小肠梗阻的腹部前后位 X 线片表现

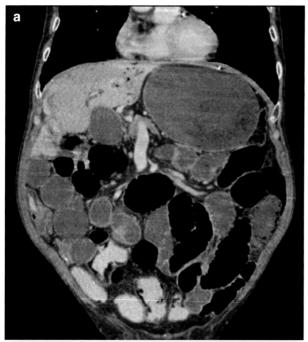

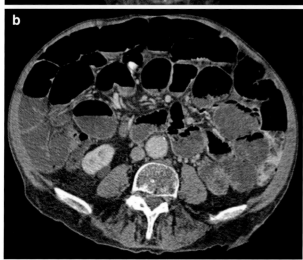

图 62.2　a, b. CT 提示小肠梗阻并积气

病例 2

诊断和手术指征

患者男性，70 岁，由于复发性小肠梗阻转至我院。患者因慢性下肢缺血而服用 Ascal（乙酰水杨酸钙脲散 600）。腹部 X 线片和腹部 CT 提示小肠梗阻。6 个月前由于盲肠癌行右半切除术，术后

出现吻合口瘘行剖腹探查术，术中拆开原吻合口进行回肠造瘘，解除孔隙的反转造成吻合口扭转所致的小肠梗阻。3 个月后，患者再次小肠梗阻，保守治疗 3 天后无好转，外科医师决定再次手术。术中多处粘连被松解，但是未发现明确的梗阻部位。肠管色泽正常，多处浆肌层缺损被修复。

术后并发症的诊断与治疗

术后腹胀持续 2 周，腹部没有发现任何活动或者蠕动。给予胃肠减压和全肠外营养。患者出现腹痛给予阿片类药物镇痛。由于怀疑肠系膜缺血，行 CT 血管成像，显示腹腔干和肠系膜上动脉狭窄（图 62.3）。

确诊为慢性肠系膜缺血后转至我处。为了增加动脉血流从而纠正小肠蠕动，拟行血管介入手术，在狭窄部位进行支架置入术（图 62.4）。介入术后继续保守治疗，所有的镇痛药物停用，经过 2 周时间，患者恢复。患者口服香豆素进行抗凝治疗并出院。

讨论

很多中心坚持小肠梗阻保守治疗 24 小时后再考虑手术治疗，对于考虑绞窄，疼痛、烦躁不安，甚至高乳酸的患者，行急诊手术治疗。而这些患者存在肠粘连、内疝或环形扭转所致的肠缺血风险。其他伴有轻微体征的患者可进行保守治疗。

现在与之相关的问题是：什么时候进行手术？原则是如果患者逐渐好转至恢复正常，肠扩张较少及胃肠减压引流液较少，可继续保守治疗。一旦症状没有改变，梗阻的诊断应该非常明确；此时，我们不应强调坚持"24 小时准则"。如果由于肠粘连而需要进行再次手术，我们更倾向于只采用胃肠减压和全肠外营养等保守治疗然后延长观察时间。轻

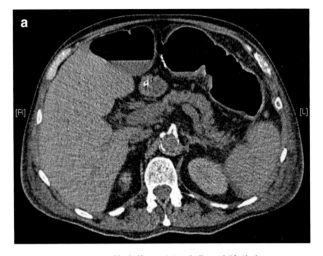
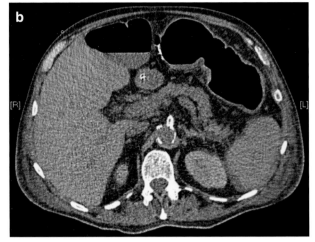

图 62.3 a, b. CT 血管成像显示肠系膜上动脉狭窄

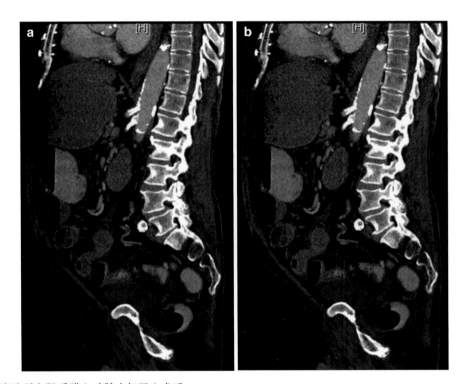

图 62.4 a, b. 腹腔干和肠系膜上动脉支架置入术后

易决定手术对患者不利，可能会导致更多的粘连和更困难的手术。考虑再次手术以前，应该进行 CT 检查，查找手术并发症或者导致梗阻的原因（如伴随肠系膜缺血的病例 2）。重要的是，在此期间应停用镇痛药物。

（郑波波 译）

第 63 章
腹腔镜手术过程中小肠意外损伤

Laura Gonzalez Sanchez

关键词 腹腔镜子宫切除术；子宫肌瘤；肠道损伤；腹腔镜检查

诊断和手术指征

患者女性，44 岁，既往有 4 次分娩史。为了减轻长径达 12cm 的子宫肌瘤引起的反复出血，妇科医师为其实施腹腔镜子宫切除术，手术成功，术中出血 200ml。

术后并发症的诊断与治疗

术后第 1 天，放置于道格拉斯腔的引流管引流出可疑液体。引流液并非典型的小肠内容物，但引流液淀粉酶检测结果为 19800mg/dl。妇科医师和内科医师认为是胰瘘，可能是胰腺手术创伤，给予保守治疗。第 2 天，患者因进行性腹痛、高热和白细胞显著升高达 23000 个细胞 / 视野，而被转至外科。因怀疑高位小肠穿孔，外科医师决定行 CT 检查（图 63.1，图 63.2），结果发现腹腔有游离气体和中等量的腹腔积液，遂决定立即手术。术中探查发现，腹膜炎来源于距 Treitz 韧带 15cm 处的小肠前后壁穿孔，穿孔直径为 1cm，小肠活力良好，损伤不严重。因此，间断缝合修补穿孔。继续探查其余小肠和胰腺无异常。反复冲洗腹腔后放置引流管，关腹。二次术后 2 天出现发热，但肠蠕动恢复较快。经历小的伤口脓肿引流后，患者痊愈出院。术后病理为子宫肌瘤。

讨论

目前，腹腔镜手术开展的越来越多，它的优势显而易见，但并非完全没有风险。通过气腹针、戳卡等器械进入腹腔时，很可能发生意外的血管受损和空腔脏器穿孔，从而给患者生命带来严重的风险（示意图 63.1）。

Schafer 等人（代表瑞士腹腔镜和胸腔镜外科协会）发表报告，他们前瞻性地收集了 1995—1997 年间接受各种标准腹腔镜手术的 14243 名患者的数据[1]。其中发生 22 例戳卡损伤和 4 例气腹针损伤（发生率 0.18%），19 例累及内脏器官，其

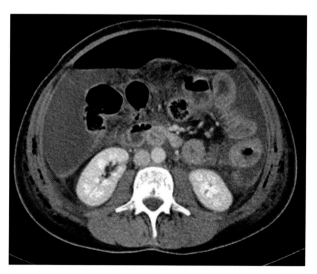

图 63.1 CT 检查显示全腹部积液及气腹

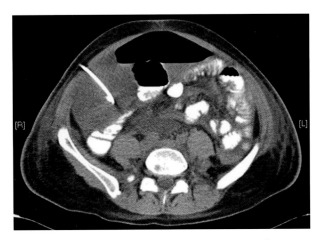

图 63.2 CT 检查显示积液及气腹。术中留置引流管

余 7 例为血管损伤。小肠是最容易伤及的器官（6 例），其次是大肠和肝。19 例戳卡损伤在术中被发现，2 例小肠损伤和 1 例膀胱损伤是在术后被确诊，气腹针刺伤均在术中诊断。只有 5 例损伤可通过腹腔镜修复，其余损伤均开腹修复。4 例患者接受开放性二次手术，另一例患者反复手术 5 次。死亡 1 人（4.0%）。

Schafer 等人的结论是戳卡和气腹针刺伤是腹腔镜手术的罕见并发症。然而，如果术中未被发现且未能立即修复，则会导致发病率和死亡率增加。开放式和封闭式气腹的建立均与穿孔的潜在风险有

关。通过在直视下插入第一个戳卡，有助于早期发现并立即修复损伤。

1997 年，Bonjer 等人发表了一篇回顾性文献综述和作者的经验，他们比较了开放式和非开放式建立气腹的腹腔镜手术[2]。对 489335 例非开放式建立气腹的腹腔镜手术和 12444 例开放式建立气腹的腹腔镜手术的数据进行统计。非开放式建立气腹时，内脏和血管损伤的发生率分别为 0.083% 和 0.075%，开放式建立气腹时，内脏和血管损伤的发生率则分别为 0.048% 和 0。非开放式和开放式建立气腹后的死亡率分别为 0.003% 和 0。他们发现，非开放式和开放式建立气腹这两种方式内脏和血管损伤方面有显著统计学差异，而死亡率则没有统计学差异。他们的结论是，在腹腔镜手术中应提倡开放式建立气腹，因为这种方式更安全。建立气腹和操作孔仍然是腹腔镜手术中最关键的步骤，50% 的腹腔镜手术并发症与入路相关。为减少腹腔镜入路相关并发症，包括欧洲外科医师协会在内的几家国际外科协会出版了腹腔镜入路临床实践指南[3]。

开放式建立气腹和使用气腹针建立气腹，哪种方法更安全仍然是一个有争议的话题。

此外，损伤带来的后果与受损脏器的解剖结构

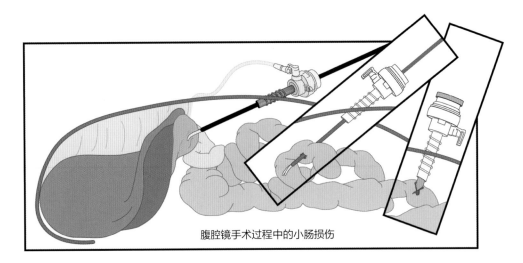

腹腔镜手术过程中的小肠损伤

示意图 63.1 如果患者腹腔镜手术后出现发热、心动过速、腹痛或其他脓毒症或腹膜炎的症状，则必须通过 CT 检查排除肠道损伤，并准备行急诊手术

（膀胱、肠道、血管等），是否及时发现，以及中转开腹有密切关系[4]。

腹腔镜手术中意外小肠穿孔可能并没有被充分报道[4-6]。没有证据表明戳卡的类型、大小或形状[4]对穿孔发生率有影响。然而，以下几种情况会增加小肠损伤的风险。

- 肥胖（需要在置入操作孔时施加更大的压力）。
- 极度消瘦（腹壁与腹腔脏器距离过短）。
- 肠袢扩张（如肠梗阻）。
- 既往有腹部或盆腔手术史。

既往有腹部或盆腔手术史是最重要的因素。如果患者既往有 3 次或 3 次以上开腹手术史，那么肠道损伤的发生率将增加 10 倍[6]。

小肠意外穿孔是腹腔镜手术潜在的致命并发症，肠道损伤的死亡率为 3%~4%[4-6]。

总之，如果腹腔镜手术患者术后出现发热、心动过速、腹痛或任何其他脓毒症表现或腹膜炎体征，则必须通过 CT 检查排除肠道损伤，随后紧急二次干预。然而，我们要牢记，有时候（比如上述患者）患者的临床症状不典型，一般情况尚可，这种情况下，诊断将会非常复杂。

（汪灏　译）

参考文献

[1] Schafer M, Lauper M, Krahenbuhl L. Trocar and Veress needle injuries during laparoscopy. Surg Endosc. 2001;15:275–80.

[2] Bonjer HJ, Hazenbroek EJ, Kazemier G, et al. Open versus closed establishment of pneumoperitoneum in laparoscopic surgery. Br J Surg. 1997;84:599–602.

[3] Neudecker J, Sauerland S, et al. The European Association for Surgery. Clinical practice guideline on the pneumoperitoneum for laparoscopic Surgery. Surg Endosc. 2002;16:1121–43.

[4] Steven J, Binenbaum MD, Michael A, Goldfarb MD. Inadvertent enterotomy in minimally invasive abdominal surgery. JSLS. 2006;10:336–40.

[5] Tinelli A, et al. Laparoscopy entry in patients with previous abdominal and pelvic surgery. Surg Innov. 2011;18:201–5.

[6] Orlando R, Lirussi F. Delayed recognition of inadvertent gut injury during laparoscopy. Surg Endosc. 2000;14:1188–9.

第64章
胃食管结合部癌新辅助化疗期间出现小肠缺血

Miguel A. Cuesta, Donald L. van der Peet

关键词 疝；十二指肠；结肠；坏死；并发症；食管旁疝；食管癌；新辅助化疗；肠道缺血

诊断和手术指征

患者男性，60岁，因进行性吞咽困难被送至我院。3年前，患者曾因食管旁疝和术后吞咽困难先后接受2次手术。最后，患者接受Nissen胃底折叠术，自术后至今未再出现吞咽并发症。通过胃镜检查发现食管胃结合部腺癌，胸腹部CT检查无转移征象（图64.1）。超声内镜检查显示肿瘤分期为T_3N_1。建议患者进行新辅助化疗（MAGIC临床研究）。化疗3个周期后，患者因进行性呕吐伴骨髓抑制、腹痛入住肿瘤科。入院后腹部CT检查显示小肠扩张伴积气（图64.2）。

术后并发症的诊断与治疗

拟行剖腹探查术，然而，肿瘤科医师因患者合并骨髓抑制而强调开腹手术的风险，并指出使用抗生素有自愈的可能，建议可先观察并保守治疗。

开腹手术时，发现整个小肠广泛缺血/坏死（图64.3），肠系膜上动脉直至小肠间未见明显搏动。考虑到肠坏死的界限不能确定，没有立即行肠切除术，决定在24小时后进行第二次手术探查。患者病情稳定，第二天剖腹探查术中发现十二指肠、升结肠散在坏死，鉴于这种情况，未再进行进一步侵袭性操作。

讨论

新辅助治疗在诸如食管癌和胃癌等消化道肿瘤的治疗中具有重要的价值。该病例给予我们的教训是，尽管我们期待新辅助治疗和手术会带来好的预期和合理效果，但也不要忘记这些治疗可能带来的高毒性作用、并发症甚至死亡风险。毒性作用及其发生率都有明确的报道，但是新辅助治疗造成的死亡率没有明确的报道。

在MAGIC试验中，胃腺癌、食管胃结合部癌或食管下段癌可切除的患者被随机分为两组，一组进行围手术期化疗（250例），另一组只进行手术

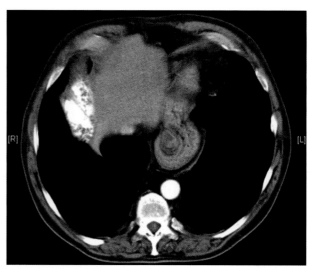

图64.1 CT检查显示肿瘤位于食管胃结合部，同时可见Nissen胃底折叠术后表现

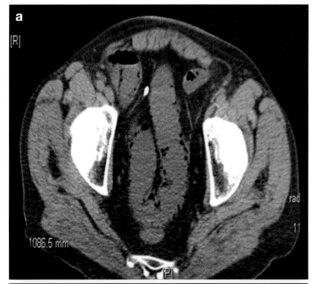

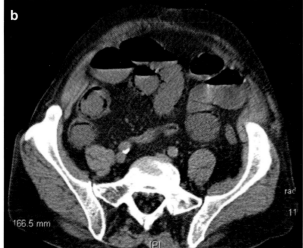

图 64.2　a, b. 小肠扩张伴积气

治疗（253 例）[1]。化疗包括术前、术后各 3 个周期，方案为静脉注射表柔比星、顺铂，以及持续静滴氟尿嘧啶注射液。主要终点是总生存期。

　　ECF 方案相关的不良反应与之前报道的在进展期胃癌患者中使用时产生的不良反应相似。围手术期化疗组与单纯手术组术后并发症的发生率相近（分别为 46% 和 45%）。两组术后 30 天内的死亡数也相近。中位随访时间 4 年，围手术期化疗组死亡 149 例，单纯手术组死亡 170 例。与单纯手术组比较，围手术期化疗的 5 年生存率和无进展生存率较高。

（汪灏　译）

参考文献

[1] Cunningham D, Allum WH, Stenning SP, et al. Perioperative chemotherapy versus surgery alone for resectable gastroesophageal cancer. N Engl J Med. 2006;355:11–20.

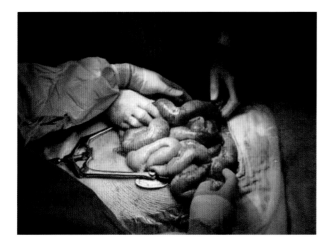

图 64.3　手术图片：小肠广泛散在缺血

第 65 章
肠旋转不良并发症

Miguel A. Cuesta

关键词　肠梗阻；结肠固定术；中肠旋转不良；成人旋转不良

诊断和手术指征

患者女性，29岁，因肠梗阻从区级医院转入到我院。既往无手术史，体格检查未发现腹股沟或股疝。3年前，患者出现持续数小时的剧烈腹痛，当时全科医师解释为肠绞痛。

腹部 X 线和 CT 检查提示胃膨胀扩张，小肠扩张且位于腹部右侧，右侧结肠则位于腹部的左半侧，提示患者存在成年人中肠旋转不良（图 65.1，图 65.2）。

手术

经鼻胃管减压和肠外营养保守治疗后，行腹腔镜手术去除 Ladd's 束带。腹腔镜检查未见明显条带，因为解剖上的困难，遂改为上腹部剖腹探查术。腹部探查发现 Ladd's 束带，予以切断，小肠扭转予以复位，并行阑尾切除术。

术后并发症的诊断与治疗

因为相同的临床肠梗阻影像和腹痛症状，6个月后患者再次入院。CT 检查时，观察到结肠扭转的图像，遂再次手术。在手术中，将结肠缝合固定于左腹壁，小肠仍留置于腹部右侧。术后患者仍有间歇性腹痛，持续2年，在此期间妊娠并分娩。

1年后，患者再次出现剧烈腹痛和肠梗阻，CT 检查显示重度结肠扩张达 13cm（图 65.2）。再次进行剖腹探查术，发现在2年前结肠固定处结肠上方形成一个束带桥，压迫结肠。切开束带，结肠减压后患者恢复健康，目前病情平稳（图 65.3）。

讨论

这个病例的教训是管理一个肠旋转不良成人患者并实施手术很困难。1932年，Ladd 首次描述这种病例（包括儿童）[1]。Pickhardt 等人对成人中肠旋转不良的放射学诊断进行广泛的描述。据估计，大约每 500 名存活婴儿中就有1名婴儿发生中肠旋转不良[2-4]。据报道，64%~80% 的婴儿在新生儿期出现症状。在年龄较大的儿童及成人中，临床很少首先怀疑肠旋转不良，通常在影像学检查或剖腹探查术中发现。常规放射学检查对旋转不良既不敏感也无特异性。上消化道钡餐系列检查结果准确：十二指肠空肠交界处未能越过中线，位于十二指肠球部的下方。钡灌肠的发现也是非特异性的，即使没有旋转不良，盲肠的位置也可以改变。口服造影剂的增强 CT 检查是最好的诊断方法。Ladd's 束带造成的十二指肠空肠交界处的梗阻、小肠移位至右腹部、结肠左移及与肠系膜上动静脉位置的倒置关

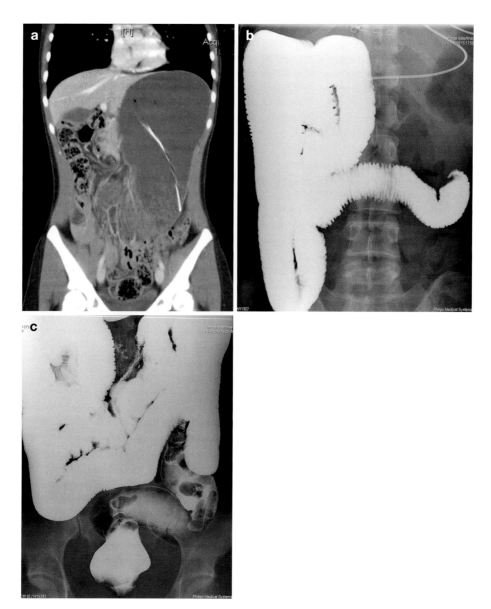

图 65.1 a. CT 检查，中肠旋转不良，显示小肠向右、结肠向左，可能由束带造成的胃扩张；b. 小肠内导管造影，显示小肠位于右侧；c. 位于右侧的小肠、右侧的十二指肠空肠交界处及左侧的结肠

系是诊断中肠旋转不良的重要表现（示意图 65.1）。

中肠扭转是旋转不良造成的并发症，由于肠系膜附着处变窄，小肠沿着 SMA 轴顺时针方向发生旋转，这种危及生命的情况是急诊手术的明确指征。青少年和成人中肠扭转的临床诊断困难，其表现通常是非特异性的，很少会考虑到旋转不良。持续数月或数年的反复发作的腹痛和呕吐是中肠扭转的典型症状[2-4]。

幸运的是，中肠扭转伴旋转不良的 CT 检查具有特征性。CT 的旋转或旋涡征描述了肠和肠系膜绕 SMA 轴旋转的外观。其他 CT 表现包括十二指肠梗阻、肠系膜血管充血及其他潜在旋转不良。出现肠缺血或肠坏死是一个不祥的征兆。如果肠扭转、十二指肠梗阻（Ladd's 束带切除）和内疝（示意图 65.1）是发病原因，则应进行外科治疗。

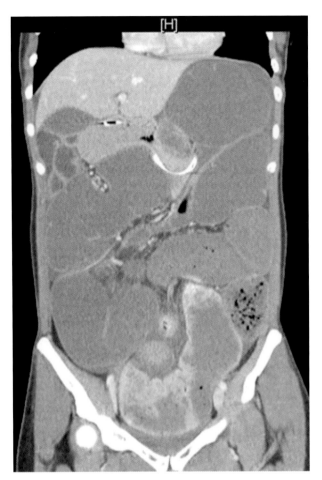

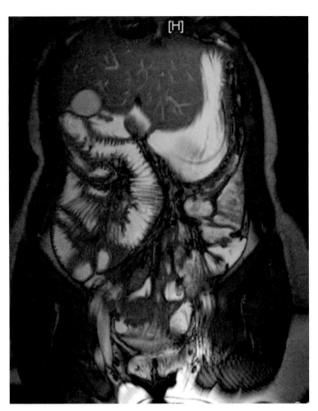

图 65.3 MRI 显示状态稳定。中肠旋转不良

图 65.2 腹部 X 线片显示扩张的结肠

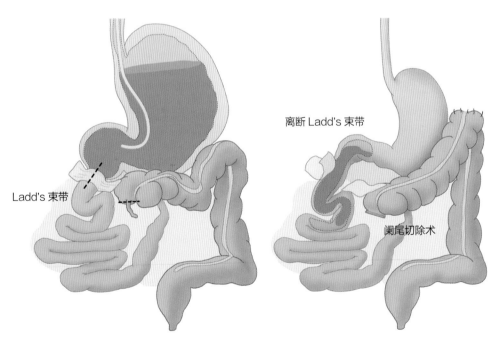

示意图 65.1 成年人的中肠旋转不良是一种罕见疾病，但如果发生急腹症，则了解其病因的胚胎学原理及如何处理就非常重要。由 Ladd's 束带引起的胃扩张、中肠旋转不良和内疝是 3 个最重要的临床表现

（汪灏 译）

参考文献

[1] Ladd WE. Congenital obstruction of the duodenum in children. N Eng J Med. 1932;206:277–83.

[2] Pickhardt PJ, Bhalla S. Intestinal malrotation in adolescent and adults. Spectrum of clinical and imaging features. Am J Roentgenol. 2002;179:1429–35.

[3] Maxson RT, Franklin PA, Wagner CW. Malrotation in the older child: surgical management, treatment and outcome. Am Surg. 1995;61:135–8.

[4] Bernstein SM, Russ PD. Midgut volvulus: a rare cause of acute abdomen in an adult patient. Am J Roentgenol. 1998;171:639–41.

第 66 章
右半结肠切除术后吻合口瘘

Nike M.Hanneman

关键词 结肠癌；腹腔镜半结肠切除术；吻合口瘘；腹膜炎

病例 1

诊断和手术指征

患者男性，61 岁，因贫血就诊于消化内科。通过检查发现其回盲瓣附近一盘状异常隆起病灶，病理活检提示管状绒毛腺瘤伴重度不典型增生——肠腺癌可能性大。CT 检查未发现远处转移病灶。

手术

行腹腔镜右半结肠切除术，小肠 – 结肠吻合器侧侧吻合术。

术后并发症的诊断与治疗

术后 2 天，患者出现发热，伴心动过速和腹部压痛。CT 检查显示回肠盲端肠瘘。开腹手术可见局部化脓性腹膜炎表现，因此决定切除吻合口，行新的侧侧吻合术。术后病理分期为 $T_2N_0M_0$。手术后 12 天患者出院。

病例 2

诊断和手术指征

患者女性，76 岁，因心房颤动服用香豆素治疗，因结肠肝曲近端腺癌行腹腔镜右半结肠扩大切除术。手术过程并不复杂，显露满意充分，术中失血 100ml，经脐切口取出标本后，行体腔外手工吻合术，吻合方式为侧侧吻合。肿瘤分期为 T_3N_0。

术后并发症的诊断与治疗

术后按照快速康复治疗原则治疗。术后第 3 天患者出现麻痹性肠梗阻，治疗方案调整为鼻胃管减压和全肠外营养治疗，持续治疗至术后第 8 天，患者出现发热和腹痛。CRP 为 270mg/L，白细胞升高至 18.0×10^9/L。患者身体情况差，全腹出现腹膜炎征象，血压正常，房颤，心率约 124 次 / 分，少尿，尿量为 25ml/h。转入中度监护病房，并进行 CT 检查，CT 检查显示腹腔游离气体和腹腔积液，右侧较左侧明显，吻合口可见造影剂漏出（图 66.1）。遂急诊行剖腹探查术，术中发现严重化脓

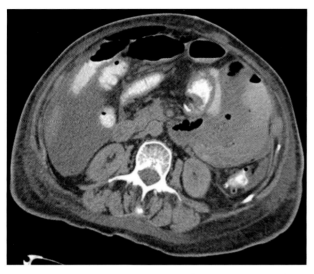

图 66.1　CT 检查显示腹腔积液、吻合口造影剂漏出及气腹

性腹膜炎，吻合口回肠一侧见直径 2cm 瘘口。患者术中生命体征不稳定，切断吻合口，在右下腹做回肠造口术，横结肠残端应用钉合器闭合。患者术后转入重症监护病房，呼吸机机械通气，去甲肾

上腺素维持血压，地高辛控制房颤。二次术后第 1 天，需要进行心脏电复律以控制房颤。3 天后，患者情况有所改善，并逐步脱离呼吸机。最初，回肠造口内容物量可达 2300ml，需补液和补氯化钠治疗。30 天后患者出院。半年后通过开腹手术行回肠造口还纳术及回肠横结肠吻合术。目前患者一般情况良好，肿瘤控制良好。

讨论

　　右侧或近端结肠癌发病率逐步上升，到目前为止，34%~44% 的结肠癌发生在结肠脾区近端，在荷兰其发病率约为每年 50/10 万。术后最严重的并发症即吻合口瘘，2010 年荷兰结肠术后吻合口瘘的发生率为 7%，其危险因素众多，一般分为患者相关因素和手术相关因素两大类。手术治疗方式包括切除吻合口或通过回肠造口转流粪便（示意图 66.1）。如果污染程度较小，右侧结肠术后吻合口

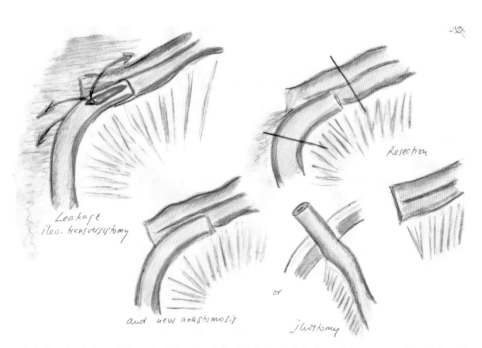

示意图 66.1　对于右半结肠切除术后吻合口瘘的病例，手术治疗包括切除吻合口或行回肠造口转流粪便。如果局部污染程度较小，右侧结肠术后吻合口瘘通常可以重建吻合并留置引流管。如果污染更严重，则应进行吻合切除后回肠造口术。不建议采用单纯吻合口瘘局部修补

瘘通常可以重建吻合并留置引流管。一旦污染更加广泛，则应行吻合切除后回肠造口术。通常不建议采用单纯吻合口瘘局部修补[1]。

（高志东　译）

参考文献

[1] Snijders HS, Wouters MW, van Leersum NJ et al. Meta-analysis of the risk for anastomotic leakage, the postoperative mortality caused by leakage in relation to the overall postoperative mortality. Eur J Surg Oncol. 2012;38:1013–9.

第 67 章
结肠癌行腹腔镜右半结肠切除术后吻合口扭转

Bastiaan R. Klarenbeek

关键词 盲肠癌；小肠梗阻；腹腔镜右半结肠切除术；扭转吻合

诊断和手术指征

患者男性，69 岁，既往身体健康，因小细胞性贫血导致乏力和易疲劳就诊于内科门诊。期间结肠镜检查显示其患有溃疡型盲肠癌。胸部 X 线片及腹部增强 CT 检查显示无远处转移。安排限期腹腔镜右半结肠切除术。

手术

手术过程顺利，失血量小于 50ml。切口保护情况下经脐切口，将包含肿瘤的右半结肠提出体外，行体外切割闭合器切除。切除后以手工连续单层缝合法行回肠 – 横结肠侧侧吻合，应用可吸收线关闭肠系膜裂孔，并将肠道重新放回腹腔内。

术后并发症的诊断与治疗

术后患者出现肠梗阻，通过 10 天的保守治疗仍无缓解（图 67.1）。临床表现上，患者一般情况可，无发热，腹胀但无腹痛，白细胞轻度升高，CRP 稳定在 120mg/L 左右。腹部 CT 检查显示没有吻合口瘘征象，阻塞性肠梗阻界限出现在吻合口处（图 67.2）。病理检查结果为盲肠癌 $T_3N_0M_0$。

结合临床和腹部 CT 检查表现，术后第 11 天行剖腹探查术。术中发现吻合口完全扭转，未见血管受压或缺血，但近端肠管出现明显扩张。切除吻合口，重新行手法端侧吻合（示意图 67.1）。术中反复确认吻合口无旋转及血运情况。

患者二次术后出现腹腔脓毒血症并伴有多器官功能衰竭。行经口造影的腹部 CT 检查显示有游离气体和吻合口造影剂渗漏征象，考虑吻合口瘘（图 67.3）。再次行剖腹探查术，切除吻合口并行回肠造口和横结肠黏膜造口术。手术当天，患者由于术后低血容量休克发现脾撕裂，再次行剖腹探查脾

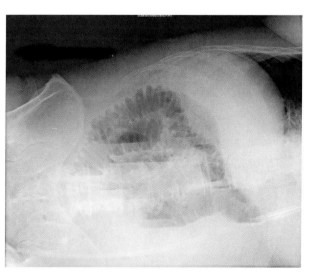

图 67.1 腹部 X 线显示术后小肠梗阻

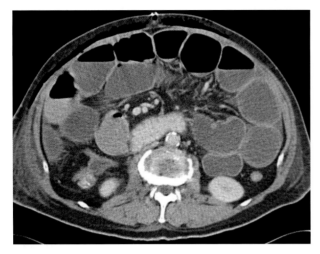

图 67.2 吻合口水平小肠梗阻的 CT 检查

切除术。术后在重症监护病房长期康复后，于术后 6 周出院。6 个月后，行造口还纳术，并且应用补片行腹部切口修补重建。术后患者再次出现长时间的肠麻痹（图 67.4）。出院后在最近一次门诊复诊时，患者已恢复可耐受的肠道功能，结肠癌常规随访。

讨论

吻合口扭转是结直肠手术中非常罕见的并发症。腹腔镜手术可能会增加这种扭转的风险，通过小切口行体外吻合可能会导致肠管错位。然而至今的文献仅报道 4 例腹腔镜结肠切除术后出现吻合口扭转的并发症。2 项回顾性队列研究分别报告 1 例病例（0.5%~0.8%）[1,2]。另外，2 项个案报道也描述了吻合口扭转的案例：1 例发生在右半结肠切除术后[3]，另 1 例发生在直肠前切除术后[4]。据推测，这些数字可能低估吻合口扭转的实际发生情况，因为如果吻合口旋转角度小于 180°，通常其临床表现不明显，超过 180° 或以上的旋转才能出现肠梗阻症状或者血管受压，从而引发临床症状。

这例病例中，初次手术后肠道功能未恢复，在同次住院期间行再次手术。文献中报道的另外 2 个病例，初始肠道通畅并出院，术后数周至 2 年由于出现肠梗阻而再次入院。患者术后肠道功能部分恢

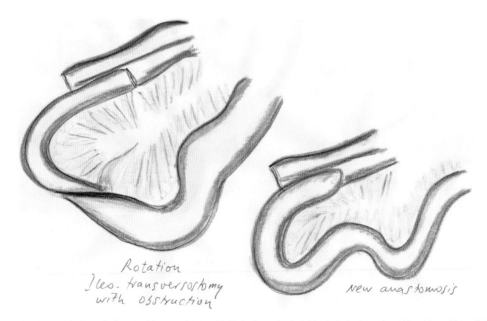

示意图 67.1 右半结肠切除术后吻合口扭转是一种罕见的并发症，在腹腔镜手术中发生率可能更高。将肠管外置切除时，不要扭转小肠是非常重要的。吻合前应检查小肠位置是否良好、无扭曲

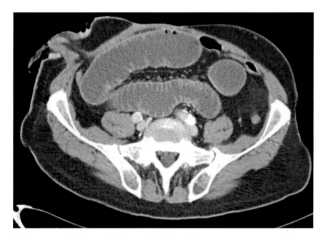

图 67.3　术后 CT 检查显示吻合口瘘

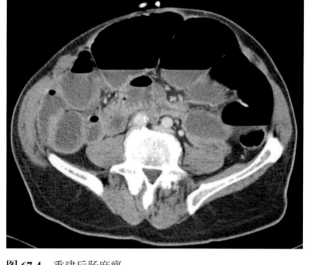

图 67.4　重建后肠麻痹

复提示仍有不全性肠梗阻，而肠道蠕动障碍会导致症状反复出现。术后吻合口错位的识别存在难点。CT 检查和结肠镜检查常无法揭示肠梗阻的根源，再次外科手术似乎是纠正这种并发症的唯一方法。选择吻合口重建还是回肠造口通常需要根据患者个体因素，如吻合口血运情况和患者的一般情况。

（高志东　译）

参考文献

[1] Lacy AM, Garcia-Valdecasas JC, Delgado S, et al. Postoperative complications of laparoscopic-assisted colectomy. Surg Endosc. 1997;11:119–22.

[2] Croce E, Olmi S, Azzola M, et al. Laparoscopic colectomy: indications, standardized technique and results after 6 years experience. Hepatogastroenterology. 2000;47:683–91.

[3] Bonjer HJ, Lange JF. Rotation of the terminal ileum in laparoscopic right hemicolectomy. Surg Endosc. 1993;7:534–9.

[4] Lynes K, Takacs K, Paice AG, Trotter G. Delayed presentation of a 360-degree rotational anastomotic misalignment following laparoscopic anterior resection. Colorectal Dis. 2010;12:1268–71.

第 68 章
克罗恩病回盲部切除术后吻合口漏

Hugo W. Nijhof

关键词 克罗恩病；腹腔镜下回盲部切除术；吻合口漏；腹腔脓肿

诊断和手术指征

患者女性，20 岁，因回盲部克罗恩病行保守治疗 3 年，现肠道狭窄并症状加重，药物治疗无效，医师建议行腹腔镜回盲部切除术。

手术

行腹腔镜回盲部切除术，术后使用抗生素预防感染。腹腔镜探查发现病变位于回盲部，采用 4 个戳卡孔实施手术，游离升结肠和回肠，经脐部切口拉出腹腔并切除，使用吻合器进行顺蠕动方向侧侧吻合，用 PDS 3-0 缝线加强缝合浆膜层。

术后并发症的诊断与治疗

术后早期无并发症，之后出现持续性麻痹性肠梗阻，给予补液和胃管减压等保守治疗。术后第 17 天患者出现发热等不适，考虑腹腔感染。增强 CT 显示吻合口处有积液，无造影剂外漏表现（图 68.1）。行 CT 引导下穿刺引流，引流 10 天后引流管意外脱落，之后患者发热，体温持续升高（图 68.2）。为进一步诊疗，转送至我院。

患者在术后第 12 天入我院治疗，入院时营养状况差，合并败血症，表现为发热 38.5℃，呼吸频率 30 次 / 分，脉搏 124 次 / 分，右侧腹肌紧张。完善腹部 CT 检查，提示盆腔和结肠周围脓肿。因合并败血症，未行 CT 引导下穿刺引流，直接行腹腔镜探查术，探查发现腹腔巨大脓肿，吻合部位已经几乎完全裂开，剩余部位被炎症包裹，切除较为困难，最后行回肠及结肠造口术。全腹腔冲洗干净之后留置 2 根粗的引流管。术后采用抗生素抗感染治疗 7 天。

术后患者恢复顺利，摄食量增加，顺利拔除引流管，2 周后出院。患者营养状况较差，居家仍然进行鼻胃管肠内营养支持治疗。

5 个月后返院行回肠造口还纳术，同时切除一个小的肠外瘘。术后恢复顺利，未出现并发症，体重恢复。

讨论

虽然外科医师在行肠道吻合术时十分小心，但是吻合口漏仍有发生。虽然回结肠吻合术后吻合口漏的发生率很低，但仍有 1%～3% 的患者会发生吻合口漏。虽然克罗恩病患者使用免疫抑制剂是吻合口漏发生的危险因素，但进行侧侧吻合或手工吻合后发生吻合口漏的概率相对较低 [1]。吻合口漏通常发生在术后第 5~7 天，但也有可能更晚 [2,3]。目前影像学或临床上对吻合口漏没有明确的定义。在

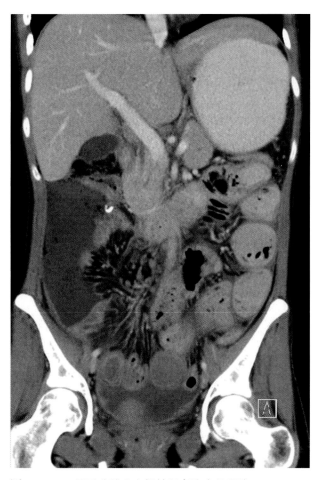

图 68.1　CT 显示盆腔和右侧结肠旁沟大量积液

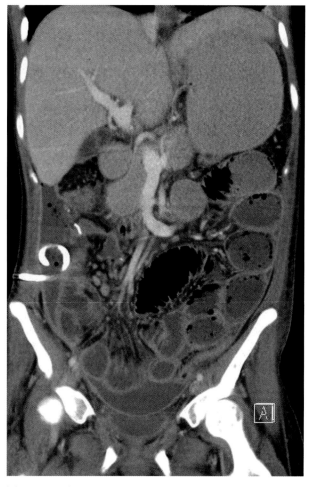

图 68.2　腹部 CT 显示于右结肠旁沟积液部位放置的腹腔引流管

这个病例中，最开始的腹部 CT 检查没有显示明确的吻合口漏，结合腹痛、发热、心动过速和腹膜炎体征，考虑可能发生吻合口漏 [4]。处理吻合口漏的方法很多，应综合考虑后决定采用哪种治疗方法。

对于没有合并败血症的患者，小的脓肿（<3cm）可以使用抗生素治疗。对于腹腔内巨大脓肿，常用的方法是在影像学引导下穿刺引流 [5]。如果患者的病情没有明显好转或者进一步恶化，正如本文这个病例，发展为败血症，则没必要浪费时间实施穿刺引流，应立即剖腹探查进行彻底引流并重新吻合或造口！

（吴现瑞　译）

参考文献

[1] Resegotti A, Astegiano M, Farina EC, et al. Side-to-side stapled anastomosis strongly reduces anastomotic leak rates in Crohn's disease surgery. Dis Colon Rectum. 2005;48:464–8.

[2] Dietz DW, Bailey HR. Postoperative complications. In: Church JM, Beck DE, Wolff BG, Fleshman JW, Pemberton JH, editors. The ASCRS textbook of colon and rectal surgery. New York: Springer; 2007. p. 143.

[3] Hyman N, Manchester TL, Osler T, et al. Anastomotic leaks after intestinal anastomosis: it's later than you think. Ann Surg. 2007;245:254–63.

[4] Law WI, Chu KW, Ho JW, Chan CW. Risk factors for anastomotic leakage after low anterior resection with total mesorectal excision. Am J Surg. 2000;179:92–8.

[5] Phitayakorn R, Delaney CP, Reynolds HL, International Anastomotic Leak Study Group, et al. Standardized algorithms for management of anastomotic leaks and related abdominal and pelvic abscesses after colorectal surgery. World J Surg. 2008;32:1147–52.

第 69 章
回肠储袋肛管吻合术后吻合口漏

Miguel A. Cuesta

关键词　溃疡性结肠炎；全结直肠切除术；回肠储袋肛管吻合术；回肠储袋肛管吻合口漏

病例 1

诊断和手术指征

患者女性，25 岁，学生，因顽固性溃疡性结肠炎保守治疗无效，行全结直肠切除和回肠储袋肛管吻合术（ileoanal pouch anastomosis，IAPA）。

手术

行腹腔镜全结直肠切除术后，取右下腹一切口，体外进行 J 型储袋的重建。通过管状吻合器将储袋吻合到肛管，未行保护性回肠造口术。

术后并发症的诊断与治疗

患者术后出现长时间的肠梗阻，无发热和感染症状（图 69.1）。在此期间，行全胃肠外营养，2周后复查 CT，结果显示回肠储袋肛管吻合口漏，并且在储袋和吻合口周围出现坐骨直肠间隙脓肿（图 69.2）。之后，患者出现发热、下腹痛，CRP高达 325mg/L，遂决定在全麻下行经肛脓肿引流术，探查发现在吻合口的后壁有一个缺损，经此放置一根 Penrose 样管进行引流（示意图 69.1），之后行腹腔镜回肠袢式造口术。此次术后，又进行 2

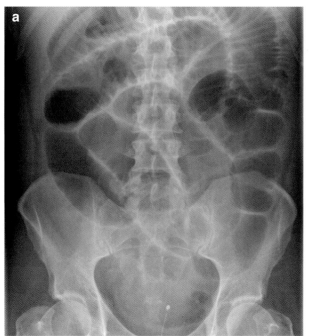

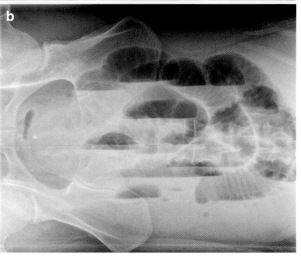

图 69.1　a. 腹部 X 线片显示术后肠梗阻；b. 侧卧位 X 线片显示肠梗阻

212

次脓肿穿刺引流并在麻醉下腹腔冲洗。在此期间，通过十二指肠营养管对患者进行肠内营养支持治疗，经过 6 周的治疗后患者最终痊愈。复查 CT 显示无脓肿和吻合口漏，3 个月后扩张吻合口，成功实施回肠造口还纳术。

病例 2

诊断和手术指征

患者女性，17 岁，学生，诊断溃疡性结肠炎 4 年，因保守治疗无效，先行腹腔镜结肠切除术，然后通过 Pfannenstiel 口切除直肠，构建 J 型储袋，并进行保护性造口。

术后并发症的诊断与治疗

造口血运良好并且有粪便排出，但患者术后第

1 天即有不适和发热，考虑为呼吸道感染，给予静脉滴注抗生素抗感染治疗。第 2 天患者出现呕吐，并且发热和腹痛加重。CT 检查显示回肠储袋漏，建议剖腹探查（图 69.3）。术中发现储袋坏死，连接储袋的回肠末出现肠管扭转，但肠系膜血管没有搏动。回肠造口血运尚可，不考虑肠坏死。唯一可能的原因是在游离十二指肠时储袋系膜血管出现缺损。切除储袋及远端 75cm 的回肠，并于右下腹进

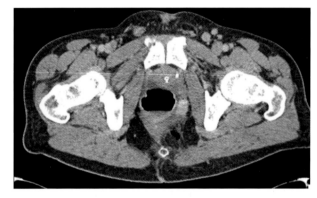

图 69.2　CT 显示左侧坐骨直肠间隙脓肿

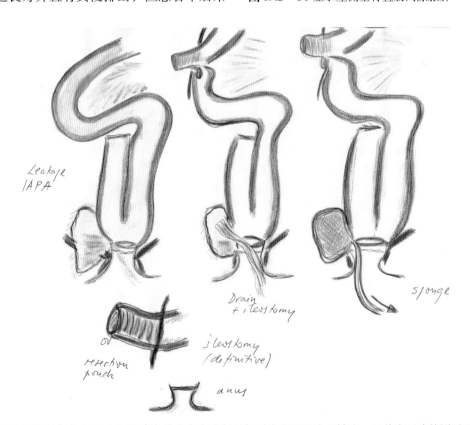

示意图 69.1　回肠储袋吻合术（IPAA）后感染并发症应进行局部引流和回肠造口转流。目前尚不清楚同时进行回肠造口术是不是理想的术式。回肠造口术可以在术后早期保护储袋和吻合口，但也是并发症发生的原因

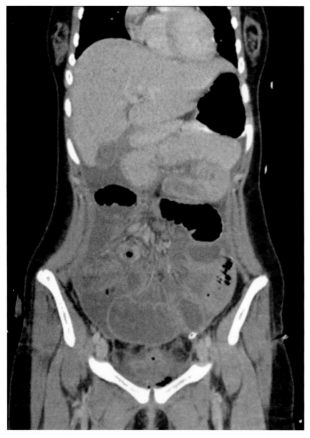

图 69.3 CT 显示 IPAA 漏

行回肠造口术。患者术后康复顺利，营养状况差，考虑为短肠综合征。虽然经口营养，但需要定期在特殊患者门诊随访，进食和营养元素受到控制，并使用洛哌丁胺和考来烯胺控制回肠造口粪便排出。1 年后因腹痛再次入院，腹部 X 线片检查诊断为小肠梗阻。保守治疗后恢复出院，后未出现疼痛。在此期间，患者完成高中学业并开始大学法律专业的学习。

讨论

既往认为，为降低储袋术后盆腔感染相关并发症的影响，必须行回肠造口术转流。当今趋势是进行储袋手术而不进行回肠造口术，术后短期和长期的感染和储袋并发症的发生率并未明显增加。在这 2 个病例中提出 2 个问题，第 1 个是 IAPP 术后出现感染的概率是多少？第 2 个是应在什么情况下进行回肠造口转流？Kiely 报道了 IPAA 术后盆腔感染的发生率和预后[1]。3234 例中有 200 例（6.2%）在 IPAA 术后 3 个月内出现盆腔感染。合并盆腔感染的患者出现术后出血（13.5% vs 3.7%）、吻合口漏（35% vs 3.7%）和瘘管形成（37% vs 7.1%）的风险更高。中位随访时间是 7 年，盆腔感染与储袋失败（19.5% vs 4%）、肛门失禁和生活质量低相关。

Gunnarsson 研究了在 IAPP 手术基础上进行回肠造口术转流的并发症[2]。他们报道了 143 例行回肠储袋肛管吻合术患者的回肠造口术后并发症。从盆腔储袋术后出院到造口关闭期间共有 20 例（14%）因为经造口排出量大住院，19 例（13%）因为手术并发症接受治疗，其中的 10 例（7%）需要手术干预。在造口关闭后早期（30 天内），18 例（13%）因为并发症需要手术干预，另外有 12 例（8%）因为肠梗阻住院，保守治疗后好转。研究者认为，需要注意在盆腔储袋手术后出现与回肠造口转流相关的并发症，对此他们建议进行随机、对照、多中心的研究，这些研究应该符合伦理，目前相关研究尚未开展。

（吴现瑞 译）

参考文献

[1] Kiely JM, Fazio VW, Remzi FH, et al. Pelvic sepsis after IPAA adversely affects function of the pouch and quality of life. Dis Colon Rectum. 2012;55:387–92.

[2] Gunnarsson U, Karlbom U, Docker M, et al. Proctocolectomy and pelvic pouch-is a diverting stoma dangerous for the patient? Colorectal Dis. 2004;6:23–9.

第70章
乙状结肠切除术后瘘

Hugo W. Nijhof

关键词　腹腔镜乙状结肠切除术；吻合口瘘；结肠造口术；憩室炎

病例 1

诊断和手术指征

患者男性，46 岁，因长期反复发作急性憩室炎就诊，行择期腹腔镜乙状结肠切除术。

手术

手术顺利，结肠脾曲未松解，在骶骨岬水平进行肠管端端吻合。

术后并发症的诊断与治疗

术后第 4 天，患者出现腹痛、发热和腹胀。增强 CT 检查发现下腹部脓肿和膈下游离气体，考虑吻合口瘘（图 70.1）。

行剖腹探查术，见吻合口瘘，切除吻合，行近端结肠造口和远端直肠残端闭合。采取该手术方式的原因主要是吻合口瘘致粪型腹膜炎及患者出现血流动力学不稳定的表现。

二次术后患者出现巨大切口疝和深部切口感染，通过引流后痊愈。由于切口疝和结肠造口，术后患者无法恢复正常工作。6 个月后，行造口还纳术，术中对结肠脾区进行充分游离，同时应用

Marlex 补片行 onlay 法切口疝修补术。患者在术后 3 个月康复并重返工作岗位。

病例 2

患者男性，41 岁，有两次急性憩室炎反复发作病史，于外院行腹腔镜乙状结肠切除术。患者术

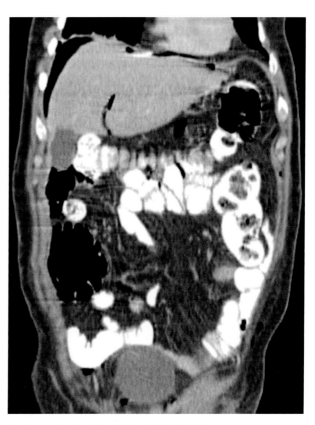

图 70.1　CT 检查显示吻合口渗漏伴气腹

后第4天出院，整体情况良好，但体温为38℃。出院后2天，患者因腹痛、发热和脓毒血症再次入院。CT检查显示腹腔游离气体，并且在腹腔的4个象限观察到腹腔积液（图70.2），考虑弥漫性腹膜炎。再次行剖腹探查术，正中上腹及下腹部探查。术中发现吻合口的1/3渗漏，导致粪性腹膜炎，遂切除原吻合口，在左下腹行结肠造口。患者术后在重症监护病房接受机械通气治疗2天。在此期间患者出现腹部切口裂开，导致腹腔外露，患者随后出现2处腹腔脓肿并经皮穿刺引流（图70.3），脓肿在巨大的切口疝边缘形成2个肠瘘口（图70.4）。患者转至我院后，结肠镜检查直肠残端和结肠其余部分，显示残端15cm，通畅性良好，发现2个肠瘘分别与回肠末端和直肠残端相连（图70.5）。患者自外院出院后6个月，于我院再次手术。切开皮肤、清理伤口、行粘连松解后，找到2个瘘管，行小回肠末端切除和乙状结肠、直肠残端部分切除术。充分游离结肠脾曲后，行端侧吻合，吻合口无张力，吻合良好。此后，应用双层Vycril® 补片onlay法修复巨大腹壁缺损。

患者术后10天佩戴束缚紧身衣即出院。由于腹壁仍很薄弱，患者要求再次修补，目前患者正在等待接受组织结构分离技术来治疗腹壁切口疝。

讨论

这2例病例的第一个教训是对于憩室炎患者，应严格把握乙状结肠切除术的指征。一项明确的政

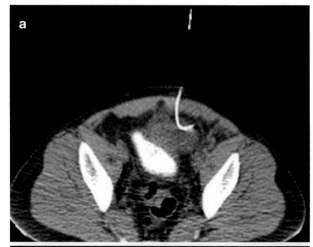

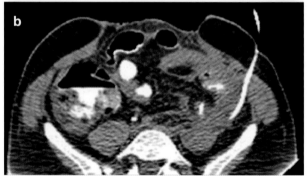

图70.3 a. CT引导下行中下腹部脓肿引流；b. CT引导下行左结肠旁沟脓肿引流

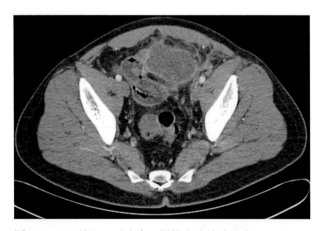

图70.2 CT检查显示吻合口漏伴腹腔脓肿形成

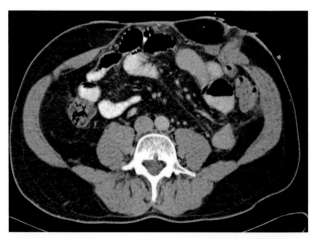

图70.4 CT检查显示腹腔外露和结肠造口（Hartmann吻合法）

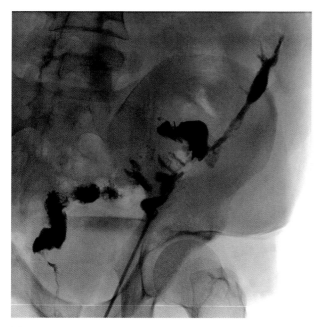

图 70.5 瘘管造影显示 2 处瘘道通向回肠末端和直肠残端

策警告指出适应证应更为保守，不要根据急性憩室炎的发作次数来选择手术患者。第二个教训是应该选择适当的手术，即乙状结肠应在骶骨岬远端和尽

量近端的正常降结肠水平切断。吻合时应保证无张力，否则需要充分游离脾曲结肠。第三个教训是这个区域的吻合口瘘发生的概率大约为 5%，应通过切除吻合口并行临时结肠造口来治疗[1,2]。

（高志东 译）

参考文献

[1] Snijders HS, Wouters MW, van Leersum NJ, et al. Meta-analysis of the risk for anastomotic leakage, the postoperative mortality caused by leakage in relation to the overall postoperative mortality. Eur J Surg Oncol. 2012;38:1013–9.

[2] van Leersum NJ, Snijders HS, henneman D, et al. The Dutch Surgical Colorectal Audit. Eur J Surg Oncol. 2013;18. Available online.

Hugo W. Nijhof, Miguel A.Cuesta

关键词 直肠癌；低位前切除术；腹腔镜手术；吻合口瘘；回肠造口术

病例 1

诊断和手术指征

患者男性，68 岁，无既往病史，由消化科医师转诊至外科门诊。患者主诉为腹痛及大便改变数月。体格检查未见异常，直肠指检提示指尖可触及明显肿瘤。结肠镜提示距肛缘约 8cm 直肠后壁肿瘤，活检报告为腺癌。进一步行胸腹部 CT 检查未见远处转移瘤，MRI 显示肿瘤距肛缘 9cm，长约 5cm，诊断为直肠腺癌 $T_{2\sim3}N_0M_0$。根据肿瘤位置，行短程放疗，方案为 $5 \times 5Gy$，放疗后间隔 6 周手术。术前给予 2 次灌肠和口服预防性抗生素行肠道准备。

手术

低位结扎肠系膜下动脉后根据全直肠系膜切除术（total mesorectal excision，TME）原则行腹腔镜直肠癌低位前切除手术。游离乙状结肠和降结肠后，肠管的长度不足以充分完成远端吻合。因此，在行端侧双吻合前游离脾曲。吻合后无张力，吻合圈完整，亚甲蓝测试未见吻合口瘘，未行回肠转流性造口。

术后并发症的诊断与治疗

术后第 3 天，患者自诉腹痛，查体下腹部压痛。尿量减少，伴有 40℃ 的高热。实验室检查显示 CRP 升高（280mg/L）和白细胞计数增多（18×10^9/L），胸部 X 线检查显示腹腔大量游离气体（图 71.1）。腹部 CT 检查显示吻合口瘘伴全腹腔积液和游离气体（图 71.2）。行二次手术，并延长之前的下腹部小的横切口（Pfannenstiel 切口）。术中见腹腔有游离气体，并有化脓性腹膜炎的早期表现，吻合口腹侧 1.5cm 的穿孔，确诊吻合口瘘，治疗方法改变为通过缝合修补穿孔。冲洗腹腔，并采用 2 根大口径硅胶引流管引流，行回肠保护性造口。

5 个月后，顺利关闭回肠袢式造口。

病例 2

诊断和手术指征

患者女性，60 岁，诊断为远端直肠癌。主诉里急后重伴便血 2 个月，直肠指检触及肿瘤位于直肠后壁，无固定。结肠镜显示其余结肠未见病变，病理提示为高分化癌。CT 和 MRI 检查肿瘤分期为

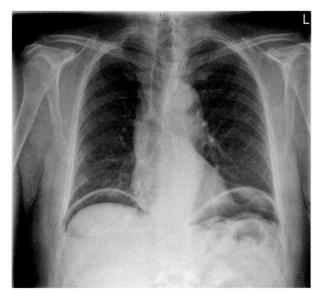

图 71.1 气腹

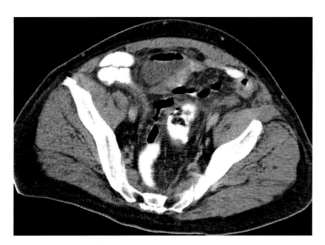

图 71.2 CT 检查显示端侧吻合口瘘

$T_3N_0M_0$（图 71.3）。肿瘤未累及外括约肌和盆底肌，阴道壁也未受累。因此，告知患者保留括约肌的概率超过 50%。行 5×5Gy 新辅助放疗，放疗后 6 周手术。同时，再次行 MRI 和直肠指检显示肿瘤对放疗反应良好。

手术

手术前给予 2 次灌肠药物：第 1 次在手术前一天晚上，第 2 次在手术当天早晨。

麻醉状态下直肠指检确定结肠肛管吻合的可能性。行腹腔镜 TME 解剖及结肠脾曲游离。在盆底

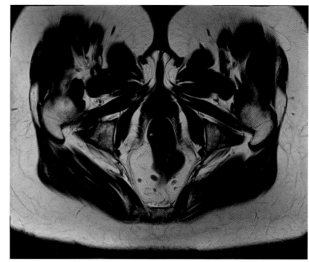

图 71.3 MRI 显示中段 T_3 直肠癌

远端完成直肠远端游离，然后在齿线近端 2cm 处经肛离断直肠。标本经肛取出，然后行手工结肠肛管端侧吻合。骶前间隙放置引流。

术后并发症的诊断与治疗

术后第 5 天，患者出现下腹部疼痛和发热。CRP 升高，CT 检查显示腹腔积液和大量游离气体（图 71.4）。诊断考虑吻合口瘘，经扩大的下腹部横切口（Pfannenstiel 切口）行二次手术。术中通过经直肠注射亚甲蓝在吻合口左侧证实小的瘘口，腹腔冲洗和引流，并行回肠袢式造口。

10 天后患者出院。3 个月后，吻合口通畅，未见瘘（图 71.5），遂关闭回肠造口。患者控便良好，肿瘤控制效果好。

病例 3

诊断和手术指征

患者 57 岁，给予 5×5Gy 短程放疗后，行开腹 TME 手术，并行经肛结肠肛管手工吻合及转流性回肠袢式造口。术后病理显示肿瘤分期为 pT_2N_0。

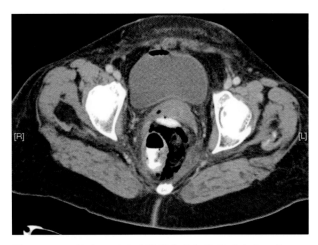

图71.4 CT检查显示腹腔镜低位前切除术后吻合口瘘

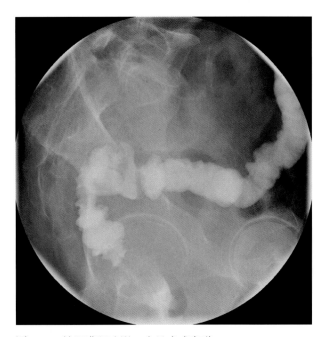

图71.5 结肠灌肠造影，未见瘘或窦道

术后并发症的诊断与治疗

术后第6天，患者出现全腹膜炎体征，CT检查确诊为吻合口裂开。

二次手术中见吻合口1/3圈瘘，并有化脓性腹膜炎表现。患者血流动力学稳定，并希望保持结肠肛管吻合。术中游离脾曲，腹腔冲洗和引流后，完成经肛结肠脱出术。患者术后在重症监护病房恢复2天。术后第8天，麻醉状态下，切除外置的结肠，在齿线保留2cm残端。这样的操作使患者有

可能在回肠造口关闭后，无吻合口狭窄，有可接受的排便功能。术后4年，患者仍然对该治疗方案感到满意。

讨论

即使由有经验的医师来完成手术，吻合口瘘在结直肠手术中仍不可避免。当吻合口距肛缘越近，吻合口瘘的发生率越高，中低位直肠癌行低位吻合时，术后吻合口瘘的发生率可达10%~20%[1]。

正如上述病例一样，腹腔外吻合有吻合口裂开和吻合口瘘的风险。吻合口的血循环和张力、男性患者和新辅助放疗是吻合口瘘的危险因素。目前尚未清楚地证实脾曲游离的优势，脾曲游离可用于乙状结肠袢短小的前切除及低位前切除术和结肠肛管吻合的病例。关于手术后行保护性回肠造口尚有争议，外科医师可自行决定，绝大多数外科医师会行保护性回肠造口。此外，直肠前切除术后吻合口瘘的定义和分级由国际直肠癌研究组界定[2,4]。吻合口瘘被定义为吻合口平面肠壁的缺损导致肠腔内外间隙的交通。吻合口附近的盆腔脓肿也考虑为吻合口瘘。治疗策略包括以下3种情况：①不需要积极的治疗干预；②需要干预，但不用二次手术也可处理；③需要二次手术。临床上，如果患者病情逐渐恶化，使用经肛和静脉注射造影剂显示液体（或气体）积聚为吻合口瘘的表现，无论有或没有对比剂外溢，正如病例1所示[3,4]。吻合口瘘的治疗方法多种多样[3,4]。如果吻合口瘘是亚临床的或者存在小脓肿（a类），可以采用抗生素和肠道休息进行保守治疗。巨大脓肿包裹的瘘大多位于骶前区域，必须通过吻合口经肛或者经皮穿刺引流。如果第一次手术未行回肠造口术，则最好的方法是吻合口近端回肠造口术。如果经皮引流，与会阴之间形成瘘道，处理起来就十分困难。二次手术引流是最后的选择。如果出现弥漫性腹膜炎，则应二次手术。吻合口裂开的处理取决于缺损的大小和腹腔污染程

度。小缺损往往可以通过缝合或保护性回肠袢式造口和充分的局部引流来治疗。大的缺损或者粪便广泛污染，血流动力学不稳定的患者大多时候需要拆除吻合口，行永久性结肠造口。对于病例 3 的处理方法令人兴奋[5,6]。

（孟文建　译）

参考文献

[1] Komen N, Slieker J, de Kort P, et al. High tie versus low tie in rectal surgery: comparison of anastomotic perfusion. Int J Colorectal Dis. 2011;26:1075–8.

[2] Rahbari NN, Weitz J, Hohenberger W, et al. Definition and grading of anastomotic leakage following anterior resection of the rectum: A proposal by the International Study Group of Rectal Cancer. Surgery. 2010;147:339–51.

[3] Breukink SO, Pierie JPEN, Grond AJK, et al. Laparoscopic versus open total mesorectal excision: a case control study. Int J Colorectal Dis. 2005;20:428–33.

[4] Phitayakorn R, Delaney CP, Reynolds HL, International Anastomotic Leak Study Group, et al. Standardized algorithms for management of anastomotic leaks and related abdominal and pelvic abscesses after colorectal surgery. World J Surg. 2008;32:1147–52.

[5] Veenhof AAFA, van der Peet DL, Sietses C, Cuesta MA. Pull-through procedure as treatment for coloanal anastomotic dehiscence following TME. Dis Colon Rectum. 2007;50:1271–4.

[6] Snijders HS, Wouters MW, van Leersum NJ, et al. Meta-analysis of the risk for anastomotic leakage, the postoperative mortality caused by leakage in relation to the overall postoperative mortality. Eur J Surg Oncol. 2012;38:1013–9.

第72章
低位前切除术后骶前脓肿和窦道

Alexander A.F.A. Veenhof

关键词　骨盆肉瘤；直肠癌；吻合口瘘；低位前切除；骶前脓肿

病例1

诊断和手术指征

　　患者女性，60岁，因贫血和小腹疼痛就诊。结肠镜和胃镜检查未见异常。DBE显示距Treitz韧带120cm处溃疡性肿瘤，病理检查无法明确是恶性肿瘤还是感染。进一步行腹部CT检查显示盆腔深部巨大肿瘤（图72.1），鉴别诊断包括胃肠间质瘤、妇科肿瘤和肉瘤。

手术

　　2011年1月，行包括双侧卵巢、20cm空肠和肿瘤的完整切除及低位前切除术。行空肠吻合术和端侧结直肠器械吻合术恢复肠道的连续性。行回肠祥式造口术保护最后一个吻合口。

术后并发症的诊断与治疗

　　术后第7天，患者出现发热和腹痛。腹部CT检查显示骶前6cm大的脓肿，无明显吻合口瘘的表现（图72.2）。麻醉下通过吻合口经直肠引流脓肿。处理后，未见并发症的发生。

　　病理结果显示17个淋巴结均无转移。经灌肠确认控便能力无异常，6个月后还纳回肠造口，患者目前预后良好。

病例2

诊断和手术指征

　　患者男性，48岁，因大便带血3个月，诊断为距肛缘12cm的直肠癌，病理分期为$T_2N_0M_0$。

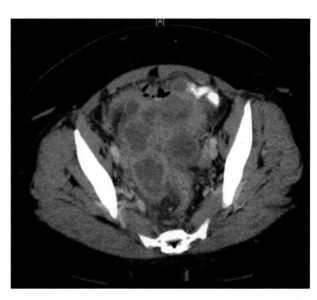

图72.1　CT检查显示盆腔内直乙交界肉瘤

手术

经机械性结肠准备后，行低位前切除术。手术常规完成而未行保护性回肠造口术，在盆底水平完成端侧吻合。

术后并发症的诊断与治疗

术后第 7 天，患者身体状况开始恶化，考虑吻合口瘘，行二次手术。术中发现吻合口周围巨大脓肿及吻合口瘘（图 72.3），腹腔冲洗引流后行乙状结肠双腔造口术。患者病情稳定后转诊至我院以评估恢复肠道连续性的可能性。直肠镜检查（图72.4）清晰地显示骶前脓肿仍然存在并持续排脓，因此通过 VAC 开孔海绵（VAC endo-sponge）进行处理。脓液排泄消失，建议等待 6 个月后窦道仍然存在，未见脓液排泄。诊断为慢性骶前窦道后，决定通过拆掉结肠造口来恢复连续性。早期患者主诉里急后重和低热，最终康复，排便依然不规律，但能自控。

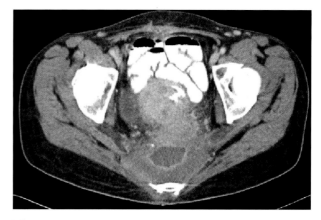

图 72.2　CT 检查显示骶前脓肿

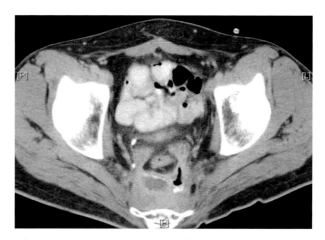

图 72.3　MRI 显示中段 T3 直肠癌

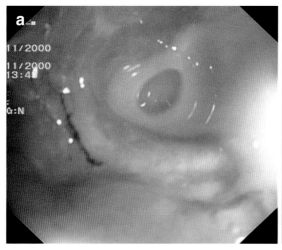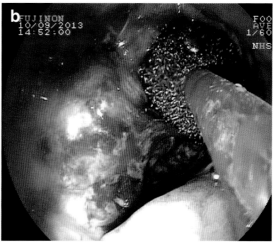

图 72.4　a, b. 直肠镜显示吻合口瘘伴脓肿和内镜下海绵的吸附治疗

讨论

关于低位前切除术后骶前脓肿治疗的文章很少。新辅助放疗或放化疗后 TME 手术因其较低的局部复发率（<5%）和较高的 5 年生存率（80%），仍然是中低位直肠癌患者治疗的首要选择[1,2]。2006年，van der Vaart[3] 报道了新辅助治疗开始后较高的骶前脓肿发生率，TME 手术后骶前脓肿的发生率约 10%[4]。没有确切的证据证实骶前脓肿是否由感染性血肿、吻合口瘘或者两者兼有发展而来。骶前脓肿于接受新辅助治疗的患者、一般情况差的患者和肿瘤巨大的患者中高发[4]。骶前脓肿的最佳处理方法是通过低位前切除术后的吻合口或腹会阴联

合切除术的会阴缝线进行引流，是否需要同时行转流性结肠造口或回肠造口仍有争议。尚无相应的证据支持任何决策。如果使用直肠或口服造影剂行引流前 CT 检查无法客观地证实吻合口瘘的存在，那么可能没有必要行转流性造口。这种情况下，脓肿可能是基于感染性骶前血肿。如果发现吻合口瘘，应当在脓肿引流后进行转流性造口。该患者有一个远端直肠吻合口瘘，去年使用 VAC 开孔海绵创造一个最佳吸引系统使脓肿迅速闭合而没有骶前窦道（示意图 72.1）。尽管最初的结果理想，但在进一步实施之前，仍需要更多的证据来证实[5]。

最后关心的问题是，对于慢性骶前窦道应该怎么办，像病例 2 那样处理？如果我们关闭回肠造口

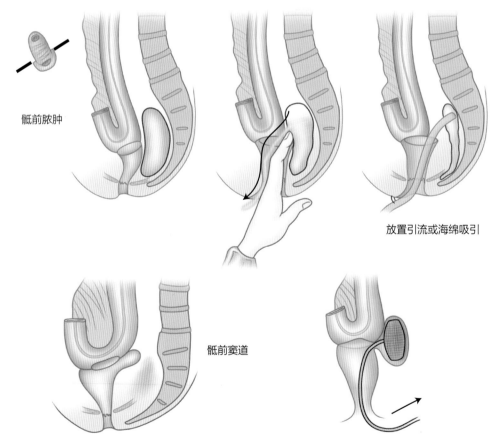

示意图 72.1 没有证据支持骶前脓肿治疗的决策。如果直肠或口服造影剂 CT 检查无法客观地证实吻合口瘘的存在，那么可能没有必要行转流性造口。这种情况下，脓肿可能是基于感染性骶前血肿。然而，如果发现吻合口瘘，那么应当在脓肿引流后进行转流性造口。该患者有一个远端直肠吻合口瘘，去年使用 VAC 开孔海绵创造一个最佳吸引系统使脓肿迅速闭合而没有骶前窦道

或结肠造口，脓肿会再发生吗？

如果骶前窦道深而巨大，则最佳方法可能是转换低位前切除术为结肠肛管吻合术或将大网膜拉下来或者肌肉成形来填塞骶前间隙。对于小的慢性窦道，可翻转回肠造口/结肠造口。

（孟文建 译）

参考文献

[1] Heald RJ, Karanjia ND. Results of radical surgery for rectal cancer. World J Surg. 1992; 16:848–57.

[2] Peeters KCMJ, Marijnen CAM, Nagtegaal ID, et al. The TME trial after a median follow-up of 6 years. Increased local control but no survival benefit in irradiated patients with resectable rectal carcinoma. Ann Surg. 2007;246:693–701.

[3] van der Vaart MG, van der Zwet WC, Arends JW, et al. Rectal carcinoma treated with short-term preoperative radiotherapy followed by abdominoperineal resection. Significantly more presacral abscesses with absence of local recurrence. Dig Surg. 2006;23:173–7.

[4] Veenhof AA, Brosens R, Engel AF, et al. Risk factors and management of presacral abscess following total mesorectal excision for rectal cancer. Dig Surg. 2009;26:317–21.

[5] Verlaan T, Bartels SAL, van Berge Henegouwen MI, et al. Early, minimally invasive closure of anastomotic leaks: a new concept. Colorectal Dis. 2011;13:18–22.

第 73 章
低位前切除术后狭窄

Miguel A. Cuesta, **Hugo W.Nijhof**

关键词　低位前切除术；吻合口狭窄；内镜扩张术

病例 1

诊断和手术指征

患者女性，74 岁，既往因良性病变行子宫切除术。因左下腹痛住院治疗，诊断为乙状结肠憩室病，经保守治疗有效。现症状反复，拟行乙状结肠切除术。

手术

计划行腹腔镜乙状结肠切除术，但因广泛粘连而中转开腹行乙状结肠切除术。切除受累的肠段，保留足够长度的肠管来保证无张力的端侧吻合。

术后并发症的诊断与治疗

术后第 7 天，患者出现发热，实验室检查提示感染相关指标升高。腹部 CT 检查显示腹腔液体和气体积聚，提示可能存在吻合口瘘。行二次手术证实吻合口瘘。由于吻合口缺损较大，加上腹腔粪性污染严重，因此拆除吻合口，行结肠造口术。二次术后无特殊，2 周后出院。二次手术 6 个月后，因巨大造口旁疝所致的不便，决定行造口还纳术。采用标准方式经圆形吻合器恢复消化道连续性，后住院期间无特殊。在最初的随访期内，患者的情况持续改善。

4 个月后，患者因急性阵发性痉挛性腹痛就诊急诊科。入院后采用直肠对比剂行腹部增强 CT 检查显示吻合口狭窄伴大便堵塞（图 73.1）。经缓泻剂治疗后排便恢复正常。在结肠镜下行连续性内镜扩张（图 73.2a）。随访过程中，狭窄和不适依然存在。最终，决定再次行吻合手术。

采用标准手术方式，切除最初的吻合口（图 73.2b）。使用圆形吻合器行端侧吻合，并行保护性

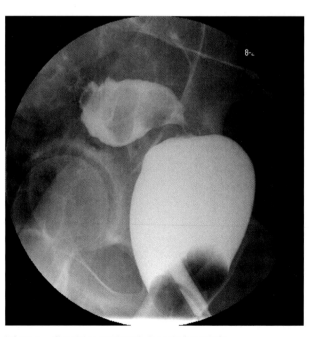

图 73.1　灌肠剂显示前切除术后吻合口狭窄

回肠袢式造口术。术后恢复平稳迅速。病理检查显示无恶性肿瘤表现。不幸的是，几个月后最初的不适再次出现。结肠 X 线造影显示吻合口狭窄，需要反复内镜扩张（图 73.3），最后一次内镜扩张导致吻合口穿孔，患者再次入院。腹部 CT 检查显示包裹性穿孔，可保守治疗（图 73.4）。最终决定行永久性结肠造口，并关闭回肠造口。手术后，患者无不适。

病例 2

诊断和手术指征

患者女性，32 岁，因子宫内膜异位无法长时间工作，诊断为直肠阴道隔水平的子宫内膜异位导致近端直肠狭窄（图 73.5）。使用 Lukrin 来阻断激素活性，但患者仍有排便不适，并有妊娠的意愿。

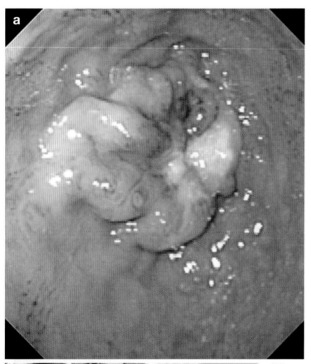

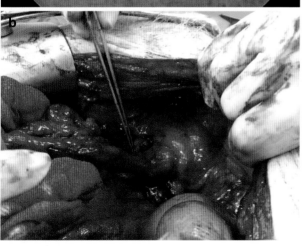

图 73.2　a. 结肠镜所见吻合口狭窄；b. 再手术时，狭窄部分被切除

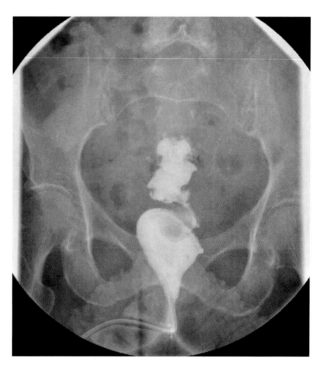

图 73.3　灌肠剂显示吻合口再次狭窄

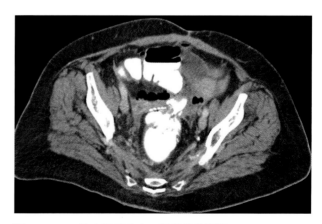

图 73.4　CT 检查显示吻合口狭窄处的渗漏

手术

采用腹腔镜手术，切除少部分直肠及小块阴道壁。关闭阴道壁，使用圆形吻合器来恢复直肠连续性。

术后并发症的诊断与治疗

患者出现直肠阴道瘘，不得不行回肠襻式造口术。患者转诊，6个月后行二次手术，游离瘘口以

远的直肠，关闭阴道壁，填塞大网膜后行直肠端侧吻合术。3个月后检查直肠和阴道无特殊，关闭回肠造口。术后，患者自述排便困难伴大便细，转诊至消化科行直肠镜检查，发现吻合口狭窄，并行扩张（图73.6，图73.7）。由于纤维环使扩张难以继

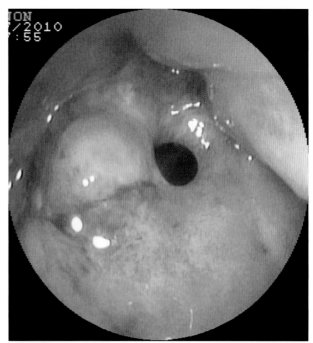

图73.6 结肠镜检查提示直肠低位前切除术后吻合口狭窄

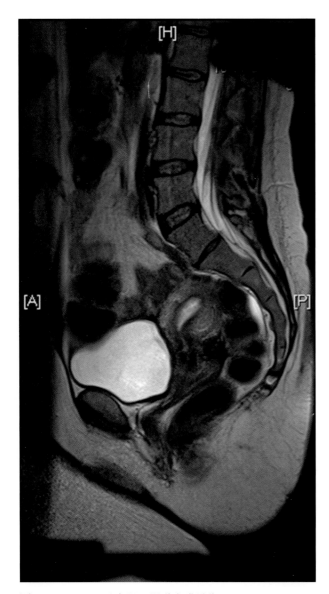

图73.5 MRI 显示直肠 – 阴道内膜异位

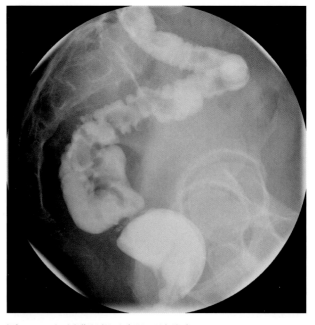

图73.7 钡剂灌肠提示直肠远端狭窄

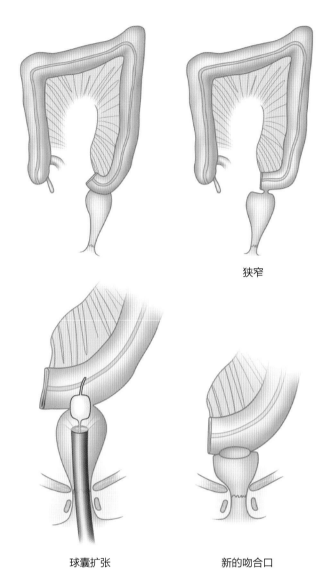

狭窄

球囊扩张　　　　　　新的吻合口

示意图 73.1　低位前切除术后有症状的狭窄应当通过内镜扩张治疗。如果失败，应当切除吻合口。如果可以通过直肠指检触及狭窄，在麻醉下手指扩张也是一个好而有效的治疗手段

续，因此经 3 次扩张至 1.5cm 后，患者再次转诊至我科。直肠指检可触及狭窄的吻合口距肛缘 4cm，推荐在麻醉下用手指扩张或者 Hegar 氏扩张。在麻醉下，狭窄能扩张到一个最佳尺寸。在 3 个月时，吻合口通畅。

讨论

　　超过 30% 的患者在结直肠切除术后会发生吻合口狭窄，然而，仅 4%～10% 的患者有症状 [1,2]。风险因素包括男性和吻合器的使用 [3]。大多数患者不需要干预，而需要干预者，可以经内镜扩张治疗。治疗成功率不定，但良性狭窄的治疗成功率为 88%～100% [2,4,5]。内镜扩张后的不适可能是再次狭窄（11%）或者局部穿孔（5%），这两种情况都发生在病例 1。如果患者很难接受多次内镜扩张，那么下一步治疗可切除受累的吻合口（示意图 73.1）。然而，像病例 1 这种情况，很少需要行永久性结肠造口术。同时，如果可以通过直肠指检触及狭窄，那么在麻醉下手指扩张也是一个好而有效的治疗手段。

（孟文建　译）

参考文献

[1] Schlegel RD, Dehni N, Parc R, et al. Results of reoperations in colorectal anastomotic strictures. Dis Colon Rectum. 2001;44:1464.

[2] Bannura GC, Cumsille MA, Barrera AE, et al. Predictive factors of stenosis after stapled colorectal anastomosis: prospective analysis of 179 consecutive patients. World J Surg. 2004;28:921.

[3] Matos D, Atallah ÁN, Castro AA, Silva Lustosa SA. Stapled versus handsewn methods for colorectal anastomosis surgery. Cochrane Database Syst Rev. 2008;2:CD003144.

[4] Suchan KL, Muldner A, Manegold BC. Endoscopic treatment of postoperative colorectal anastomotic strictures. Surg Endosc. 2003;17:1110–7.

[5] Ambrosetti P, Francis K, De Peyer R, Frossard JL. Colorectal anastomotic stenosis after elective laparoscopic sigmoidectomy for diverticular disease: a prospective evaluation of 68 patients. Dis Colon Rectum. 2008;51:1345–9.

第 74 章
结肠肛管吻合术后相关问题（结肠肛管吻合口狭窄和频繁排便、遗便）

Miguel A. Cuesta

关键词 直肠癌；结肠肛管吻合术；吻合口狭窄；排便困难；失禁

病例 1

诊断和手术指征

患者男性，62 岁，因肛门下坠、便血被诊断为低位直肠癌。肿瘤位置非常低，位于距肛门口 4cm 处，通过 CT 和 MRI 显示分期为 $T_{3-4}N_1M_0$。MRI 显示肿瘤未侵犯盆底和外括约肌（图 74.1），遂决定行新辅助放化疗，拟于放化疗后 6 周行手术治疗。放化疗结束后，临床查体和 MRI 检查均提示肿瘤有一个良好的降期。

手术

行开腹全直肠系膜切除术，术中游离脾曲，经肛门行结肠肛管端－侧吻合术（图 74.2），同期行回肠转流性造口术。

术后并发症的诊断与治疗

患者术后恢复良好，10 天后出院。后在门诊随诊时，可以清楚地看到吻合口狭窄（图 74.3）。因此，在麻醉下行吻合口扩张术。由于 Hegar 氏扩张器难以直接扩张，于是采用金属导丝引导

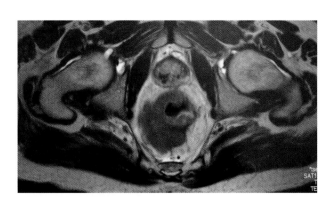

图 74.1 MRI：低位直肠癌 T_3 期

Savary 扩张器通过吻合口，然后用手指人工扩张吻合口（示意图 74.1）。扩张手术进行了几个星期，在此期间又加做活体组织检查，明确排除癌症复发的可能。最终，检查直肠后发现吻合口恢复通畅，5 个月后回纳造口的回肠。目前，患者恢复良好，尽管有时仍会出现遗便，但他很高兴不用做永久性结肠造口术。

病例 2

诊断和手术指征

患者女性，63 岁，诊断为低位直肠癌。因患者有幽闭恐惧症，她拒绝接受全身检查，因此方案

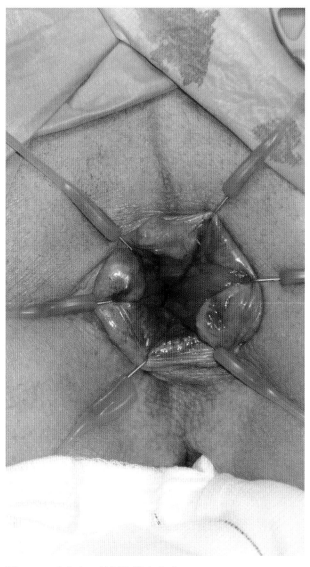

图74.2　手术中：结肠肛管吻合术

定为5×5Gy的新辅助治疗，6周后行干预措施。患者的配偶则希望她不用做永久性造口手术。

手术

　　肿瘤位置低，距肛门口3.5cm，但她经历过2次分娩，括约肌发达。放疗后再次行MRI检查，显示肿瘤没有侵犯外括约肌和盆底。医师告知其有50%的可能行非常低位的直肠吻合术。行腹腔镜下全直肠系膜切除术，术中游离脾曲，行结肠肛管吻合术，同期行转流性回肠造口术。

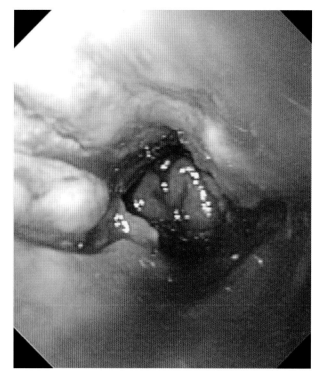

图74.3　直肠镜显示结肠肛管吻合口狭窄

术后并发症的诊断与治疗

　　患者术后恢复良好，并接受盆底物理治疗。病理示标本远切缘距离肿瘤下缘1.5cm，切缘阴性，环周切缘为4mm。3个月后吻合口通畅，行回肠造口还纳术。此后，患者严重便秘，即使服用泻药也不能正常排便，表现为排便中断与腹泻交替。我们与她讨论行结肠造口的可能性，与我们预期相反，进行一次灌肠后，患者对治疗效果非常满意，而且我们对癌症的治疗，效果良好。

讨论

　　这2个病例客观体现了结肠肛管吻合术存在的一些问题。重要的是，虽然这种手术不是最理想的方法，但对部分患者来说，远比腹会阴联合切除术更容易接受。这种手术方式存在一些技术性问题和控便困难。第一，放射性治疗时会照射到腹腔内的直肠，会波及会阴部，这是一个棘手的问题。接受射线辐射后的会阴将会发生纤维化改变，导致肠腔狭窄；第二，血供良好的降结肠是行端侧吻合的吻合口最佳肠管，回肠造口术对吻合口有保护作用。但骶前脓肿产生会使结肠肛管吻合的优势荡然无存。因此，术后骶前充分引流很重要；第三，避免吻合口狭窄很重要，术后可通过直肠指检来发现并处理。此外，盆底理疗和增加纤维素的摄入对改善排便很重要。

我认为，病例 2 揭示了女性患者进行结肠吻合术后出现的排便困难。失禁和排便紊乱是目前已知的最常见的问题，对这个问题尚无明确的研究供参考，对于出现这些症状的患者，灌肠也许是一种不错的治疗方法。

（王 品 译）

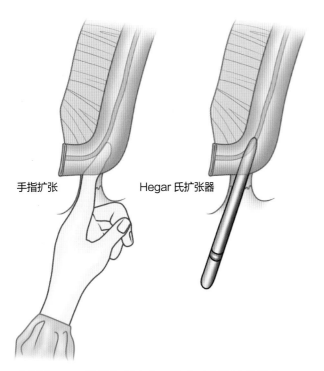

手指扩张　　　　　Hegar 氏扩张器

示意图 74.1　结肠肛管吻合口狭窄时应通过手指或 Hegar 氏扩张器扩张。如果不能进行手指扩张，应使用 Savary 扩张器扩张。对结肠肛管吻合术后出现大便失禁和频繁排便的患者，建议进行灌肠处理

第 75 章
腹腔镜下低位前切除术并发输尿管损伤

Miguel A. Cuesta

关键词 直肠癌；输尿管损伤；输尿管支架；输尿管造影术；肾切除术

病例 1

诊断和手术指征

患者男性，52 岁，因高位直肠癌（分期 $T_3N_0M_0$），建议行腹腔镜近端直肠系膜切除术。

手术

术中从中间往侧面游离时，误伤左侧输尿管，出现尿液漏出。请泌尿外科医师术中会诊，准备行膀胱镜检查和双 J 管置入。在等待泌尿外科医师期间，继续游离并结扎肠系膜下血管，用切割闭合器在合适的位置离断直肠。泌尿外科医师到达后进行膀胱镜检查，导丝引导于左侧输尿管内置入 1 条双 J 管（示意图 75.1），双 J 管顺利进入到近端。结直肠外科医师用可吸收 4-0 缝线缝合输尿管损伤部位，之后，在盆腔留置引流管。

术后病程

术后患者恢复顺利，7 天后出院。术后第 4 周超声检查显示左侧泌尿系统无扩张迹象。术后第 6 周经膀胱镜将双 J 管取出。术后 2 年无输尿管扩张

或远处转移。

病例 2

诊断和手术指征

患者男性，59 岁，因直肠出血入院，诊断为低位直肠癌，分期为 $T_3N_1M_0$。

手术

短期放疗（$5 \times 5Gy$）6 周后，行腹腔镜全直肠系膜切除术，并进行端侧结肠肛管吻合。

术后并发症的诊断与治疗

患者术后恢复顺利，病理分期是 pT_2N_0。术后第 4 个月时出现左侧输尿管扩张（图 75.1），但无远处转移。经泌尿外科医师会诊，逆行输尿管造影显示在之前切除直肠的部位有输尿管狭窄。膀胱镜导丝可通过狭窄部位，放入双 J 管（图 75.2）。其后 2 年内患者经历多次尿道扩张和尿道感染，泌尿外科医师决定切除患者的左侧肾。

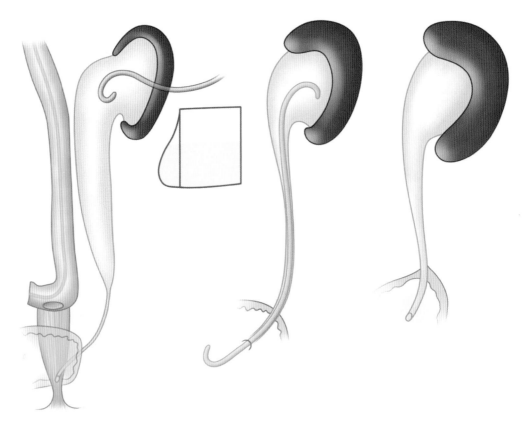

示意图 75.1 术中发现输尿管损伤，应该与泌尿外科医师一起处理损伤。如果术后才发现，也应与泌尿外科医师一起处理。治疗包括置入双 J 管、经皮肾造口术、肾切除术

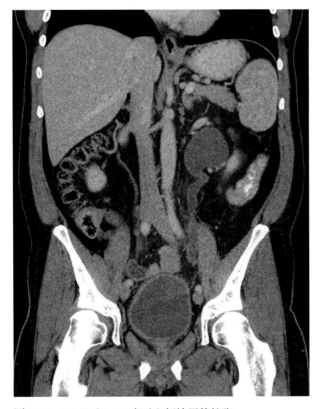

图 75.1 CT 显示 LAR 术后左侧输尿管扩张

讨论

术中输尿管误伤远比报道的要多。在进行妇科手术或左半结肠、直肠手术时可出现左侧输尿管损伤，在 LAR 手术时也可出现右侧输尿管损伤（图 75.3），这些损伤可通过放置双 J 管进行处理。术后出现发热和疼痛，提示有损伤的可能性（图 75.4）。

奇怪的是，围手术期的泌尿系统损伤多数被妇科医师报道。结直肠外科医师报道称开腹手术或腹腔镜手术后泌尿系统并发症的发生率低。术中可识别输尿管和膀胱受损，因此术中直接修复，术后如果引流管内出现尿液也可进行诊断。在随访中，患者出现输尿管扩张或肾盏扩张可能是输尿管狭窄引起。这些远期并发症的诊断有一定困难，需要鉴别诊断肿瘤复发或由于夹闭、热损伤或者放疗引起的输尿管狭窄等。

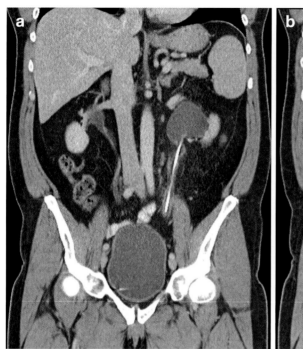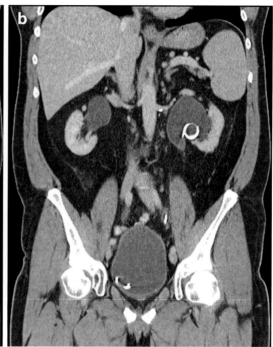

图 75.2　a, b. CT 显示扩张的泌尿系统置入双 J 管治疗

有研究回顾了 1966—2003 年文献报道的在腹腔镜手术中出现的输尿管损伤[1-4]。共有 70 例患者出现输尿管损伤，其中有 18 例（25.7%）输尿管损伤出现在腹腔镜应用的起始阶段，但没有详细记录。在详细描述的报道中，14 例（20%）出现在腹腔镜子宫切除术，术中发现输尿管损伤的有 6 例（8.6%），术后发现的有 49 例（70%），其中 15 例（21.4%）没有描述发现的时间。在详细描述发生了哪种损伤的病例中，大部分报道的是横切，有 14 例（20%），46 例（65.7%）没有描述输尿管损伤位置。而在报道的病例中，损伤最多发生在盆腔边缘或其上，有 10 例（14.3%）。17 例（24.3%）损伤是由电刀凝固引起，但 34 例（48.6%）并没有报道使用何种腹腔镜器械导致损伤。43 例患者（61.4%）进行开腹手术以修复输尿管损伤。腹腔镜子宫切除术是出现输尿管损伤最常见的术式，术中电凝止血是导致输尿管损伤的最常见原因。

近期，COLOR Ⅱ 研究报道了直肠癌腔镜手术

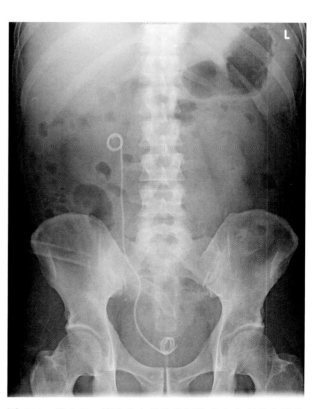

图 75.3　置入双 J 管治疗在低位前切除术中出现的右侧输尿管损伤

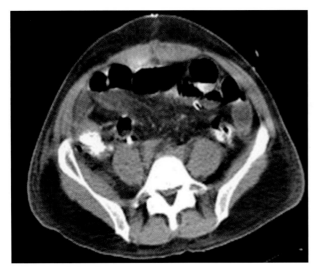

图75.4 CT 显示低位前切除术后出现的左侧输尿管的对比剂漏出

和开腹手术比较的近期结果，输尿管损伤的发生率为1%，腔镜手术组和开腹手术组间没有明显差异[5]。

术中发现输尿管损伤请泌尿外科医师协助处理（图75.5），包括术后也需要与泌尿外科医师共同制定治疗方案。治疗方法包括双J管置入、经皮肾造口术和肾切除术。

（吴现瑞 译）

参考文献

[1] Lent V, Pichlmaier H, Baumbusch F, et al. Urologic errors in surgical procedures. Chirurg. 2008;79:854–8.

[2] Soong YK, Yu HT, Wang CJ, et al. Urinary tract injury in laparoscopic-assisted vaginal hysterectomy. J Minim Invasive Gynecol. 2007;14:600–5.

[3] Ostrzenski A, Radolinski B, Ostrzenska KM. A review of laparoscopic ureteral injury in pelvic surgery. Obstet Gynecol Surv. 2003;58:794–9.

[4] Léonard F, Fotso A, Borghese B, et al. Ureteral complications from laparoscopic hysterectomy indicated for benign uterine pathologies: a 13-year experience in a continuous series of 1300 patients. Hum Reprod. 2007;22:2006–11.

[5] Van der Pas MHGM, Haglind E, Cuesta MA, et al. Laparoscopic versus open surgery for rectal cancer (COLOR II): short-term outcomes of a randomised, phase 3 trial. Lancet Oncol. 2013;14(3):210–8.

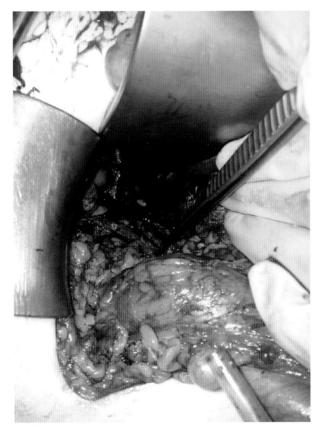

图75.5 腹腔镜左半结肠癌手术因技术困难中转开腹后发现左侧输尿管损伤

第76章
迟发性回肠储袋肛管吻合口瘘（阴道与会阴部）

Miguel A. Cuesta

关键词　回肠储袋肛管吻合术；瘘；储袋阴道瘘；会阴部瘘；储袋炎

病例1

诊断和手术指征

男性患者，26岁，5年前因难治性溃疡性结肠炎行腹腔镜辅助全结直肠切除和IAPA及预防性回肠造口术，6周后行回肠造口还纳术。患者行还纳术后出现便频不适，通过饮食调节和口服洛哌丁胺，排便情况改善，但每天仍有4~6次。

术后并发症的诊断与治疗

患者术后恢复良好，在建筑公司里工作。术后5年，患者出现会阴部脓肿，脓肿破溃并伴有括约肌瘘形成（图76.1），考虑与5年前没有明确到底是结肠炎还是克罗恩病有关，回顾病理检查诊断仍不能明确。经抗生素抗感染治疗后，行内镜检查发现储袋炎无好转（图76.2），活检结果是阴性。通过挂线法保守治疗，效果差，漏出量反而增多，进一步考虑修补治疗，如股薄肌成形术或回肠造瘘术，但患者的意愿非常明确："拒绝回肠造瘘术"。2个月后，患者会阴部再次出现脓肿，并伴有发热，脓液能从新发的瘘管排出，患者合并败血症并引起呼吸功能不全行机械通气10天。在此期间会

阴广泛感染，行开腹手术，切除回肠储袋并行回肠造口术（示意图76.1）。病理检查提示无慢性肉芽肿炎和急性化脓性储袋炎，不能明确病因是否为克罗恩病。患者逐渐康复，会阴部瘘痊愈，无克罗恩病相关症状。

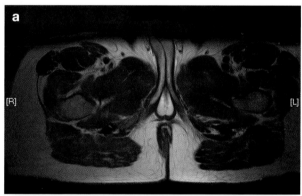
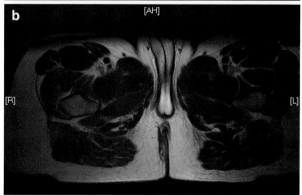

图76.1　a, b. 磁共振检查见储袋括约肌上瘘

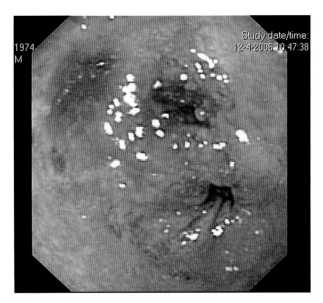

图76.2 内镜检查提示储袋炎及瘘管开口

病例2

患者女性，40岁，因溃疡性结肠炎行全结直肠切除术和IAPA治疗。术后7年，患者阴道有少量小肠内容物排出，诊断为小肠阴道瘘，检查发现瘘管细小，位于括约肌近端，小肠内容物间断经阴道排出。讨论之后建议通过球海绵体肌瓣移植和Martius脂肪垫活瓣修补瘘口，同时行临时回肠造口术。由于漏出量较少，患者尚可耐受，所以拒绝接受回肠造口术。

病例3

患者男性，18岁，因难治性溃疡性结肠炎就诊，行全结肠切除及IAPA和保护性回肠造口术。在回肠造口还纳后，患者会阴部出现慢性疼痛和腹泻。经肛门内镜检查提示储袋炎，保守治疗1年。1年来，患者体重有波动，不能正常学习和生活，再次到医院诊治。一位高年资外科医师建议手术治疗，术中切开储袋周围的慢性感染区域，并用3cm的直肠与储袋重新吻合。

术中，将储袋从盆腔中游离出来，缩短直肠残端，将储袋游离足够长度后再次将储袋与肛门吻合。术野未发现脓肿，细菌培养为阴性，于骶前间隙放置引流管。然而，患者再次出现之前的症状，难以耐受，最终行永久性回肠造口术。

讨论

全结直肠切除联合IAPA适用于治疗难治性溃疡性结肠炎、恶性肿瘤、疑似溃疡性结肠炎和家族性腺瘤性息肉病，也有一些术者对于反复发作多年的克罗恩病患者进行IAPA手术。患者在行IAPA数年后出现瘘，并因此继发多种并发症，外科医师和胃肠病学家一般首先考虑误诊的可能，并要求病理学家进行复查。不确定性结肠炎是另一种可能的诊断，占所有结肠炎的10%。在IAPA术后形成瘘管的病例中，如果保守治疗不能治愈的情况下，唯一真正有效的治疗方法是永久性回肠造口术。外科医师一般会在切除回肠储袋肛管吻合口后保留患者的肛门，导致肛管残端反复脓肿、需要频繁引流，并可能导致慢性窦道难以治愈。

Lolohea等人回顾了相关文献[1]，回肠储袋肛管阴道瘘是一种少见的并发症，最佳治疗方案尚不明确。行回肠储袋–肛管吻合的女性患者中回肠储袋–阴道瘘的发生率约为6.3%（范围为3.3%～15.8%），败血症和手术因素是最常见的诱发因素。治疗方式取决于瘘管的水平、盆腔瘢痕组织量和既往的治疗方式。建议手术治疗，手术方式包括插入组织修补＋回肠造口术及切除储袋后的永久性回肠造口术。

Johnson等人回顾了其所在医疗中心的不同治疗方法及预后[2]。他们将治疗成功定义为无瘘管复发，回肠储袋功能良好且没有回肠造口。619例行回肠储袋–肛门吻合术的女性患者中，有24例（3.9%）合并储袋–阴道瘘。29例患者中有22例进行局部和（或）联合腹会阴修复术。联合腹会阴修复的成功率远高于会阴局部修复，修复术后

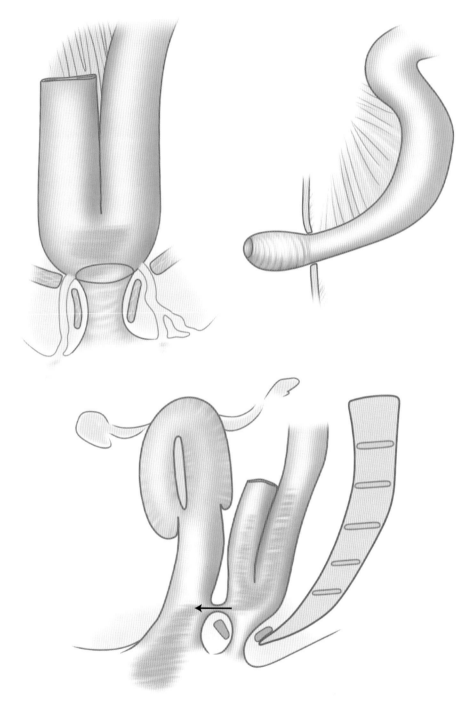

示意图 76.1　箭头示 IAPA 术后瘘管形成，保守治疗效果差，唯一有效的治疗方式是永久性回肠造瘘。外科医师常在切除回肠储袋肛管吻合口后保留肛门，这常常导致残端近端脓肿、经常需要引流，且可能导致慢性窦道难以治愈

10 年的成功率分别为 52.9% 和 7.9%。总的来说，50%（11/22）接受储袋阴道瘘修复的患者手术取得成功，回肠储袋功能正常并且没有瘘管复发，21%（6/29）的患者需要切除回肠储袋。他们认为回肠储袋肛门吻合术后储袋阴道瘘的治疗方法与瘘的高复发率相关，腹会阴联合修复的治疗效果可能比局部手术更好。

Brown 等人回顾了回肠储袋肛管吻合术在克罗恩病和不确定性结肠炎患者中的疗效 [3]。1982—2001 年，1270 例患者接受全结直肠切除术：包括

1135 例溃疡性结肠炎，36 例克罗恩病患者，21 例不确定性结肠炎患者，78 例其他患者。相比溃疡性结肠炎患者的储袋并发症率（22%），克罗恩病和不确定性结肠炎患者的储袋并发症更为常见，发生率分别为 64% 和 43%。相似的是，56% 的克罗恩病储袋并发症患者的储袋被切除或去功能化，而不确定性结肠炎患者和溃疡性结肠炎患者的储袋被切除或去功能化率为 10% 和 6%。对于无储袋并发症的克罗恩病患者，其储袋功能与不确定性结肠炎或溃疡性结肠炎患者的储袋功能无显著差异。尽管不确定性结肠炎的并发症发生率要高于溃疡性结肠炎，但两者的总体储袋手术失败率是相似的。另一方面，超过 50% 的克罗恩病患者需要切除储袋或转流。他们的结论是，很难确定克罗恩病患者在全结直肠切除及重建术后是否有良好的预后。因此，

克罗恩病仍然是全结直肠切除及重建手术的相对禁忌证，而回肠储袋肛管吻合术是不确定性结肠炎患者治疗的可选方案。

（黄俊 译）

参考文献

[1] Lolohea S, Lynch AC, Robertson GB, Frizelle FA. Ileal pouch-anal anastomosis-vaginal fistula: a review. Dis Colon Rectum. 2005;48:1802–10.

[2] Johnson PM, O'connor BI, Cohen Z, McLeod RS. Pouch-vaginal fistula after ileal pouch-anal anastomosis: treatment and outcomes. Dis Colon Rectum. 2005;48:1249–53.

[3] Brown CJ, Maclean AR, Cohen Z, et al. Crohn's disease and inderterminate colitis and the ileal pouch-anal anastomosis: outcomes and patterns of failures. Dis Colon Rectum. 2005;48:1542–9.

第 77 章
结直肠克罗恩病并发肛门直肠腺癌

Miguel A. Cuesta, Henri A.H. Winters

关键词　结直肠克罗恩病；直肠腺癌；腹直肌皮瓣

诊断和手术指征

患者男性，57 岁，患有结直肠克罗恩病 15 年。10 年前，因复杂的肛周瘘和降结肠狭窄，行左结肠切除及结肠造口术，保留长约 15cm 的直肠残端。尽管肛瘘时有发生，但患者尚可耐受，18 个月前出现肛门疼痛并伴有血液和黏液排出。检查发现肛周肿瘤环绕生长伴有严重慢性皮肤刺激表现。由于肛管上缘明显狭窄，难以行肛门指检，CT 和 MRI 检查提示远端直肠和肛管广泛腺癌，腹股沟淋巴结未见明显转移（图 77.1），活检提示腺癌。PET-CT 检查显示局部高代谢而无远处转移。治疗方案：进行 6 周的放化疗，随后进行柱形腹会阴联合切除及腹直肌皮瓣修补肛周缺损。放化疗包括每天给予卡培他滨，每天分割剂量 2Gy，每周 5 天，持续 5 周，总放射剂量 50Gy。

手术

与整形外科医师一起实施手术治疗，术后无并发症发生（图 77.2，图 77.3，图 77.4，图 77.5）。病理检查显示大体为长条形腺癌，23 个淋巴结中有 10 个查见癌转移，两侧切缘阴性。6 个月后，患者出现癫痫发作，检查发现大脑左叶有 2 处转移病灶。随后患者接受姑息性放疗，3 个月后死亡，

无局部复发的迹象。

讨论

回顾病史，了解更多有关克罗恩病结肠炎患者中异型增生和癌症的风险因素及其肛门直肠腺癌发病率的数据非常重要。Sjödahl 等人研究了瑞典的克罗恩病患者中肛门直肠腺癌的发病率[1]。1987—2000 年，瑞典有 335 例克罗恩病患者（男性 153 例，女性 182 例）被诊断为直肠癌或肛门癌。换句话说，在此期间每百万居民中每年约有 3 例克罗恩病患者被诊断为直肠癌或肛门癌，约占总数的 1%。现有文献资料显示，克罗恩病患者发生肛门直肠肿瘤的风险只在患有严重直肠炎或严重慢性肛周疾病的情况下才增加。然而，残留直肠也必须被视为危险因素。其治疗结果与相同分期的散发性肠癌治疗结果相同，但由于确诊时常处于癌症晚期，因而预后通常较差。他们建议，克罗恩病程超过 15 年以上的患者中，6 个高危人群应该进行年度监测，包括广泛结肠炎患者、慢性重症肛门直肠疾病患者、残留直肠患者、肠腔狭窄患者、旁路肠段患者和硬化性胆管炎患者。

Maykel 等人研究了克罗恩结肠炎患者行手术治疗的标本中异型增生和腺癌的发生率，试图找出与异型增生和腺癌相关的危险因素[2]。研究纳

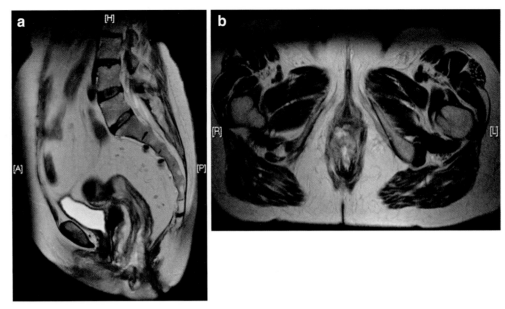

图 77.1 a, b. 磁共振诊断提示远端直肠和肛管腺癌

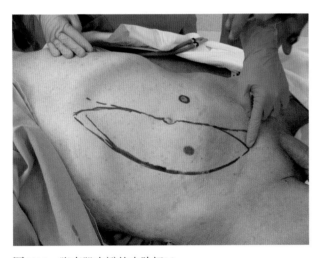

图 77.2 腹直肌皮瓣的皮肤切口

入 222 例患者，其中 138 例患克罗恩结肠炎的女性患者接受切除手术。异型增生 5 例（2.3%），腺癌 6 例（2.7%）。术前结肠镜检查诊断出 3 例异型增生和 1 例腺癌，而其他病例是在切除标本的病理检查中偶然发现。与异型增生或腺癌相关的因素包括诊断时年龄较大（38.2 岁 vs 30.3 岁）、病程较长（16.0 年 vs 10.1 年）及疾病的严重程度。结论是患有严重克罗恩病并需要手术的患者发展为异型增生和腺癌风险很大，尤其是年龄较大、病程较长且结肠受累较广泛的患者。

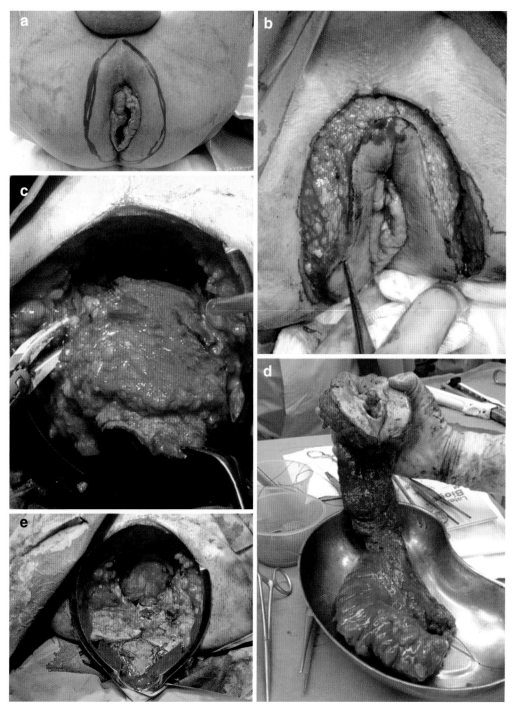

图 77.3　a~e. 肿瘤大体外观及柱形腹会阴联合切除

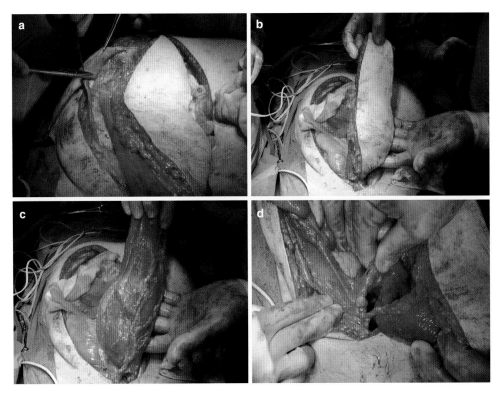

图 77.4　a~d. 创建带血管蒂的腹直肌皮瓣

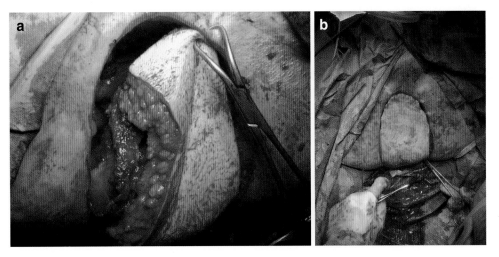

图 77.5　a, b. 腹直肌皮瓣修补会阴伤口

（黄俊 译）

参考文献

[1] Sjödahl RI, Myrelid P, Söderholm JD. Anal and rectal cancer in Crohn's disease. Colorectal Dis. 2003;5:490–5.

[2] Maykel JA, Hagerman G, Mellgren AF, et al. Crohn's colitis: the incidence of dysplasia and adenocarcinoma in surgical patients. Dis Colon Rectum. 2006;49:950–7.

第 78 章
直肠低位前切除术后直肠阴道瘘

Cristina Menedz, Miguel A.Cuesta

关键词 直肠癌；低位前切除术；保护性回肠造口；直肠阴道瘘；新辅助放疗

诊断和手术指征

患者女性，67 岁，因患子宫肌瘤行子宫切除术，诊断中位直肠癌 $T_3N_1M_0$，行胸腹 CT 检查未发现远处转移病灶，后建议患者行 5×5Gy 新辅助短程放疗，6 周后行直肠低位前切除术。

手术

患者术前行机械性肠道准备，开放手术完成全直肠系膜切除术。采用机械性端侧吻合术，辅以保护性回肠造口术。

术后并发症的诊断与治疗

术后第 5 天，患者出现阴道出血，随后经阴道有粪渣样物溢出，行双合诊后诊断直肠阴道瘘，瘘口距肛缘 7cm，大致位于后穹隆水平。CT 明确直肠阴道瘘诊断（图 78.1），未发现脓肿形成。患者转诊至我院治疗。

在麻醉下由妇科医师协助行探查手术，阴道镜检查发现阴道残端前侧面与吻合口之间有一个 3cm 的瘘口，瘘口距肛管 7cm。无吻合口狭窄，直肠镜检查显示无肿瘤复发。患者肛门括约肌功能正常，无控便问题。胸腹部 CT 检查示无肿瘤远处转移。

我们设计了一个方案，通过开腹手术游离脾曲，解剖降结肠、瘘口和直肠吻合口远端直至盆底（在瘘管周围没有太多纤维化的情况下进行），切除瘘管，由妇科医师闭合阴道内缺损。在盆底水平，离断远端直肠。为了避免阴道缝合线前的任何吻合，我们决定做一个脱出式手术，手术成功实施，在阴道和新建直肠之间填塞大网膜后，于骶前间隙留置引流，逐层关腹。1 周后，在麻醉下切除多余的肠管，并在肛门处缝合固定（图 78.2）。

直肠指检未及肠腔狭窄，肠管血运良好。2 天后，患者出院，于门诊直肠指检复查来预防可能引起的直肠狭窄，妇科医师也可以检查阴道，观察创面愈合情况，并经阴道给予雌激素类药物预防阴道萎缩。第一次术后 3 个月，行保护性回肠造口还纳术。出现大便次数增多和遗便的情况，经积极的盆底理疗治疗后，每 2 天冲洗 1 次，患者对治疗结果满意，且仍能进行性生活。

讨论

低位前切除术后出现吻合口阴道瘘的原因主要有 3 种：第一，在游离直肠阴道隔过程中有阴道壁的损伤；第二，在使用圆形管型吻合器吻合过程中，一部分阴道壁在吻合时被一起带入，随后发展成为一个瘘管；第三，圆形管型吻合器经阴道而不

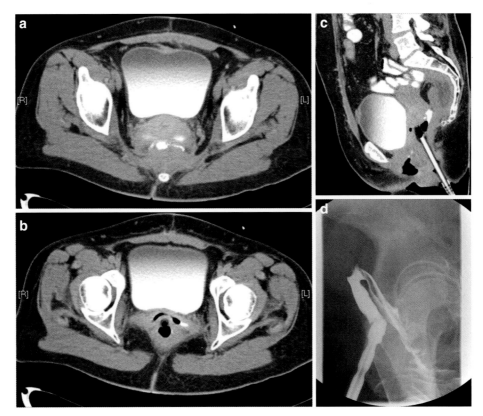

图 78.1 a~c. 经直肠 CT 扫描（含钡剂灌肠）与吻合口阴道瘘造影的观察对比；d. 钡剂灌肠证实直肠阴道吻合

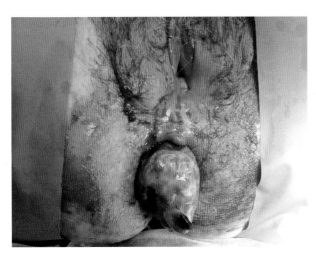

图 78.2 切除前的脱出肠管

是经直肠置入（示意图 78.1a）。

最简单和最有效的解决办法就是做一个确定性的结肠造口（示意图 78.1b），但许多相对年轻的女性要求如果可能的话，在没有明确的造口的情况下重建阴道。所有涉及的风险必须与患者交代，有

些决定是术中做出的。如果患者已经出现排便失禁或遗便，那么结肠造口是唯一的解决办法。在其他情况下，正如在这例患者身上所发生的一样，重建是必须要做的。

另外一个替代方法是做一个远端器械吻合（示意图 78.1c）。盆腔内吻合后，瘘复发的风险仍旧存在，因此，结肠肛管吻合或拖出术并网膜中间置入成形术是一个很好的替代方法。这个术式的缺点是控便问题，在频繁排便或肛门失禁的情况下，居家结肠灌洗或许是一个不错的解决办法。如果患者的子宫在原位，应取出重建。

Matthiessen 等人研究了这种吻合口阴道瘘（anastomotic vaginal fistula，AVF）的发生率和危险因素[1]，研究对象皆为女性患者，中位年龄 69.5 岁。其中 20 例行直肠癌前切除术后确诊为有症状的吻合口阴道瘘，与那些传统有症状的瘘（32 例）及未出现瘘的患者（338 例）进行比较，在 390 例

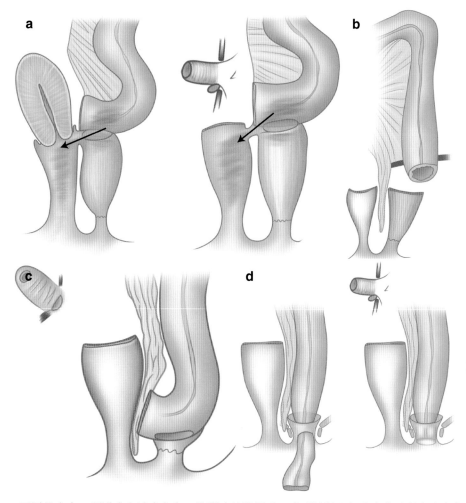

示意图 78.1　a~d. 不同的吻合口阴道瘘和治疗方案：从明确的结肠造口术到结肠肛门吻合术及脱出式吻合手术。箭头所示为瘘管

患者中有 52 例出现有症状的吻合口瘘（13.3%），20 例出现吻合口阴道瘘（5.1%），32 例出现传统有症状的瘘（conventional leakage，CL）（8.2%）。有 AVF 的患者需要进行非计划再次手术和预防性造口。AVF 和 CL 相比，出院后被确诊的概率更高。与 CL 组相比，AVF 组患者有更低的吻合口和降低的 BMI 值。多变量分析中的 AVF 组的危险因素为吻合口距肛缘小于 5cm，术前行新辅助放疗，UICC 肿瘤分期为Ⅳ期。既往行子宫切除术既不是 AVF 的危险因素，也不是 CL 的危险因素。他们得出的结论是：女性癌症患者行低位前切除术后，吻合口阴道瘘是所有症状性瘘的重要组成部分，虽然

可被诊断，但需要行腹部再次手术和预防性造口术与 CL 患者并无差异。

（施磊 译）

参考文献

[1] Matthiessen P, Hansson L, Sjödahl R, Rutegård J. Anastomotic-vaginal fistula (AVF) after anterior resection of the rectum for cancer-occurrence and risk factors. Colorectal Dis. 2010;12:351-7.

第 79 章
低位前切除术后直肠膀胱瘘

Miguel A. Cuesta, R. Jeroen van Moorselaar

关键词 直肠癌；新辅助放疗；直肠膀胱瘘；低位前切除术

诊断和手术指征

患者男性，68 岁，直肠中段腺癌，短程 5Gy 放射治疗 5 天后，行低位前切除术（low anterior resection，LAR）及保护性回肠造口术。

术后并发症的诊断与治疗

术后病程非常复杂，首先，应用引流和回肠造口术治疗吻合口瘘（图 79.1，图 79.2）。其次，患者出现发热和尿路感染，初期考虑是由于导尿管感染所致发热，依据尿培养结果给予抗生素治疗。此外，最初尿液混浊，培养物可见肠道菌群和植物纤维（图 79.3）。CT 检查可见直肠吻合口与膀胱之间有瘘口（图 79.4）。膀胱镜可见距膀胱三角部左侧输尿管 2cm 处有瘘口，膀胱内可见吻合器残钉（图 79.5）。与泌尿科医师一起计划行开腹修复瘘口和肠造口术。

开腹手术过程中，由于存在狭窄和 U 形钉，吻合口的位置得以被发现。泌尿科医师解剖膀胱区，纵向切开膀胱，从膀胱内部将 2 个输尿管导管置入输尿管并定位瘘的位置（图 79.6）。将膀胱纵向切开至瘘口，这样瘘口可分层闭合。手术游离直肠直至肛门，将其全部切除。

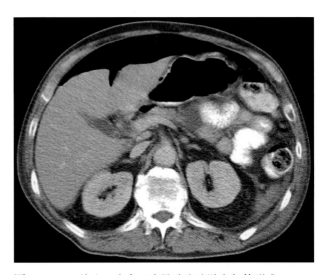

图 79.1 CT 检查，吻合口瘘导致腹腔游离气体形成

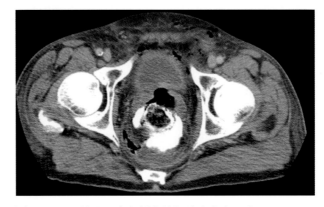

图 79.2 CT 检查，直肠低位前切除术吻合口瘘

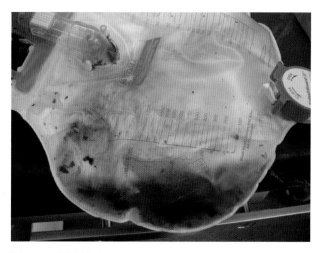

图 79.3　尿液情况

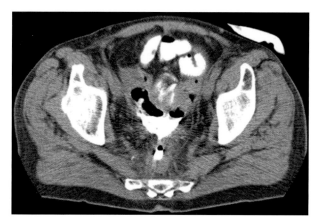

图 79.4　CT 检查，直肠造影显示膀胱内有瘘口

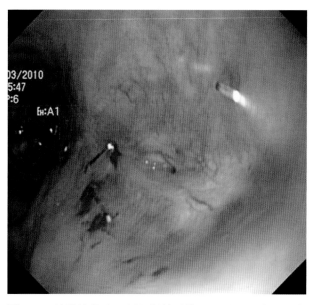

图 79.5　膀胱镜检查，距左侧输尿管 2cm 处可见瘘口及吻合器残钉

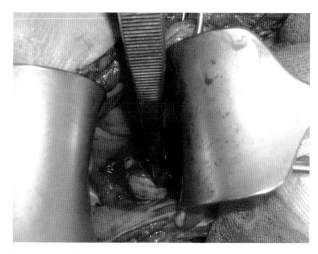

图 79.6　开放膀胱后可以看到瘘口

在游离脾曲后，经肛门行结肠肛管端侧吻合术，为了吻合口的转流，需行保护性回肠造口还纳术（示意图 79.1）。其余的附属物被置入膀胱和新直肠之间。术后 8 周，在吻合口情况得到控制后，行回肠造口还纳术。术后患者恢复良好。

讨论

这是直肠癌全直肠系膜切除术后非常罕见的并发症，这意味着外科医师行骶前切除术时，非常少见地在膀胱壁上造成了损伤[1]。

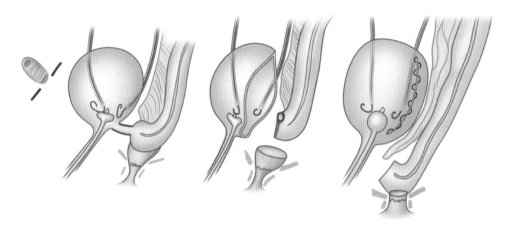

示意图 79.1 直肠膀胱瘘是非常少见的并发症。应通过膀胱造口、结肠肛管重新吻合和组织间置来解决。一旦通过膀胱检查确认瘘口闭合，则可行回肠造口还纳术

一旦并发症的诊断明确，那么准确地知道瘘管的位置就很重要，瘘口到输尿管的距离对接下来的处理有重要意义。如果瘘管累及左输尿管，可以在膀胱内吻合。对于直肠部分的瘘管，唯一的选择就是重新行结肠肛管吻合术。

（施磊 译）

参考文献

[1] Kim CW, Kim JH, Shin VS, et al. Complications after sphincter saving resection in rectal cancer patients according to whether chemoradiotherapy is performed before or after surgery. Int J Radiat Oncol Biol Phys. 2010;78:156–63.

第 80 章
腹会阴联合切除术后会阴并发症

Miguel A. Cuesta，Alexander A.F.A. Veenhof, Juan de Dios Franco

关键词 腹会阴联合切除术；会阴脓肿；会阴疝；直肠癌

病例 1

诊断和手术指征

患者 54 岁，主诉里急后重伴血便 4 个月，诊为超低位直肠癌，分期为 $T_3N_1M_0$。MRI 及超声内镜显示肿瘤未侵犯直肠外括约肌，选择腹腔镜经腹会阴低位直肠癌柱状切除术。术前采用 $5 \times 5Gy$ 剂量的新辅助放疗，放疗结束后 6 周进行手术。术前复查 MRI 结果显示肿瘤明显缩小。

手术

术前进行结肠造瘘口标记，并进行机械性肠道准备。手术过程中未出现技术相关问题，会阴缺损采用网膜瓣闭合，将结肠造瘘口引至骨盆外侧。术后病理分期为 $pT_2N_0M_0$，扩展至肿瘤周边 1cm 的根治性切除。

术后并发症的诊断与治疗

患者术后发热及会阴伤口感染。在病房进行伤口引流后，患者再次出现发热，CT 检查显示会阴深部脓肿（图 80.1）。在麻醉下，对脓肿进行切开引流及冲洗。操作过程中可以发现留置在盆腔内的

大网膜至关重要。在接下来的 6 个月中，患者因反复发生脓肿而两次住院，住院期间均在麻醉下对脓肿进行切开引流（图 80.2）。在癌症被控制的 1 年后，CT 检查发现了 2 处直肠癌肝转移，均被切除。患者仍感会阴疼痛及不适。

病例 2

诊断和手术指征

患者女性，59 岁，直肠癌，分期为 $T_3N_1M_0$，于 2003 年 9 月在新辅助放化疗后行腹腔镜下腹会阴联合直肠癌切除术。术前 MRI 显示肿瘤已侵犯周围组织，因此需要切除肿瘤及阴道后壁。术中采用网膜成形术填补会阴缺损，且逐层关闭会阴缺口。术后无并发症发生。

术后病理为直肠腺癌 pT_2N_1。

术后并发症的诊断和治疗

随访期间，未发现转移或局部复发。然而，术后 11 个月，患者主诉会阴部肿胀，导致坐时疼痛不适。此外，患者短期内出现尿频。腹部 CT 显示（图 80.3）子宫及小肠突出进入盆腔，因此形成会阴疝（图 80.4）。

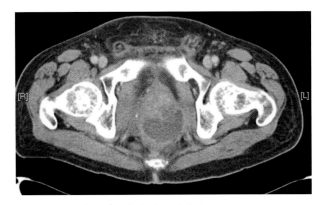

图 80.1 CT 检查显示存在会阴脓肿

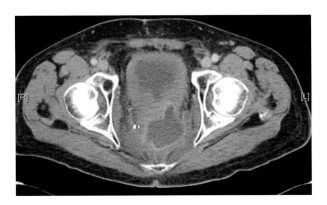

图 80.2 CT 检查显示复发性会阴脓肿

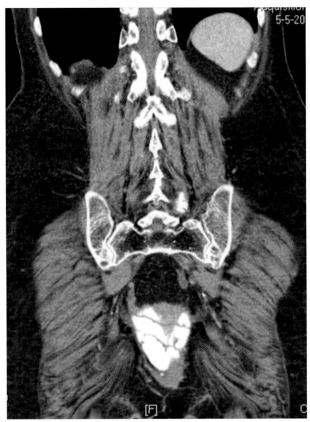

图 80.3 CT 检查显示会阴疝伴有肠内容物

采用经会阴疝矫正术，术中采用 Vicryl® 补片对后倾子宫及边缘组织进行覆盖（图 80.5a）。术中及术后均未出现并发症。然而，术后会阴疝仍持续存在，并逐渐加重。复查 CT 显示会阴疝复发，我们采用腹会阴联合方法对复发疝完成修补。采用 Pfannenstiel 切口法来定位骨盆底部缺损，结果显示小肠通过位于子宫和右输卵管后方的一个小缺损突出进入盆腔。小肠复位后，用补片再次闭合缺损（图 80.5b）。术后无并发症发生。

自最后一次疝修补术后，患者未出现复发性疝，并且未出现肿瘤复发。

讨论

经典 APR 术后，盆底肌肉与皮肤缝在一起进行引流。但在更广泛的柱形切除术后，如何处理术后部分缺损成为主要的问题。Anderin 等人[1]建

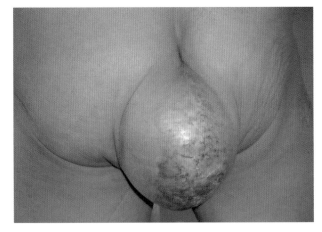

图 80.4 会阴疝

议使用臀肌瓣来修补缺损，也可使用网状补片来修补缺损。在本病例中，患者所使用的网膜瓣引起的坏死可能是并发症发生的原因。会阴切口感染很常见，并且放疗也可能导致深部组织感染。Zorcolo 等人[2]研究了经腹会阴联合切除术后会阴切口并发症的危险因素，术前放疗是其主要原因之

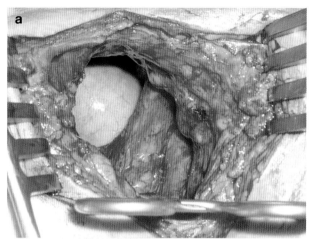

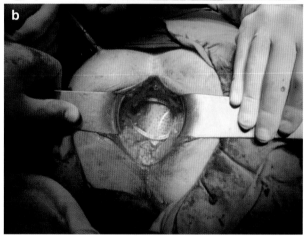

图 80.5　a.首次手术，会阴缺损；b.二次手术，用补片覆盖会阴缺损

一。研究共纳入 157 例手术患者，将患者分为两组，一组术前接受长程放疗，共 68 例，占 43.3%；另一组仅接受手术，共 89 例，占 56.7%。会阴切口总体并发症的发生率为 14.8%，两组伤口感染率类似（第一组，10/68，14.7%；第二组，13/89，14.9%）。在单因素分析中，BMI>30kg/m^2 是唯一与并发症发生率相关的因素（P=0.01）。他们的结论是除了肥胖患者，术前放疗不会影响术后会阴部愈合 [2]。El-Gazzaz 等人 [3] 研究评估了远端直肠癌行经腹会阴联合切除术后会阴切口一期缝合后，出现会阴切口感染、瘘形成、再次手术和会阴疝的原因。研究将患者分为两组，出现会阴切口并发症的为 A 组，未出现会阴切口并发症的则为 B 组。术后切口并发症的总体发生率为 16.2%，再手术率为

5.2%。结果显示，A 组患者中有较多的患者有伴随疾病（P=0.001）、肥胖（P=0.04）、新辅助放化疗（P=0.02）和术中出血（P=0.04）。在多因素分析中，伴随疾病是唯一与会阴并发症发生相关的独立因素。

APR 术后出现有症状的会阴疝罕见。在这类手术中，新辅助放化疗可能是造成会阴部延迟愈合或难以愈合的主要原因。然而，没有文献支持这一假设，即随着新辅助治疗的开始，会阴疝的发生率更高。此外，腹腔镜下手术所带来的较少腹腔内粘连可能增加会阴疝的发生率。增加对远端直肠癌的圆柱形 APR 手术的使用将需要通过肌肉成形术或补片更好地闭合会阴伤口。会阴疝仍然是一个具有挑战性的问题，只有当疝有症状时才应尝试手术矫正。So 等人报道腹部入路术后无复发，会阴入路术后复发率为 5.3%[4]。虽然腹部入路成功率更高，暴露更佳，且无复发性疾病，但这种入路更具侵入性。因此，在腹部矫正和会阴矫正之间做出选择仍然是每例患者的个人决定。

会阴疝在腹会阴联合切除术、骶骨切除术、保护术和尾骨切除术后均有报道 [5]，其主要是腹内容物通过盆底突出到会阴区域的某种形式 [6]。术后会阴疝的真实发生率很难估计，因为大多数患者无明显症状。然而，在 APR 术后的发生率从 0.13% 到 0.93% 不等 [4-6]。当会阴疝出现症状时，皮肤糜烂、肠梗阻和泌尿系统问题会引起会阴部疼痛。有症状的会阴疝有几种治疗方法：经腹、经会阴或两者结合手术治疗。

（夏鹏　译）

参考文献

[1] Anderin C, Martling A, Lagergren J, et al. Short term outcome after gluteus maximus myocutaneous flap reconstruction of the pelvic floor following extra-levator abdominoperineal excision of the rectum. Colorectal Dis. 2011;13:1463–318.

[2] Zorcolo L, Restivo A, Capra F, et al. Does long-course radiotherapy influence postoperative perineal morbidity after abdominoperineal resection of the rectum for cancer? Colorectal Dis. 2011;13:1407–12.

[3] El-Gazzaz G, Kiran RP, Lavery I. Wound complications in rectal cancer patients undergoing primary closure of the perineal wound after abdominoperineal resection. Dis Colon Rectum. 2009;52:1962–6.

[4] So JB, Palmer MT, Shellito PC. Postoperative perineal hernia. Dis Colon Rectum. 1997;40:954–7.

[5] Franklin Jr ME, Abrego D, Parra E. Laparoscopic repair of postoperative perineal hernia. Hernia. 2002;6:42–4.

[6] Veenhof AA, vd Peet DL, Cuesta MA. Perineal hernia after laparoscopic abdominoperineal resection for rectal cancer: report of two cases. Dis Colon Rectum. 2007;50:1271–4.

第81章
直肠癌 TME 术后肿瘤复发

Suzanne S. Gisbertz, Miguel A. Cuesta

关键词　直肠癌；新辅助治疗；直肠癌复发

病例1

诊断和手术指征

患者女性，26 岁，在新辅助放疗（5×5Gy）后，入院接受腹腔镜全直肠系膜切除术和肛门手术。患者诊断为分化良好的远端直肠腺癌，距离齿状线 3cm，在 MRI 上分期为 $T_3N_0M_0$，腔内超声检查未侵犯外括约肌和盆底。由于这些原因，并考虑到患者的年龄和无子女情况，决定采取保留括约肌手术。考虑到患者妊娠的愿望，妇科医师通过腹腔镜将右侧卵巢固定在辐射范围外的腹壁上。

手术

放疗后 6 周，行直至骨盆底的腹腔镜 TME 手术，随后经肛门手工行结肠 – 肛管端侧吻合，并行保护性回肠造口术。

肿瘤的病理分期为 $pT_2N_0M_0$，远端切除边缘为 1.5cm，环周切缘为 5mm。患者术后恢复过程顺利，7 天后出院。

术后并发症的诊断与治疗

在门诊，患者转述了大便失禁的痛苦，随后接受了盆底理疗和新直肠灌洗治疗，但未完全控制粪瘘。1 年后，由于性交困难，阴道检查显示位于阴道左侧壁上有 3 个球状斑点。磁共振和 PET-CT 检查显示疑似肿瘤局部复发（图 81.1，图 81.2）。与妇科医师一起进行麻醉下探查显示，直肠内侧复发，仍然可以移动未向侧骨盆壁内生长。穿刺活检显示先前切除的肿瘤复发。由于 CT 检查未发现远处转移，因此建议患者手术干预，与妇科医师和整形外科医师一起进行外科手术。采取的手术方式是圆柱形腹会阴联合切除术（abdominal perineal resection，APR）及 2/3 的阴道后部和子宫用网膜进行重建。术后，病理检查显示在标本侧面的边缘为可疑切缘阳性，随后患者接受辅助化疗。术后 1 年，临床查体和 PET-CT 检查显示无复发。

6 个月后，患者骶骨区出现疼痛，PET-CT 检查显示局部复发，无其他转移，在放射治疗后，再次手术，采用骶骨骨盆切除术并进行术中放疗。

病例2

诊断和手术指征

患者女性，70 岁，在短程放疗（5×5Gy）后接受腹腔镜 APR 手术，诊断为超低位直肠腺癌且分期为 $T_3N_0M_0$，病理分期为 pT_3N_0，环周切缘为 3mm。

术后并发症的诊断与治疗

2年后，患者出现尾骨疼痛。在 CT 和 PET-CT 检查中，观察到可疑的肿瘤局部复发（图 81.3，图 81.4）。麻醉下探查证实，在骶骨远端部分通过阴道触诊有较硬且位置固定的肿瘤。由于未见远处转移，建议通过腹会阴联合方式再次切除会阴部瘢痕及阴道后壁和远端骶骨部分（2 个或 3 个骶骨体）。通过开腹手术，可见肠袢固定在肿瘤上，与标本一起整块切除。骶骨于肿瘤近端被离断。病理结果表明，即使外科手术认为肿瘤被根治

性切除，也很难在病理学上确定左外侧区域是否能够达到切缘阴性。患者术后恢复快，但无法自主排尿，因此必须定期进行导尿。在发生肝转移后 6 个月，PET-CT 检查显示阳性（图 81.5），行位于第 6 段的转移瘤局部切除术。

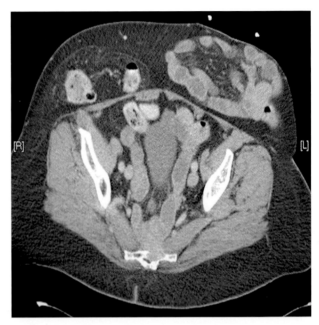

图 81.3　CT 检查显示骶前区直肠肿瘤复发

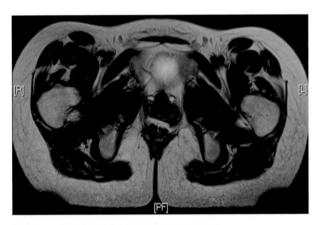

图 81.1　MRI 显示直肠阴道隔膜局部复发

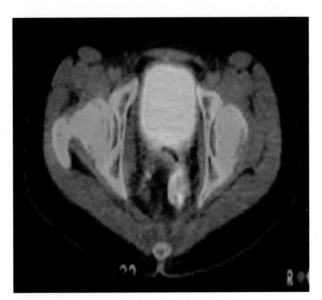

图 81.2　PET-CT 检查显示复发性直肠癌阳性

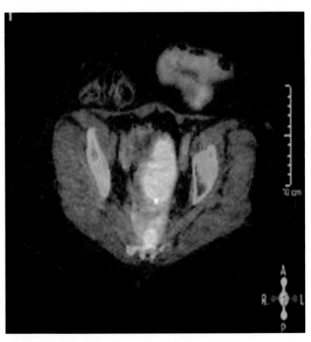

图 81.4　局部复发经 PET-CT 检查证实

讨论

多年来，直肠癌术后局部复发一直被认为与手术不充分有关[1]。TME 概念和新辅助放化疗的引入显著降低局部复发率至 10% 以下。

在幸存患者中位随访 6 年后的荷兰 TME 试验中，术前放疗后接受完全局部切除术的患者 5 年局部复发风险为 5.6%，而接受单独 TME 治疗的患者 5 年局部复发风险为 10.9%。此外，两组的总生存率没有差异（分别为 64.2% 和 63.5%）。亚组分析显示放疗对降低淋巴结受累患者、病变距肛缘 5~10cm 的患者及环周切缘阴性的患者的局部复发风险有显著影响[2]。分析荷兰 TME 试验中患者局部复发的模式，Kusters 等人研究了 1417 例患者，其中 713 例被随机分为术前放疗和全直肠系膜切除术组（RT+TME），704 例患者被列为单独 TME 组。分析研究 114 例局部复发（LR）患者的情况，寻找与局部复发相关的肿瘤和治疗因素。骶前局部复发在两组均可发生[3]。放射治疗显著降低吻合口复发率，但要除外低位前切除术（low anterior resection，LAR）远端边缘小于 5mm 的情况。

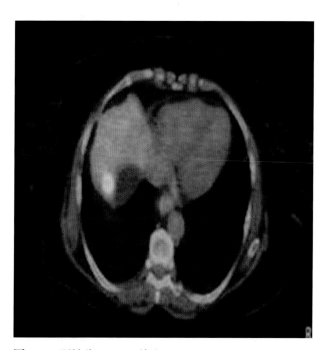

图 81.5　肝转移 PET-CT 检查

APR 术后的复发主要表现为骶前局部复发。所有患者中，30% 的患者分期为晚期肿瘤，晚期直肠癌患者术后复发占所有局部复发的 58%。侧向局部复发占所有局部复发的 20%。与预后相对良好的前部或吻合口局部复发不同，骶前和外侧的局部复发预后不良。研究结论：放射治疗（RT）降低了所有亚部位的局部复发，尤其是对于 LAR 术后吻合复发具有明确的保护效果。APR 术后的复发主要表现为骶前局部复发，这一点可以通过更广泛的切除（柱型切除）来预防。

Rahbari 等人提出一个问题：在 TME 时代，是否还有机会治愈局部复发性直肠癌[4]?

对 92 例 LR 患者进行手术切除，其中 54 例（58.7%）切除边缘阴性。直肠癌术后局部复发的位置位于腔内和腔外的患者分别有 35 例（38.0%）和 57 例（62.0%），另有 19 例（20.7%）患者在手术时发现有骨盆外转移。围手术期手术并发症的发病率和院内死亡率分别为 42.4% 和 3.3%。在多变量分析中，部分骶骨切除术与手术并发症的发生率相关。3 年和 5 年的疾病特异性存活率分别为 61% 和 47%。在多变量分析中，手术发病率、骨盆外疾病的存在和非治愈性切除被确定为疾病的独立不良预测因子。结论认为，在 TME 时代，手术切除直肠癌术后局部复发病灶具有可接受的并发症发生率和治愈率。完整切除仍然是主要的预后因素。

Dresden 等人研究了由于直肠癌术后局部复发而接受手术治疗的 147 名患者资料。手术类型包括 LAR 54%，APR 32%，腹会阴联合骶骨切除术 26%，盆腔扩大 11%，非解剖切除 11%。对于复发病灶的新辅助治疗，再次照射和化疗是治疗的主要内容[5]。计划在新辅助治疗完成后 8-10 周手术。此外，根据手术期间冰冻切片的结果，术中放疗（LOERT）给予不同剂量（10-17.5Gy）。结论认为，接受根治性切除术是提高直肠癌术后复发患者生存率的最重要因素。新辅助放疗（化疗）是实现根治性切除的最佳选择。再照射适用于已经接受过放疗作为首次术前治疗的患者。

关于骶骨切除术的水平及其后果，远侧骶骨切除术（S3-S5）的后遗症极少，而对于高位 S1-S3 切除，如果不保留 S2 神经根，则会出现神经源性膀胱。关于骶骨切除术后脊柱的稳定性，如果保留第一个骶椎，脊柱的稳定性则没有问题[6]。

（夏鹏 译）

参考文献

[1] Quircke P, Durdey P, Dixon MF, et al. Local recurrence of rectal adenocarcinoma due to inadequate surgical resection. Histopathological study of lateral tumour spread and surgical excision. Lancet. 1986;2:996–9.

[2] Peeters KCMJ, Marijnen CAM, Nagtegaal ID, et al. The TME trial after a median follow-up of 6 years. Increased local control but no survival benefit in irradiated patients with resectable rectal carcinoma. Ann Surg. 2007;246:693–701.

[3] Kusters M, Marijnen CA, van de Velde CJ, et al. Patterns of local recurrence in rectal cancer; a study of the Dutch TME trial. Eur J Surg Oncol. 2010;36:470–6.

[4] Rahbari NN, Ulrich AB, Bruckner T, et al. Surgery for locally recurrent rectal cancer in the era of Total mesorectal excision: is there still a chance for cure ? Ann Surg. 2011;253:522–33.

[5] Dresden RC, Gosens MJ, Martijn H, et al. Radical resection after IORT-containing multimodality treatment is the most important determinant for outcome in patients treated for locally recurrent rectal cancer. Ann Surg Oncol. 2008;15:1937–47.

[6] Garcia Sabrido JL, Vega D, Calvo F, et al. Tumores sacropelvicos primarios y secundarios. Tratamiento con cirugia radical y radioterapia intraoperatoria. Cir Esp. 2003;73:78–87.

第 82 章
腹腔镜腹腔灌洗术治疗憩室炎穿孔后相关并发症

Teresa Sanchez Rodriguez

关键词 憩室炎穿孔；腹腔灌洗；腹腔镜探查；Hartmann 术；腹膜炎

诊断和手术指征

患者男性，72 岁，因弥漫性腹膜炎就诊。既往否认腹痛及腹部手术史，且大便形态无改变。白细胞计数为 23×10^9/L，CRP 为 64mg/L，临床怀疑因空腔脏器穿孔引起的弥漫性腹膜炎可能。CT 提示符合弥漫性腹膜炎表现，伴乙状结肠广泛憩室炎，可见腹腔内游离液体和气体（图 82.1，图 82.2）。术前评估麻醉 ASA 分级为 Ⅱ～Ⅲ级。

手术

行急诊诊断性腹腔镜探查术，术中证实为化脓性憩室炎，根据 Hinchey 分级，考虑为Ⅲ级。

术中行腹腔镜下腹腔灌洗。通过腹腔镜和1 个 12mm 脐孔建立气腹，于耻骨上和右下象限留置 2 个 5mm 戳卡，以便于操作和灌洗。充分探查腹腔，发现结肠炎症较为局限，吸尽脓液，用4L 的温盐水对 4 个象限进行腹腔灌洗，直到引流液清亮。通过盆腔下方的 5mm 戳卡孔放置 2 根引流管。

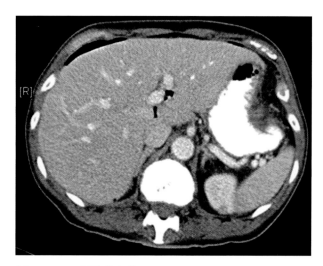

图 82.1 CT 显示憩室炎

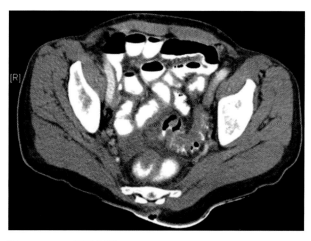

图 82.2 CT 显示气腹

术后并发症的诊断与治疗

患者术后入重症监护病房，并行机械辅助通气。24 小时后，患者出现循环不稳定，伴腹痛、发热（38.7℃）和心动过速（126 次 / 分）。白细胞 $23 \times 10^9/L$，CRP 为 278mg/L，遂行剖腹探查术，术中见乙状结肠憩室炎穿孔引起粪性腹膜炎，冲洗腹腔后行 Hartmann 术。

连续 3 天行呼吸支持治疗，应用抗生素控制肺炎，通过引流和清创治疗深部伤口感染。4 周后出院。

患者在 Hartmann 术后 6 个月因腹壁切口疝接受腹壁重建手术治疗，最终完全康复。

讨论

在西方国家，结肠憩室病较为常见，60 岁以上人群发病率大约为 33%。憩室病相关穿孔的发病率，自 1986 年首次报道的 2.4/10 万增加到 2000 年的 3.8/10 万[1]。

急诊对复杂憩室炎的管理也在不断发展。绝大多数结直肠外科医师已经接受 Hartmann 术（Hartmann's procedure，HP）作为治疗金标准，但其也有缺点，包括需要结肠造瘘，高达 30% 的并发症发生率和 10% 的死亡率。特别是 20%~50% 的患者接受 Hartmann 术后，需行永久结肠造瘘[2]。除此之外，即使是造口还纳手术也有很高的并发症发生率，如吻合口瘘的发生率为 2%~30%。因此，人们也探索其他术式来处理穿孔，例如初次切除吻合（primary resection and anastomosis，PRA）伴或不伴保护性回肠造瘘术。

多个研究比较了 PRA 和 HP 治疗憩室炎穿孔的并发症发生率和死亡率[3]。此外伤口感染率 PRA 报道为 9.6%，HP 为 24.2%。PRA 总的吻合口瘘发生率为 13.9%，而 HP 造口相关的并发症发生率为 10.3%[4]。初次吻合并近端预防性造瘘在引起近端肠功能不良的预后及伤口感染发生上优于单纯的 PRA 手术效果。然而，由于结果存在选择偏倚，现有的结论尚待证实。

直至今日，尚缺乏可信证据的研究。

鉴于这类疾病高并发症发生率和死亡率，Myers 等人提出的腹腔镜灌洗术可能具有不错的应用前景[5]。

对于伴广泛的腹膜炎、Hinchey III 级的憩室炎穿孔，相比于传统的开腹切除手术，腹腔镜治疗也是一个合理的选择。在 100 例患有 IV 级憩室炎的患者中，有 8 例不得不接受开放的 Hartmann 手术，剩下的 92 例患者经过腹腔镜灌洗，其并发症发生率和死亡率分别为 4% 和 3%。2 例患者因盆腔脓肿需要术后干预。中位随访 36 个月（范围 12~84），仅有 2 例表现为憩室炎。即使患者的并发症和病情严重，这种术式的死亡率低。优点包括避免造口，降低切口并发症的发生率，如切口裂开和切口感染，但切口疝的发生率较高。如果在腹腔镜检查中发现粪性腹膜炎（Hinchey IV），患者需接受 Hartmann 术。

（邢加迪 译）

参考文献

[1] Jacobs DO. Clinical practice. Diverticulitis. N Engl J Med. 2007;357:2057–66.

[2] Constantinides AV, Heriot A, et al. Operative strategies for diverticular peritonitis. A decision analysis between primary resection and anastomosis versus Hartmann's procedures. Ann Surg. 2007;245:94–103.

[3] Outcome Trenti L, Biondo S, et al. Generalized peritonitis due to perforated diverticulitis: Hartmann's procedure or primary anastomosis? Int J Colorectal Dis. 2011;26:377–84.

[4] Gooszen AW, Gooszen HG, Veerman W, et al. Operative treatment of acute complications of diverticular disease: primary or secondary anastomosis after sigmoid resection. Eur J Surg. 2001;167:35–9.

[5] Myers E, Hurley M, O'Sullivan GC, et al. Laparoscopic peritoneal lavage for generalized peritonitis due to perforated diverticulitis. Br J Surg. 2008;95:97–101.

第83章
Hartmann 术后吻合口瘘

Niels de Korte

关键词 憩室炎；乙状结肠切除术；Hartmann 术；吻合口瘘；腹膜炎

诊断和手术指征

患者女性，70岁，主要表现为腹痛3个月，体重减轻和腹泻。患者15年前因憩室炎穿孔行 Hartmann 术，术后3个月，将结肠造口进行还纳，未出现任何并发症。其他病史包括慢性心房颤动。

患者因腹部绞痛行 CT 血管造影，未发现内脏血管狭窄征象，在骶髂部吻合口水平可见明显狭窄（图83.1），对比灌肠可显示狭窄部分。乙状结肠镜检查未发现吻合口水平有肿瘤。行内镜扩张无效，后对狭窄部分行手术切除。

手术

经原切口行剖腹探查术，触诊可扪及吻合口位置有一段狭窄的结肠。切除狭窄节段，远侧切缘距离盆底约7cm，游离肝曲使吻合口无张力。

采用31CEEA 吻合器进行的双吻合技术行端侧吻合，骶前间隙内放置1根引流管。

术后并发症的诊断与治疗

术后第10天，患者出现发热和腹痛。直肠造影及静脉造影 CT 检查显示膈下大量游离气体，在

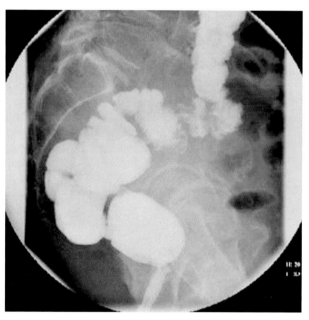

图83.1 在 Hartmann 术后进行结肠造口还纳术后，吻合口部位出现狭窄

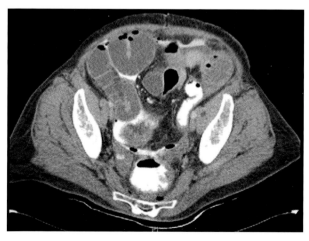

图83.2 CT 显示吻合口瘘，结肠外直肠造影剂

吻合口部位存在气体和造影剂的漏出（图 83.2）。未见腹腔脓肿。诊断为吻合口瘘后，行二次手术治疗。术中在吻合口部位发现一个脓肿和一个大小约为肠管周长 1/3 的瘘口。切除原吻合口，行末端结肠造口术。

后患者出现腹腔脓毒症征象伴发全身多脏器衰竭，转入 ICU 治疗，机械辅助通气，因急性肾衰竭行血液透析，静脉注射广谱抗生素。2 天后患者能脱离机械通气，1 周后暂停血液透析。

14 天后患者出院，3 个月后门诊随访情况良好，其结肠造口功能良好，表示无意行造口还纳术。

讨论

吻合口瘘是结直肠手术最可怕的并发症。文献报道其发生率为 1%~26%，低位吻合口瘘发生率更高[1]。文献关于吻合口瘘治疗的报道非常少，并且有争议。文献报道称，切除原吻合口，行结肠造口是一种安全的选择，特别是在出现弥漫性腹膜炎和吻合口水平缺血时。事实上，70%~100% 的患者，结肠造口术从未被纳入考量[1,2]，吻合口也未被切除，因此导致这个治疗理念的搁置。一些研究报道，在吻合口上方行预防性造瘘和局部引流可带来良好疗效[3]。在这些研究中，这种方法被用在那些瘘口不大、局部局限并无血管损伤的患者中。在一些小样本研究中，采用经肛门内镜显微外科缝合瘘口[4] 或者采用纤维蛋白胶封堵瘘口[5] 的方法取得了不错的效果。总之，吻合口瘘治疗方式的选择受很多因素的影响，包括患者二次手术的一般情况、腹膜炎的程度、并发症、末端肠管的血管情况、年龄和吻合口瘘的范围。在这个病例中，考虑到患者的年龄、再次手术时脓毒症的症状和吻合口裂开的程度等因素，最终选择切除吻合口，并行结肠造口术。

（邢加迪 译）

参考文献

[1] Khan AA, Wheeler JM, Cunningham C, et al. The management and outcome of anastomotic leaks in colorectal surgery. Colorectal Dis. 2008;10:587–92.

[2] Maggiori L, Bretagnol F, Lefèvre JH, et al. Conservative management is associated with a decreased risk of definitive stoma after anastomotic leakage complicating sphincter-saving resection for rectal cancer. Colorectal Dis. 2011;13:632–7.

[3] Wind J, Koopman AG, van Berge Henegouwen MI, et al. Laparoscopic reintervention for anastomotic leakage after primary laparoscopic colorectal surgery. Br J Surg. 2007;94:1562–6.

[4] Beunis A, Pauli S, Van Cleemput M. Anastomotic leakage of a colorectal anastomosis treated by transanal endoscopic microsurgery. Acta Chir Belg. 2008;108:474–6.

[5] Testi W, Vernillo R, Spagnulo M, et al. Endoscopic treatment of intestinal anastomotic leakage in low anterior resection of the rectum by using fibrin adhesive. Our experience. Minerva Chir. 2002;57:683–8.

第 84 章
骶骨阴道固定术后并发症

Chan Yuan

关键词 阴道脱垂；骶骨阴道固定术；出血；直肠穿孔；回肠造口术

诊断和手术指征

患者女性，65 岁，因阴道脱垂引起排便障碍行手术治疗。既往患者 20 年前行阑尾切除术，10 年前因子宫肌瘤行子宫切除术。

手术

拟行腹腔镜下骶骨阴道固定术，由于腹腔内多处粘连，中转开腹手术。解剖直肠和阴道顶端，将聚丙烯补片缝合到阴道顶端即骶骨岬水平。

术后并发症的诊断与治疗

患者术后左髂静脉出现血栓，并开始使用香豆素治疗（图 84.1）。由于肠梗阻和直肠出血，行 MRI 检查见直肠壁一个大血肿，溃疡穿透肠壁（图 84.2）。经过 3 天的保守治疗，复查 CT 怀疑直肠穿孔（图 84.3）。因此，外科医师决定再次剖腹探查。由于之前的手术，下腹部可见广泛的粘连。清除盆腔血肿，行回肠造口排出粪便，触诊发现穿孔致直肠大部缺损。最初计划将回肠造口保留至少 6 个月，这样盆腔的血肿和炎症可以消退。然而，在回肠造口术 3 个月时，因肠液持续性漏出引起严重护理和脱水问题。直肠镜检查显示至少 8cm 的直

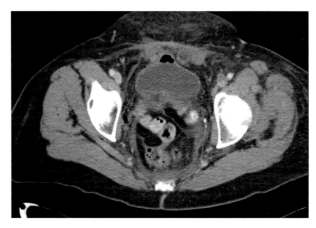

图 84.1 CT 显示左髂静脉内血栓

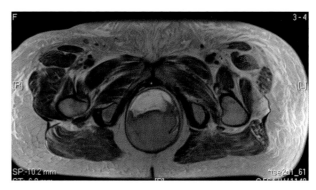

图 84.2 MRI 示骶骨阴道固定术后直肠壁出血

肠是正常的，故通过开腹手术，将直肠乙状结肠狭窄及纤维化节段切除，行远端结肠造瘘，将回肠造瘘闭合。6 个月后，通过灌肠证实吻合口通畅，无渗漏，结肠造瘘可以闭合（图 84.4）。2 个月后发现吻合口狭窄，后于麻醉下扩张治疗。患者目前正常排便，无阴道脱垂复发。

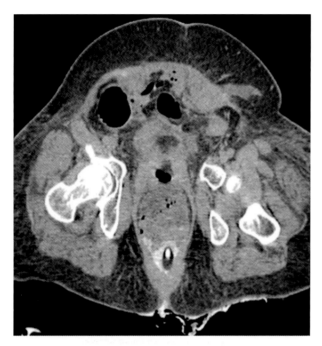

图 84.3 CT 示直肠壁出血后穿孔（对比直肠外）

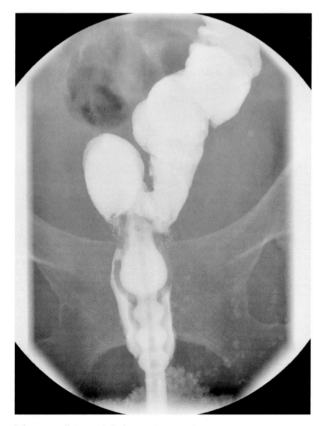

图 84.4 灌肠显示吻合口通畅，无渗漏

讨论

关于此病例并发症的发生可能的解释是，中转开腹中损伤直肠壁，因髂静脉血栓行香豆素治疗可能会导致损伤的直肠壁出血，从而导致直肠穿孔。回肠造口可较好地排出大便，但是它短期、持续引起严重问题和瘘。经低位前切除术后，吻合口瘘被治愈，最终结肠造口得以还纳。Slawik 等人报道了 80 例肛门生殖器脱垂患者治疗的预后，这些患者均接受腹腔镜腹侧直肠固定术和阴道骶骨固定术治疗，其并发症发生率为 21%，包括粪便嵌顿 4%，切口感染 2%，出血 2%，瘘 1%[1]。Ganatra 等人回顾了目前腹腔镜骶骨阴道固定术治疗盆腔脏器脱垂和多室盆腔脏器脱垂的现状[2]。和目前的金标准——阴道骶骨固定术相比，腹腔骶骨固定术更有优势，它具有脱垂复发率低和性功能障碍少的特点。该回顾报道了 11 项研究超过 1000 例病例的结果，平均手术时间 158 分钟，中转开腹率 2.7%，二次手术率 1.6%。平均随访时间 24.6 个月，满意率为 94.4%，脱垂再手术率 6.2%，补片侵蚀率 2.7%。

（邢加迪 译）

参考文献

[1] Slawik S, Soulsby R, Carter H. Laparoscopic ventral rectopexy, posterior colporrhaphy and vaginal sacrocolpopexy for the treatment of recto-genital prolapse and mechanical outlet obstruction. Colorectal Dis. 2008;10:138–43.

[2] Ganatra AM, Rozet F, Sanchez Salas R, et al. The current status of laparoscopic sacrocolpopexy: a review. Eur Urol. 2009;55:1089–103.

第 85 章
肾旁腹主动脉瘤破裂修补术后乙状结肠缺血坏死

Jorg de Bruin

关键词 主动脉瘤；腹主动脉瘤；主动脉瘘；肾脏降温；急性肾衰竭；乙状结肠缺血

诊断和手术指征

患者男性，62 岁，主因恶心、后背部疼痛和腹痛 18 小时来我院急诊科就诊。既往有高血压病史、血脂异常和跟腱创伤性破裂修复史。查体：休克，心动过速，腹部扪及一个大的搏动性肿块。超声提示动脉瘤直径为 7.2cm。CT 示肾旁腹主动脉瘤破裂伴腹膜后血肿（图 85.1）。

手术

病人进入手术室后行开腹肾旁动脉瘤修补术。动脉钳置于肾脏上极水平，在阻断过程中进行肾周冰水降温；但是，腹主动脉的吻合可以做在肾脏下极水平。吻合远侧邻近腹主动脉分叉。由于髂骨段狭窄，在左侧行主动脉 – 股动脉搭桥术。失血 800ml，术后转入重症监护病房。

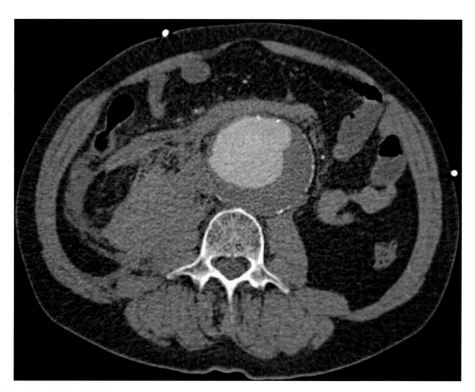

图 85.1 CT 检查示肾旁腹主动脉瘤

术后并发症的诊断与治疗

第1天，患者出现急性肾功能不全，需要去甲肾上腺素维持。48小时后病情加重，出现乳酸酸中毒伴腹胀。结肠镜检查怀疑乙状结肠缺血，显示溃疡性结肠炎伴乙状结肠缺血（图85.2）。患者行二次开腹手术，术中可见乙状结肠及左降结肠缺血改变。行左侧结肠切除术，关闭直肠残端，行结肠造瘘术（示意图85.1）。因腹部张力太大不能关腹，因此使用了 double Vicryl mesh®。二次手术后，患者接受了两次额外的干预，以清除盆腔内受污染的液体。此外，他患有因冠状动脉狭窄引起的心肌梗死，因此，行冠状动脉支架成形术。首次手术后3个月，用皮瓣移植覆盖腹壁的缺损。

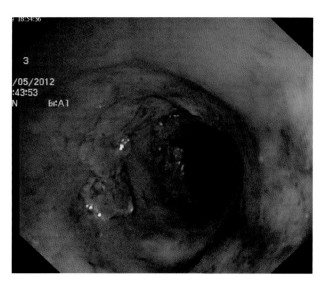

图85.2 结肠镜示乙状结肠缺血

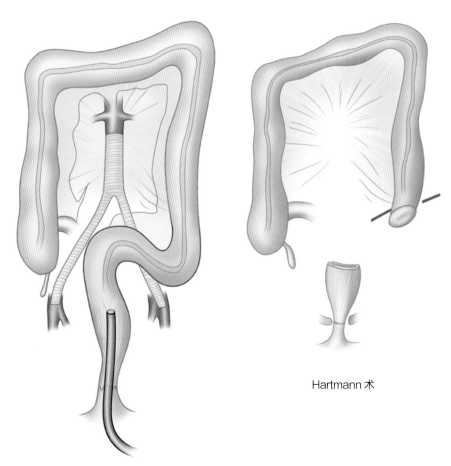

Hartmann 术

示意图85.1 乙状结肠缺血是腹主动脉瘤急性破裂修复后的严重并发症。如果败血症可疑，应行结肠镜检查明确诊断。应该行乙状结肠切除和 Hartmann 术

讨论

目前已确定腹主动脉瘤修补术后导致结肠缺血（colonic ischemia，CI）的几个危险因素：动脉瘤破裂、手术时间长、既往肾脏疾病病史[1]。在动脉瘤腔内修补术引入之前，CI 的发生率并没有变化[1,2]，选择性腹主动脉瘤开放修补术后，其发生率在 1%~3%[2,3]。但是，动脉瘤破裂后，临床上 CI 发生率显著升高，可达到 10%[4]。术后常规结肠镜检查显示，选择性和破裂性动脉瘤修补术后缺血性结肠炎的发生率均更高，结肠镜检查是最好的确诊方法。CI 的诊断与预后不良有关，尤其是破裂性动脉瘤修补术后[5]。如结肠镜检查发现局部缺血，同时出现血流动力学不稳定或有高乳酸血症，应立即开腹手术，需要切除缺血的左侧结肠或乙状结肠，然后行左下腹造瘘（Hartmann 术）。

（王鑫鑫 译）

参考文献

[1] Becquemin JP, Majewski M, Fermani N, et al. Colon ischemia following abdominal aortic ancurysm repair in the era of endovascular abdominal aortic repair. J Vasc Surg. 2008;47:258–63.

[2] Dadian N, Ohki T, Veith FJ, et al. Overt colon ischemia after endovascular aneurysm repair: the importance of microembolization as an etiology. J Vasc Surg. 2001;34:986–96.

[3] Van Damme H, Creemers E, Limet R. Ischaemic colitis following aortoiliac surgery. Acta Chir Belg. 2000;100:21–7.

[4] Schiedler MG, Cutler BS, Fiddian-Green RG. Sigmoid intramural pH for prediction of ischemic colitis during aortic surgery. A comparison with risk factors and inferior mesenteric artery stump pressures. Arch Surg. 1987;122:881–6.

[5] Acosta S, Lindblad B, Zdanowski Z. Predictors for outcome after open and endovascular repair of ruptured abdominal aortic aneurysms. Eur J Vasc Endovasc Surg. 2007;33:277–84.

第86章
放射性肠炎并发症及治疗

Suzanne S. Gisbertz

关键词 子宫颈癌；放射治疗；放射性肠炎；肠外营养；开腹手术

病例 1

放化疗前诊断和适应证

患者女性，36 岁，诊断为子宫颈癌 ⅡB 期（图 86.1）。建议通过放化疗治疗肿瘤，行 23×2Gy 的外照射放疗联合每周静脉注射顺铂，并且在第 4 周和第 6 周之间通过 Fletcher 应用系统 HDR 短距离照射（2×8.5Gy）子宫颈 A 点（图 86.2，示意图 86.1a）。

术后并发症的诊断与治疗

肿瘤对治疗反应敏感，但患者开始出现腹部痉挛、腹泻和体重减轻。高度疑似并通过 CT 检查确诊放射性肠炎。3 个月后，患者食欲变差并开始出现呕吐。患者腹部胀痛不适，尽管额外补充营养，但体重最终降至 40kg。因此，收入妇科接受治疗，开始全肠外营养并接受外科医师会诊。进一步 CT 检查，发现患者合并小肠扩张引起的严重腹胀及乙状结肠狭窄引起的结肠梗阻。此外，还观察到小肠远端肠壁的放射性肠炎（图 86.3，图 86.4），胃部也可见明显扩张。遂采用全肠外营养、鼻胃管减压和纠正电解质紊乱治疗。考虑到这种治疗状

态需要维持较长时间，在与患者和其家属的谈话中，我们建议至少需要 6~8 周的时间来改善其一般状况和体重，然后才能行开腹手术。尽管患者很失望，但还是接受这个提议。6 周后，患者的体重达到 47kg，仍有腹胀和肠梗阻。行开腹手术，直肠前壁 10cm 处穿孔被小肠肠袢包裹覆盖；小肠壁

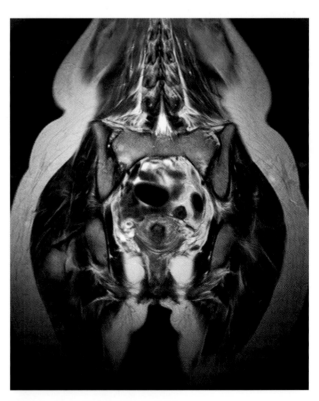

图 86.1 MRI 示子宫颈癌 Ⅱ B 期

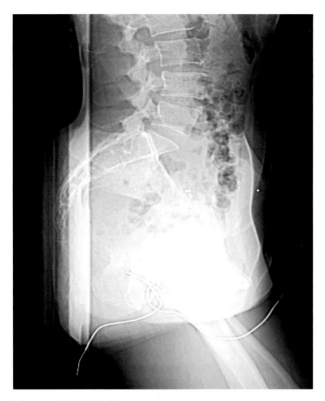

图 86.2　短距离照射

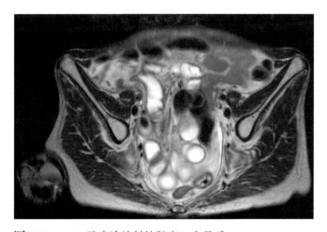

图 86.3　MRI 示确诊放射性肠炎 9 个月后

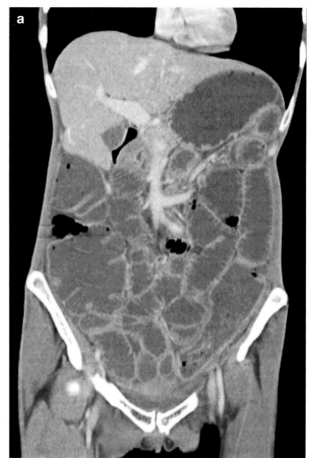

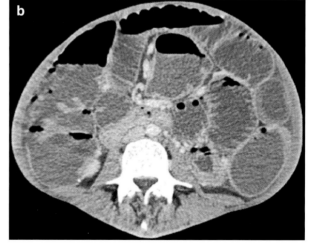

图 86.4　a. CT 检查示梗阻位于乙状结肠，小肠扩张；b. CT 检查提示小肠梗阻

增厚但是范围局限。在穿孔直肠的远端正常侧肠壁（距肛缘 7cm）通过切割器切断直肠。决定不进行一期直肠吻合术，而是在左上腹部的照射区域外行结肠造口术。患者术后恢复顺利，在停止全肠外营养 10 天后出院。妇科检查提示宫颈肿瘤完全消退。6 个月后，行结肠造口还纳术，患者直肠肛门检查正常，在顺利游离脾曲结肠和横结肠后行结肠造口还纳术（示意图 86.1b），小肠肠壁仍然很厚但是相对局限。患者术后恢复快，1 周后出院，其病情得到有效控制。MRI 检查未见肿瘤残留。

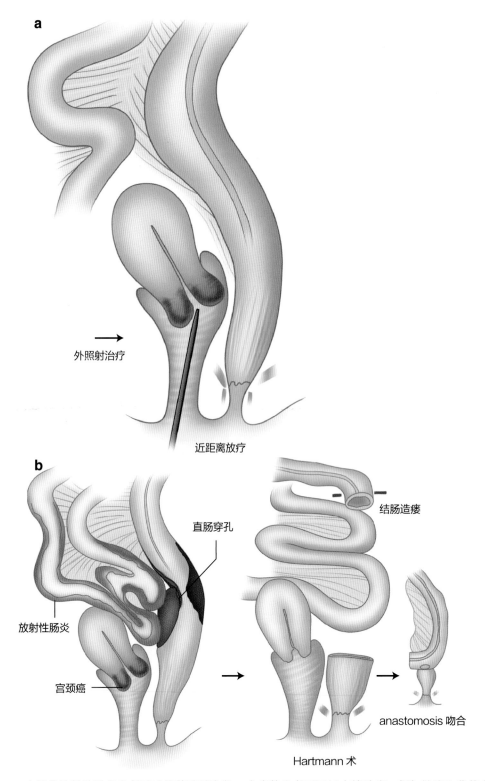

外照射治疗

近距离放疗

直肠穿孔

放射性肠炎

宫颈癌

结肠造瘘

anastomosis 吻合

Hartmann 术

示意图 86.1 a, b. 小部分放射性肠炎患者通过外科干预治疗。大多数患者可通过支持治疗，例如补液和营养支持来治疗。手术适应证包括肠梗阻、穿孔及严重直肠炎

病例 2

放化疗前诊断和适应证

患者女性，44 岁，诊断为直肠癌。由于便血，全科医师将其转诊到当地医院进一步治疗。查体包括肛门指检均正常。结肠镜检查显示距肛缘 10cm 处肿瘤，病理活检提示中分化腺癌，超声内镜和盆腔 MRI 提示肿瘤分期为 T_2N_2，胸腹部 CT 检查未显示任何转移迹象。行新辅助放化疗，包括口服卡培他滨联合总剂量为 50Gy 的放疗。然而，经过 18 次分割照射后，患者出现严重治疗毒性反应，包括Ⅲ度腹泻、恶心、呕吐、中性粒细胞减少性发热，以及腹部胀痛。CT 检查显示小肠壁和直肠乙状结肠壁增厚，远端结肠扩张，肠系膜渗出性改变（图 86.5，图 86.6）。遂转至教学医院接受进一步治疗。进行支持性治疗，包括静脉输液、全肠外营养、镇痛药物和抗生素治疗。新辅助治疗中断 7 周后，患者临床状况有所改善，可以考虑进行手术。然而，其体重仍较轻（体重 48kg，身高 1.73m，BMI 16kg/m²）。

手术

行腹腔镜低位前切除术。直乙交界处肠壁炎性增厚及充血表现，因此，不进行一期吻合，而是采用降结肠行结肠造口术。

病理

病理及解剖检查提示肿瘤根治性切除及未见淋巴结转移，因此分期为 $T_1N_0M_0$。放化疗效果较好。

术后并发症的诊断与治疗

患者术后恢复顺利，没有并发症发生。术后 1

年，通过结肠镜对远端直肠进行检查，经过结肠造口对结肠进行检查，并进行 MRI 小肠成像，无任何放射性肠炎表现，在远端直肠中可见轻度结肠炎。弥散性分析未发现转移或复发迹象。此外，患者体重增加，一般情况恢复至正常水平。基于以上结果，再次行腹腔镜手术重建肠道连续性。

讨论

放射性肠炎的症状包括恶心、呕吐、腹痛、腹泻、发热和额外的体重减轻，以上所有症状在这 2 例患者中都可见到[1]。少数病例需要通过外科手术干预，大多数患者可通过支持治疗，例如补液和营养支持来治疗。手术适应证通常包括肠梗阻、穿孔或严重直肠炎[4]。值得注意的是，放射性肠炎及挽救性外科治疗在放射治疗结束几年后仍时有发生（早

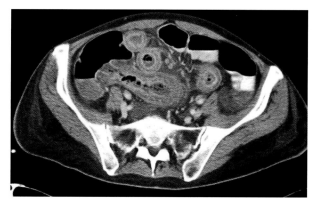

图 86.5　CT 检查提示小肠壁及远端结肠壁增厚，肠系膜渗出性改变

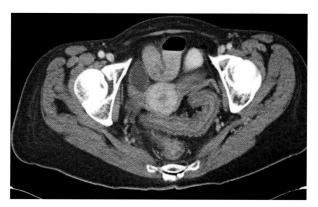

图 86.6　CT 检查提示直乙交界处肠壁增厚

期与迟发性放射性肠炎有关）[1,2]。考虑到病例 1 患者在直乙结交界处发生梗阻，改善患者一般情况和营养状态后，予以切除近端直肠并行结肠造口术。术后 1 年左右，患者结肠造口顺利还纳。

对于病例 2 患者，在合并严重的肠道毒性症状的情况下，没有证据表明具体合理的手术时机，特别是结直肠吻合的时机。是否直接吻合很大程度上取决于患者的营养状况和疾病的严重程度。必须不断权衡切除肿瘤的迫切性、并发症的风险，甚至预期手术操作可能导致的患者死亡。大多数症状可能在放疗结束 2~6 周后消退，我们认为放化疗结束后大约 6 周是比较合适的手术时机[1,3]，一部分经过选择的病例可以安全地进行肠道吻合[1,4]。

（黄俊 译）

参考文献

[1] Rodríguez ML, Martín MM, Padellano LC, et al. Gastrointestinal toxicity associated to radiation therapy. Clin Transl Oncol. 2010;12:554–61.

[2] Onodera H, Nagayama S, Mori A, et al. Reappraisal of surgical treatment for radiation enteritis. World J Surg. 2005;29:459–63.

[3] Lim SB, Choi HS, Jeong SY, et al. Optimal surgery time after preoperative chemoradiotherapy for locally advanced rectal cancers. Ann Surg. 2008;248:243–51.

[4] Goligher J. Irradiation proctitis and enteritis. In: Goligher J, editor. Surgery of the anus, rectum and colon. 5th ed. London: Bailliere Tindall; 1984. p. 1047–57.

第 87 章
减瘤手术联合腹腔热灌注化疗后并发症

Elisabeth A. te Velde, Victor J. Verwaal

关键词 腹腔热灌注化疗；减瘤手术联合腹腔热灌注化疗；并发症；吻合口漏；结肠癌；腹膜转移

诊断和手术指征

患者男性，54 岁，诊断为结直肠癌腹膜转移，故行减瘤手术治疗（cytoreductive surgery，CRS）联合腹腔热灌注化疗（hyperthermic intraperitoneal chemotherapy，HIPEC）（图 87.1）。手术切除左半结肠、两处小肠后关闭直肠残端，行结肠造瘘。

术后并发症的诊断与治疗

术后 1 周内患者出现吻合口漏，行 2 次剖腹探查术（图 87.2），随后逐渐发展为高流量肠外瘘（图 87.3）。经 4 个月的保守治疗、瘘切除、脓肿引流、腹部切口采用组织结构分离技术（Ramirez 腹壁成形术）修复（图 87.4），患者康复，2 年内未见复发迹象。

讨论

传统观点认为，腹膜转移是转移级联的最后一站，与生存期较短相关。合并腹膜转移的患者的治疗通常选择全身化疗，但其生存期并未显著提高，中位生存期为 7~12 个月。目前，对于腹膜转移的患者应用化疗的研究仅限于可测量病灶，因此，化疗对于该类患者的疗效仍然有待明确。局限于腹膜转移的患者可行 CRS 及 HIPEC 治疗。一项前瞻性随机试验表明，发生腹膜转移的患者 CRS 及 HIPEC 治疗后与结直肠癌肝转移患者术后的 5 年生存率相等 [1]。如果手术在肉眼下达到根治，经过 8 年的中位随访时间，5 年生存率可达 45%[2]。也有来自其他中心的研究证实了这个结论 [3,4]。

CRS 联合 HIPEC 治疗即手术切除所有可见的肿瘤组织（依据适应证切除受累脏器、周围组织、网膜及剥离受累腹膜），后予加热（至 41℃）的化疗药液（丝裂霉素 C 或奥沙利铂）冲洗腹腔，以杀灭残余癌细胞。这种治疗方式的应用可以同高发病率和死亡率联系在一起（分别为 15%~18% 和 5%）。

HIPEC 治疗后的严重并发症是肠漏的发生及瘘的形成。肠漏常因肠管浆膜层在切除受累腹膜时受到损伤而发生，应在经腹腔热灌注化疗后对上述损伤进行仔细修补和缝合。对于瘘的形成，采用 CRS 联合 HIPEC 治疗的患者，由于肉眼不可见的残余癌组织的存在，以及手术和放化疗的广泛影响，形成瘘的风险更高。此外，CRS 联合 HIPEC 治疗后，由于患者腹膜表面的完整性受损，发生肠漏时患者通常不会出现腹膜炎的特征表现。

CRS 联合 HIPEC 治疗后发生瘘的比例为 0~26%[5]。一项研究纳入了 2000—2007 年在阿姆斯特丹国家癌症研究所接受 CRS 联合 HIPEC 治疗的 306 例患者，其中包括 59 例发生肠外瘘患者

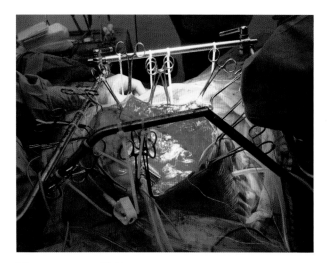

图 87.1 HIPEC 治疗

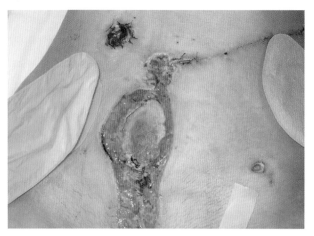

图 87.2 探查见小肠袢坏死

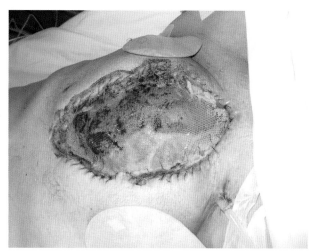

图 87.3 多次开腹手术后以补片暂时关闭腹壁

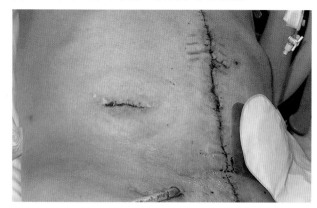

图 87.4 采用组织结构分离技术（Ramirez 腹壁成形术）修复后的外观

（18%）。该组患者 30 天内死亡率为 0，其中腹膜假性黏液瘤的患者占 39%，腹膜转移的患者占 61%[6]。

更重要的是，瘘的形成可导致术后辅助化疗无法及时进行，因此可能对预后造成影响。

（王鑫鑫 译）

参考文献

[1] Verwaal VJ, Van Ruth S, De Bree E, et al. Randomized trial of cytoreduction and hyperthermic intraperitoneal chemotherapy versus systemic chemotherapy and palliative surgery in patients with peritoneal carcinomatosis of colorectal cancer. J Clin Oncol. 2003;21:3737–43.

[2] Verwaal VJ, Bruin S, Boot H, et al. 8-year follow-up of randomized trial: cytoreduction and hyperthermic intraperitoneal chemotherapy versus systemic chemotherapy in patients with peritoneal carcinomatosis of colorectal cancer. Ann Surg Oncol. 2008;15:2426–32.

[3] Hagendoorn J, Van Lammeren G, Boerma D, Van der Beek E, Wiezer MJ, Van Ramshorst B. Cytoreductive surgery and hyperthermic intraperitoneal chemotherapy for peritoneal carcinomatosis from colorectal and gastrointestinal origin shows acceptable morbidity and high survival. Eur J Surg Oncol. 2009;35:833–7.

[4] Yan TD, Morris DL. Cytoreductive surgery and perioperative intraperitoneal chemotherapy for isolated colorectal peritoneal carcinomatosis: experimental therapy or standard of care? Ann Surg. 2008;248:829–35.

[5] Elias D, Goere D, Blot F, Billard V, Pocard M, Kohneh-Shahri N, et al. Optimization of hyperthermic intraperitoneal chemotherapy with oxaliplatin plus irinotecan at 43 degrees C after compete cytoreductive surgery: mortality and morbidity in 106 consecutive patients. Ann Surg Oncol. 2007;14:1818–24.

[6] Burgers PTPW, van der Hoeven JAB, te Velde EA, et al. Kliniek en behandeling van postoperatieve enterocutane fistels na cytoreductieve chirurgie gecombineerd met HIPEC. Ned Tijdschrift v Oncologie. 2009;4:173–81.

第88章
结直肠吻合术后出血

Miguel A. Cuesta

关键词 结肠癌；憩室炎；腹腔镜切除；乙状结肠；直肠癌；吻合口出血

病例 1

诊断和手术指征

患者男性，70岁，诊断为上段直肠癌，分期为 $T_3N_0M_0$，距离肛缘13cm。既往体健，无特殊用药。拟行腹腔镜低位直肠前切除术。

手术

游离脾曲后使用圆形吻合器进行端侧吻合，吻合后切缘完整，亚甲蓝试验显示无渗漏。

术后并发症的诊断与治疗

患者于术后第1天开始排便，大便伴少量血凝块。术后第2天患者排便除伴血凝块外，还伴有鲜血，血红蛋白计数下降2g。医师决定行直肠镜检查吻合口情况，在距离肛缘7cm处发现吻合口出血点，随即局部注射肾上腺素并用外科夹钳夹出血点，出血随后停止。

病例 2

诊断和手术指征

患者女性，56岁，由于反复乙状结肠憩室炎导致乙状结肠狭窄。过去3年，一直行保守治疗，现由于患者出现腹部绞痛和便秘的症状行手术治疗。患者既往口服药物治疗2型糖尿病。

手术

游离结肠脾区后，行腹腔镜乙状结肠切除术和端侧吻合术。术中保留直肠上动脉以维持直肠良好血供。

术后并发症的诊断与治疗

患者术后第1天排便伴凝血块，无血红蛋白计数下降。术后第2天，患者出现心动过速伴血红蛋白下降3g。行血管造影CT检查，但是未发现明确出血点。行乙状结肠镜检查发现大量血凝块，但消化科医师也无法明确出血点。考虑其存在活动性出血，决定行二次手术。通过扩大的腹部横切口，发现吻合口血凝块，切除吻合口并用同样的方法重新吻合，防止术后吻合口出现并发症。

讨论

重点讨论的是如何处置术后吻合口出血？

对于吻合口通常的建议是观察吻合口是否出现出血和瘘。如果外科医师没有使用乙状结肠镜检查低位吻合口，这些在腹腔镜结直肠手术中出现的并发症就不容易被发现。

Shamiyeh 等人报道可以使用术中内镜评估腹腔镜结肠手术中的吻合口（使用吻合器吻合）[1]。他们研究的目的是评估常规术中内镜对术后并发症的影响。设立并观察两组患者：对照组为未行内镜评估的患者，实验组为常规进行内镜评估的患者。使用内镜评估患者吻合口是否有出血、黏膜完整性和有无吻合口瘘。未使用内镜评估的对照组（253 例患者）中，共有 11 例患者（4.3%）出现术后吻合口出血，其中 7 例患者（2.8%）需要内镜评估和钳夹止血治疗。进行内镜评估的实验组（85 例患者）中，术中内镜发现 5 例患者（5.9%）出现吻合口出血并予以钳夹止血。另外，术中内镜发现 2 例患者（2.4%）出现吻合口瘘；其中 1 例患者进行吻合口缝合加固，另 1 例患者进行重新吻合。实验组中有 2 例患者（2.4%）术后发生吻合口出血，重新内镜评估并钳夹止血治疗。

目前有观点认为通过术中内镜评估吻合口（使用圆形吻合器）可以早期发现吻合口出血和瘘。

Martinez Serrano 等人分析 1389 例结直肠手术的相关数据[2]。在全部患者中发现有 7 例（0.5%）患者发生严重的术后出血，这 7 例患者均使用吻合器进行吻合。其中 6 例患者行包括内镜治疗在内的保守治疗后出血停止，1 例患者需要二次手术治疗。7 例患者均未发生死亡和吻合口瘘。

Linn 等人前瞻性地收集了 143 例患者行腹腔镜左侧结直肠手术（吻合口位于腹部左侧）的相关数据[3]。其中，72 例患者因良性疾病行手术治疗，71 例患者因恶性肿瘤行手术治疗。共有 6 例（4%）患者出现术后吻合口出血，均发生在良性疾病手术组。所有的患者均在术中保留肠系膜下动脉，无患者因为吻合口出血需要二次手术治疗。

另外也有观点认为腹腔镜辅助左侧结直肠手术中，通过吻合器进行吻合重建的患者中出现吻合口出血是相对少见的并发症，但在保留肠系膜下动脉的患者中出现吻合口出血可能相对常见。

在 Malik 等人的包含 777 例出现严重术后出血的患者的系列研究中[4]，发现有 6 例（0.8%）患者需要二次手术治疗。其中 3 例患者行常规二次手术止血，另外 3 例患者行内镜治疗（肾上腺素注射、电凝或内镜下钳夹）控制出血。内镜治疗未引起与患者或吻合口相关的并发症。

（王鑫鑫 译）

参考文献

[1] Shamiyeh A, Szabo K, Ulf Wayand W, Zehetner J. Intraoperative endoscopy for the assessment of circular-stapled anastomosis in laparoscopic colon surgery. Surg Laparosc Endosc Percutan Tech. 2012;22:65–7.

[2] Martinez Serrano MA, Pares D, Pera M, et al. Management of lower gastrointestinal bleeding after colorectal resection and stapled anastomosis. Tech Coloproctol. 2009;13:49–53.

[3] Linn TY, Moran BJ, Cecil TD. Staple line haemorrhage following laparoscopic left-sided colorectal resections may be more common when the inferior mesenteric artery is preserved. Tech Coloproctol. 2008;12:289–93.

[4] Malik AH, East JE, Buchanan GN, Kennedy RH. Endoscopic haemostasis of staple-line haemorrhage following colorectal resection. Colorectal Dis. 2008;10:616–8.

第89章
腹腔镜治疗腔镜结肠切除术后吻合口瘘

Willem A. Bemelman

关键词 克罗恩病；腹腔镜结肠切除术；吻合口瘘；CT 检查

诊断和手术指征

患者女性，32 岁，长期患有左结肠克罗恩病，因直乙交界部狭窄引起结肠梗阻需行外科手术。内镜检查提示距肛门 20cm 处有狭窄，只有小儿肠镜才能通过并显示：在距肛缘 15~35cm 处大肠受到节段性影响。

手术

采用腹腔镜五孔法，将受影响的肠段从内侧向外侧切开，形成一个充分的肠系膜下隧道，移动左侧结肠，通常此时结扎肠系膜下动脉。现在，这种手术方式常被认为不适合用于良性疾病，因为有血管受损的风险，并且会留下宽大的肠系膜裂孔，有形成内疝的风险。良性疾病宜行病变邻近肠系膜切除术。

在直肠上 1/3 水平，使用线性切割闭合器将其横断，将切除标本通过横行小切口取出。在乙状结肠上段切除病变，将吻合器钉头置入肠道输出侧，采用双吻合技术，腹腔镜下完成肠道吻合。

术后并发症的诊断与治疗

术后第 1 天开始进食。术后第 5 天，出现呕吐症状，查体见腹部不适，无腹肌紧张。给予静脉输液和胃肠减压治疗。体温及 CRP 进行性升高，进一步行直肠造影及 CT 检查。CT 检查显示结直肠右侧吻合口造影剂局限性渗漏，伴有小肠梗阻征象。

使用先前的穿刺孔位置再次进行腹腔镜检查。置入钝性穿刺器，发现弥漫性化脓性腹膜炎，用大量温盐水广泛腹腔冲洗，扩大暴露视野。探查发现吻合口有一个 0.5cm 的缺损，同时，部分小肠经结肠祥下方内疝于肠系膜裂孔内。

重新排列小肠，并在腹腔镜下行回肠造口术。于体表将肠管切开，将导尿管置入输出端肠管内。经肛门插入 1 根麻醉通气管，用盐水冲洗，直到清亮冲洗液经肛门流出。腹腔镜下吸除吻合口周围漏液，在吻合口旁放置 1 根外科引流管于穿刺器部位引出体外并固定。

7 天后，患者顺利出院，无任何并发症。4 个月后行回肠造口还纳术。

讨论

如果患者在术后几天内不能正常饮食并有感染征象，必须高度怀疑吻合口瘘的发生。因此，腹腔镜术后早期诊断和再干预治疗是必不可少的。早期的再干预可以预防严重的全身性腹膜炎和全身性脓毒症。

诊断吻合口瘘最好的方式是 CT 和肠内造影检查。

在腹腔镜二次手术中，既往穿刺孔处用于插入钝性套管鞘，如 TrocDoc trocar® (Storz; Tubingen, Germany)，建立气腹[1]，整个二次手术均在腹腔镜下进行，首次手术时用于取标本的腹部小切口只能在必要时才可打开。

手术过程主要包括探查、腹腔冲洗及培养。回肠肛管、结肠肛管和低位结直肠吻合需要通过回肠造口术来进行转流，剩余结肠肠管可以通过灌洗来清除粪便。在吻合口严重破裂的患者中，输入端需要置出体外作为末端处理（示意图 89.1）。左侧吻合口瘘患者行结肠造口术，右侧吻合口瘘患者行回肠造口术。

如果腹膜炎存在时间较长并伴有脓腔和炎性粘连，则需要足量的冲洗，可以选择通过腹部切口将手助装置插入体内（早期使用的），以便冲洗和钝性分离肠祥。Wind 等人[2] 的研究结果显示吻合口瘘发生后腹腔镜手术治疗安全可行，术中无并发症发生。同时证实通过腹腔镜再干预术后发病率更低，恢复更快，腹壁并发症更少。

（都庆国　译）

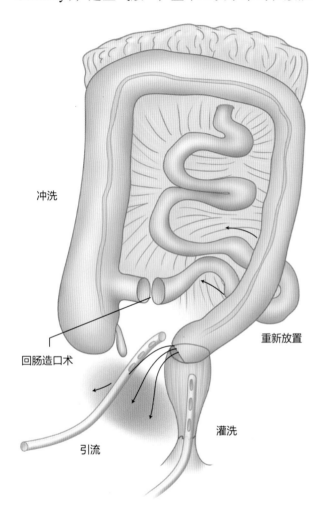

冲洗

回肠造口术

重新放置

引流

灌洗

示意图 89.1　输入端肠管造口

参考文献

[1] Bemelman WA, Dunker MS, Busch OR, et al. Efficacy of establishment of pneumoperitoneum with the Veress needle, Hasson trocar and modified blunt trocar (TroDoc): a randomized study. J Laparoendosc Adv Surg Tech A. 2000;10:325–30.

[2] Wind J, Koopman AG, Van Berge Henegouwen MI, et al. Laparoscopic reintervention for anastomotic leakage after primary laparoscopic colorectal surgery. Br J Surg 2007;94:1562–6.

第 90 章
直肠癌低位前切除术、预防性回肠造口术后远端吻合口瘘

Marta Gutierrez Moreno, Jurriaan B. Tuynman, Miguel A. Cuesta

关键词 直肠肿瘤；放疗；直肠癌低位前切除术；腹腔镜；预防性回肠造口；吻合口瘘

诊断和手术指征

患者女性，67 岁，诊断为直肠中段肿瘤，距肛缘 9cm。通过结肠镜检查和病理组织活检，确诊为直肠腺癌，同时发现在距肛缘 35cm 和 55cm 处分别有 2 个中度分化的良性息肉，均切除。CT 和 MRI 检查显示肿瘤分期为 $T_3N_1M_0$（图 90.1），并建议采用 $5 \times 5Gy$ 的短程放疗，6 周后进行直肠癌低位前切除术。手术前予以要素饮食。根据最近的研究，手术前晚进行 2 次灌肠和手术日清晨 1 次灌肠外，没有进行其他任何机械性肠道准备。

手术

行腹腔镜低位直肠前切除术，吻合口行端端吻合，同时行预防性回肠造口术。术中无任何并发症。病理结果为 pT_2N_0。

术后并发症的诊断与治疗

通过快速康复理念治疗，术后第 2 天，患者轻度腹胀，但已排便。计划在术后第 5 日出院，但患者突然诉腹痛。术后第 6 天，其病情进一步进展，出现发热、心动过速，伴 CRP 增加至 300mg/L。CT 检查提示吻合口瘘，吻合口周围渗液并气腹

（图 90.2，图 90.3）。行二次手术，术中见吻合口后侧半周裂开，排泄物渗漏引起腹膜炎。手术过程中患者血流动力学不稳定，外科医师决定拆除吻合口并在左下腹部行结肠造口术。术后出现脓毒症，机械通气支持 4 天后，逐步转入常规病房，随后进入 3 个月的漫长恢复期。开腹手术形成巨大的切口疝，术后第 9 个月，行结肠造口还纳、结直肠吻合术，预防性保留回肠造口。经过 3 个月吻合口完全愈合后（图 90.4），还纳回肠造口，并通过组织分离技术进行腹壁重建。

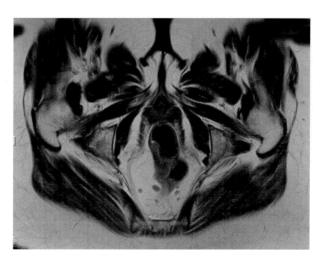

图 90.1 直肠癌 MRI 影像

279

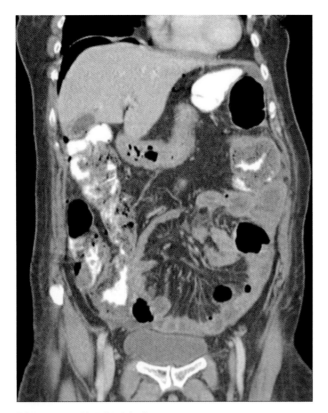

图90.2 CT检查提示气腹

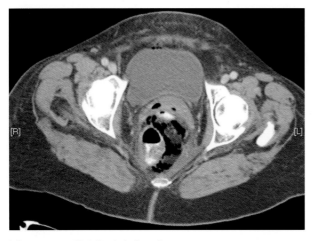

图90.3 CT检查提示吻合口瘘

讨论

如何处理直肠低位前切除术（LAR）伴预防性回肠造口术后吻合口瘘的患者？在此病例中，结肠手术前未行机械性准备，因此仍然充满粪便。理论上讲，一旦发生吻合口瘘，回肠造口无法有效保护直肠低位吻合口。

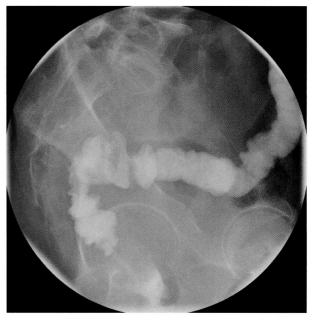

图90.4 造影提示吻合口通畅，没有渗漏

3项有趣的临床研究阐明这个问题。首先，Matthiessen等人在随机对照研究中阐述了预防性造口保护LAR吻合口的意义[1]。该研究共纳入234例接受LAR治疗的患者，分为两组，有或没有预防性造口。在所有患者中均进行术前机械性结肠准备（mechanically prepared，MBP）。总体来看，有吻合口瘘症状者为19.2%，其中造口组占10.3%，未造口组占28%。此外，造口组8.6%的患者需要行二次手术，而未造口组二次手术率达25.4%。他们的结论是，预防性造口可以降低吻合口瘘的发生率，因此推荐用于直肠癌低位前切除术中。

其次，一项荷兰国家研究共纳入1431例患者，随机分组，行或未行结直肠手术前机械性准备。研究的重点是吻合口瘘，术后第24天发现两组间渗漏率无明显差异，其中机械准备组为4.8%，无机械准备组为5.4%，机械准备组患者脓肿形成比未准备组患者少。此外，其他脓毒性并发症和死亡率两组间无明显差异[2]。这项研究的结论表明可以不进行经典机械性肠道准备。作为试验的一部分，对449例患者进行一项子研究。这些患者进行有机械性肠道准备或无机械性肠道准备的LAR，其中

MBP 组中瘘的发生率为 7.6%，非 MBP 组中瘘的发生率为 6.6%。保护性回肠造口术对于瘘没有影响差异，唯一与瘘相关的因素是 ASA 分级和男性性别。结论显示 MBP 对低位结直肠手术中吻合口瘘的发生率没有影响。此外，发现非 MBP 与预防性回肠造口相结合对吻合口瘘、脓毒性并发症及死亡率没有影响[3]。

第三项研究，法国多机构随机研究（GRECCAR 研究）[4]，反过来讨论了 MBP 或非 MBP 对因低位直肠癌而接受保留括约肌直肠切除术患者的发病率和死亡率的影响。该研究共纳入 178 名患者，MBP 组和无 MBP 组各有 89 名患者。无 MBP 组与 MBP 组相比，总体并发症发生率及感染发生率显著增高，分别为 44% 比 27% 和 34% 比 16%。而关于吻合口瘘与吻合口相关并发症的发病率，两组之间无显著差异：分别为 19% 比 10% 和 18% 比 11%。两组的死亡率（11% 比 3.4%）和平均住院天数（16 天比 14 天）没有显著差异。该研究表明，尽管吻合口瘘发生率没有相关性，但没有进行 MBP 的直肠癌手术存在较高的总体并发症发生率及感染发生率的风险。因此，仍然建议在择期直肠癌切除术之前进行 MBP。

在接受腹腔镜手术的患者中给予 MBP 的另一个原因是可以在腹腔镜手术期间自如地处理结肠而不用担心粪便污染问题。尽管这些临床试验存在相互矛盾的方面，但对于拟进行 LAR 治疗的直肠癌并预防性回肠造口术的患者，MBP 似乎是合情合理的。

（都庆国　译）

参考文献

[1] Matthiessen P, Hallbook O, Rutegard J, et al. Defunctioning stoma reduces symptomatic anastomotic leakage after low anterior resection of the rectum for cancer: a randomized multicenter trial. Ann Surg. 2007;246:207–14.

[2] Contant CM, Hop WC, van t' Sant HP, et al. Mechanical bowel preparation for elective colorectal surgery: a multicentre randomized trial. Lancet. 2007;370:2112–7.

[3] Van t' Sant HP, Weidema WF, Hop WC, et al. The influence of mechanical bowel preparation in elective lower colorectal surgery. Ann Surg. 2010;251:59–63.

[4] Bretagnol F, Panis Y, Rullier E, et al. Rectal cancer surgery with or without bowel preparation: The French GRECCAR III multicenter single-blinded randomized trial. Ann Surg. 2010;252:863–8.

第91章
低位前切除术无预防性回肠造口术后远端吻合口瘘

Marta Gutierrez Moreno, Jurriaan B. Tuynman, Miguel A. Cuesta

关键词 直肠癌；放疗；腹腔镜低位前切除术；吻合口瘘；CT 检查；回肠造口术

诊断和手术指征

患者男性，70 岁，诊断直肠中段腺癌，分期为 $T_3N_0M_0$，接受新辅助放疗，$5 \times 5Gy$ 放疗剂量，并建议在 6 周后进行手术。通过直肠镜和 MRI 检查后可见肿瘤位于距肛缘 8cm 处。患者一般身体状况好，无药物使用史。

手术

使用 2 次泻剂机械性肠道准备后进行手术。采用腹腔镜 TME 方式，充分游离结肠脾曲，吻合口行端端吻合。原则上讲，吻合在完全没有张力的情况下进行，CT 检查提示上腹部积液合并胃扩张。手术没有做预防性回肠造口。

术后并发症的诊断与治疗

术后第 3 天出现发热，诊断为肺炎，并进行胸部 X 线检查，提示严重的气腹（图 91.la）。在直肠造影 CT 检查中，可见吻合口瘘合并吻合口周脓肿出现（图 91.1b），建议行二次腹腔镜手术。在腹腔镜探查时，从吻合口侧方发现在吻合口的后方有瘘，缝合修补该缺损。同时，行预防性回肠双腔造口术。二次手术后，高热、临床症状恶化及败血症出现，病情再次复杂化。2 天后，复查 CT 再次显示吻合口瘘，骨盆内脓肿形成，右侧腹部可见积液形成（图 91.1c）。在多学科联合讨论后，医师决定拆除吻合口并在左下腹部行结肠造口术。

从技术层面上讲，吻合口无张力并且吻合环无缺损。在第二次手术后，再次出现发热，进行 CT 检查，提示大量的右结肠旁沟积液，随后经皮穿刺引流（图 91.2）。患者逐渐康复。经过 6 个月的恢复后，行手术关闭回肠造口并修复切口疝。

讨论

讨论主要包括回肠造口术（或横结肠造口术）对 LAR 术吻合口的保护作用。造口的保护效果是在第 90 章中已经讨论过的。Matthiessen 等人在随机研究中报告称，在选择预防性造口或无预防性造口的 LAR 患者中，有造口的患者吻合口瘘的发生率明显降低（10.3% vs 28%），再次手术的必要性明显降低（8.6% vs 25.4%）[1]。此外，关于预防性造口引起的发病率（和死亡率）及回肠造口术或横结肠造口术的选择的讨论也很多[1-3]。人们普遍认为，在 LAR 之后，特别是针对男性、吸烟者和接受过新辅助放化疗的患者，建议通过预防性回肠造口术保护 LAR 吻合口。最好的方法可能还是开展一项设计全面的随机临床试验，随机分组研究是否

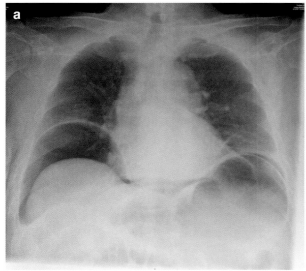

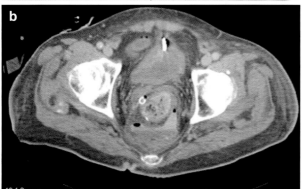

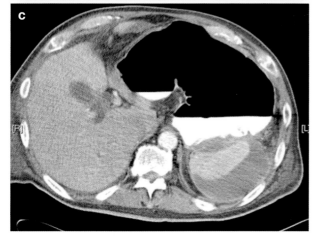

图 91.1 a. 腹部 X 线片检查提示气腹征；b. CT 检查显示结直肠吻合口瘘；c. 上腹部 CT 检查提示液体聚集合并胃扩张

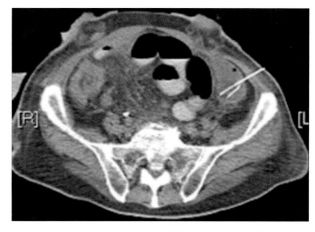

图 91.2 CT 引导下经皮穿刺引流结肠周围脓肿。2 个造口，回肠造口和结肠造口

应该对患者进行回肠造口和 MBP 治疗。

（都庆国 译）

参考文献

[1] Matthiessen P, Hallbook O, Rutegard J, et al. Defunctioning stoma reduces symptomatic anastomotic leakage after low anterior resection of the rectum for cancer: a randomized multicenter trial. Ann Surg. 2007;246:207–14.

[2] Giannakopoulos GF, Veenhof AAFA, van der Peet DL, et al. Morbidity and complications of a protective loop ileostomy. Colorectal Dis. 2009;11:609–12.

[3] Gooszen AW, Geelkerken RH, Hermans J, et al. Quality of life with a temporary stoma: ileostomy vs colostomy. Dis Colon Rectum. 2000;43:650–5.

第 92 章
回肠造口术后并发症

Miguel A. Cuesta

关键词　回肠造口术；狭窄；脱垂；扭转；排出过多

狭窄

诊断和手术指征

患者男性，50岁，在过去的10年会阴区瘘反复复发。第10次手术后，仍有脓性便和肛门疼痛，所以转诊至我院结肠直肠科。在门诊检查时，发现患者肛周有2个大的开口，自内向外流出脓液，沿着大腿后部向下滴，遂决定在重新进行瘘管手术之前，先做回肠造口术，让患者得以休息恢复一段时间。

手术

腹腔镜回肠造口术，同时对2个瘘管行挂线引流。

术后并发症的诊断与治疗

患者术后出现小肠梗阻、回肠造口无排出。回肠造口有活性但水肿，难以通过指诊来评估。CT检查显示筋膜水平的狭窄导致肠梗阻（图92.1），随后在麻醉下行筋膜扩大术（示意图92.1）。6周后，采用黏膜提升成形术治疗瘘口，术后痊愈。3个月后，行回肠造口还纳术，之后仍有一些脓性便。6年后，患者出现瘘口再次复发，但无症状。目前，正在接受保守治疗。

脱垂

诊断和手术指征

患者女性，58岁，因便秘在门诊就诊。在过去的10年里，无自发性排便，完全依赖于灌肠，患者认为自己完全丧失排便能力。进行标记研究（显示标记物在整个结肠的位置）之后，决定先进行回肠造口术来治疗便秘和研究小肠功能，同时建议后续行其他治疗，比如全结肠切除术和回肠直肠吻合术。

患者对于功能良好的回肠造口非常满意，拒绝其他的研究和手术干预。

术后并发症的诊断与治疗

10年后，患者因严重的回肠造口脱垂和腹胀再次来到门诊并收住入院（图92.2）。回肠造口脱垂通过手法缓解，然后恢复排便功能。3周后行回肠造口缩短修复术。患者仍然拒绝接受其他彻底的根治性手术。

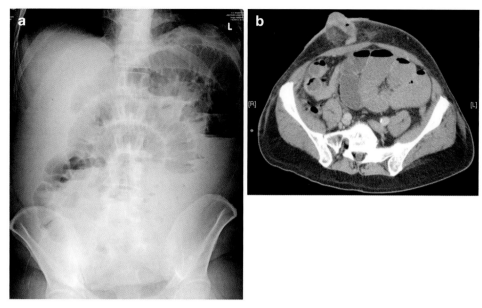

图 92.1　a. 肠梗阻；b. CT 检查示回肠造口狭窄引起肠梗阻

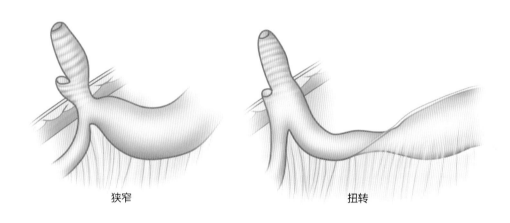

狭窄　　　　　　　　　　扭转

示意图 92.1　回肠造口狭窄和扭转等的发生率相对高

回肠造口扭转

诊断和手术指征

　　患者女性，39 岁，在阴道分娩后出现完全性会阴破裂，当即予以缝合，但随后出现一个低位直肠阴道瘘，瘘口有渗出。建议行回肠造口术。腹腔镜下行回肠造口术，并对瘘口进行评估。

术后并发症的诊断与治疗

　　回肠造口开放，位置、活力良好，但术后 7 天患者都未排便。CT 检查显示肠梗阻、腹壁部位狭窄或扭转可能（图 92.3），通过局部探查和腹腔镜处理纠正时发现回肠造口扭转 180 度，纠正扭转（示意图 92.1）后回肠造口功能恢复正常。3 个月后通过球囊肌间置的 Martius 成形术修复瘘。经阴道检查确认瘘口闭合后行回肠造口还纳术。患者恢复良好，2 年后剖宫产生下第二个孩子。

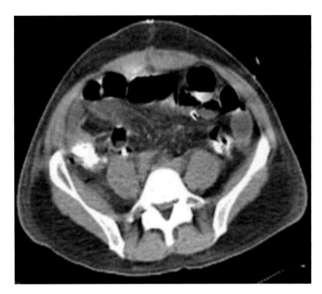

图 92.2 回肠造口脱垂

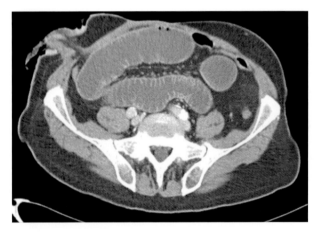

图 92.3 CT 检查显示可疑回肠造口扭转合并肠梗阻

回肠造口排出过多

并发症的诊断与治疗

患者男性，40 岁，因难治性溃疡性结肠炎行腹腔镜全结直肠切除，回肠储袋吻合（ileoanal pouch anastomosis，IAPA）和保护性回肠造口术。患者在术后 10 天内出现麻痹性肠梗阻，需要进行鼻胃管引流和全胃肠外营养（total parenteral nutrition，

TPN）。通过指诊开放回肠造口。CT 检查可见肠管扩张，排除扭转或脓肿等其他诊断。之后，回肠造口排出量每天 4~6L（图 92.4）。放置鼻胃管、应用生长抑素，这种情况仍然持续了 3 周。通过口服和全肠外营养，额外补充液体和维持电解质平衡治疗和纠正这种代谢功能障碍。洛哌丁胺对于减少回肠造口的排出有很重要的作用。最后，回肠造口的排出量逐渐恢复正常，患者出院。在控制了吻合口和囊袋后，回肠造口在 3 个月后还纳关闭。

讨论

第一个关注的问题是什么样的造口更好，回肠造口还是结肠造口？Rondelli 等人进行了 meta 分析，比较了作为转流造口的回肠造口（loop ileostomy，LI）和结肠造口[1]。分析纳入了 12 项对比研究，其中 5 项为随机对照研究，7 项为观察性研究。1529 例患者中的 894 例患者（58.5%）接受回肠造口治疗，LI 可以降低造口的风险。具体来说，接受 LI 治疗的患者发生脱垂和脓毒症感染的风险较低。此外，LI 与造口还纳后发生闭塞和脱水的风险相关。研究者认为，meta 分析显示，LI 发生造口后不良事件的风险较低。

第二个关注的问题是造口时、维持期间及造口还纳闭合后观察到高并发症发生率。在我们中心，Giannakopoulos 等人回顾性分析了 119 例临时回肠造口患者[2]。回肠造口期间，在回肠造口存在期间，44 例患者（37%）出现 59 次造口相关并发症。此外，34% 的患者在回肠造口还纳闭合后出现并发症，只有 40% 的患者既没有造口相关并发症，也没有在还纳闭合时出现围手术期并发症！此外，临时回肠造口的中位还纳时间为 106 天。

据文献资料显示[3]，共有 3 例患者因为造口的排出过多出现脱水、电解质紊乱和肾功能受损。

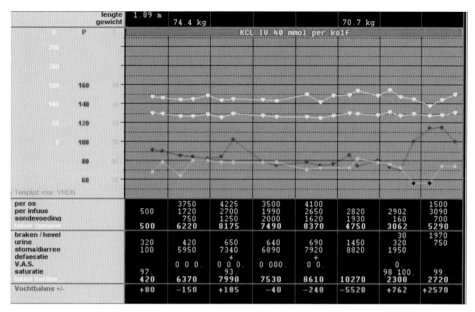

图 92.4 患者的每日排泄量曲线图显示回肠造口排出过多

（吴伟强　译）

参考文献

[1] Rondelli F, Reboldi P, Rulli A, et al. Loop ileostomy versus loop colostomy for fecal diversion after colorectal or coloanal anastomosis: a meta-analysis. Int J Colorectal Dis. 2009;24:479–88.

[2] Giannakopoulos GF, Veenhof AAFA, van der Peet DL, et al. Morbidity and complications of a protective loop ileostomy. Color Dis. 2009;11:609–12.

[3] Huber FX, Stern J, Hinz U, et al. Effects of restorative proctocolectomy on renal and adrenal function. Dis Colon Rectum. 1999;42:1318–24.

第 93 章
结肠造口术后坏死、回缩与狭窄

Ramon Gorter

关键词　结肠造口术；回肠造口术；缺血；坏死；回缩

病例 1

诊断和手术指征

患者男性，57 岁，在吞入 43 包可卡因后被送入我院。在扫描检查时，已随粪便排出 23 包。患者诉左下腹部疼痛，无恶心呕吐。体格检查：血压 66/141mmHg，脉搏 80 次 / 分，腹部左下象限局部压痛阳性，无强直、肌紧张。CT 检查发现胃内有一包可卡因，其余均在结肠内，合并 Hinchey I 型憩室炎的征象。入院后开始机械性肠道准备。行胃镜取出胃内可卡因，过程顺利。入院第 3 天，患者体温升至 38℃，脉搏 120 次 / 分，血压 62/104mmHg，诉腹胀、腹痛。再次 CT 检查显示腹腔内游离气体和液体，未发现明确的穿孔部位。剖腹探查发现乙状结肠穿孔（可能由憩室炎引起）并粪性腹膜炎，从结肠中取出所有可卡因包，行左半结肠切除术 + 横结肠造口术。病理报告证实穿孔性憩室炎的诊断。

术后并发症的诊断与治疗

术后，患者因为感染性休克转入重症监护病房，遂进行复苏，并给予广谱抗菌药物治疗。结肠造口在术后出现缺血坏死。经造口行内镜检查发现长达 4cm 坏死（图 93.1a）。因为大便排出正常，且没有腹膜炎的体征，决定对缺血性结肠造口进行保守治疗。接下来的几天里，造口发生回缩和狭窄。对回缩性结肠造口进行额外的局部护理后患者康复出院。在门诊随访期间，结肠造口发生狭窄，予以口服泻药造口可维持排便功能。6 个月后，该患者出现造口狭窄并伴有角化过度和切口疝（图 93.2a）。行手术以扭转结肠造口狭窄及修补切口疝。狭窄的结肠造口的管腔固定在腹壁上，活动脾曲及直肠近端进行端侧吻合，采用组织结构分离技术（Ramirez 成形术）重建腹壁。患者康复。

病例 2

诊断和手术指征

患者男性，74 岁，因直肠远端腺癌分期 $T_3N_1M_0$，距离齿状线 3cm，在我院接受治疗。

手术

患者在新辅助放射治疗（5×5Gy）后行腹腔镜下腹会阴联合切除术。乙状结肠造口术是在没有任何张力的情况下进行的，手术后功能状态良好。病理检查示腺癌 $T_3N_0M_x$。

术后并发症的诊断与治疗

术后患者出现深部会阴伤口感染，予以充分引流。第 3 天，结肠造口出现进行性缺血，内镜检查显示缺血深度达到 5cm（图 93.1b）。保守治疗 1 个月后，患者因造口回缩和狭窄而出现结肠梗阻。从造口处放入减压管进行结肠减压，造口功能恢复正常，患者病情好转出院等待手术。在等待期间，护士定期对造口进行扩张（图 93.2b，图 93.3）。在初次手术后 4 个月，进行结肠造口修复。通过腹腔镜，从粘连处分离出乙状结肠，游离结肠脾曲达足够长度形成一个新的结肠造口。术后新造口功能良好。

病例 3

诊断和手术指征

患者女性，67 岁，主诉有进展性大便失禁。32 岁和 39 岁时 2 次阴道分娩，第 2 次阴道分娩伴有 2 度会阴撕裂。初期只是不能控制排气，但从 52 岁起，患者开始出现大便失禁，5 年后，患者接受前括约肌修复术，术后出现切口感染。康复之后，患者接受盆底生物反馈治疗，大便失禁情况有所改善。近 2 年再次出现大便失禁，医师决定行结肠造口术。腹腔镜下在骶骨岬水平行乙状结肠造口

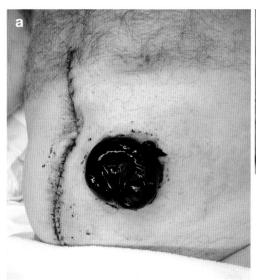
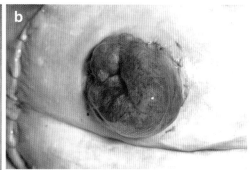

图 93.1　a. 结肠造口坏死，4cm；b. 结肠造口坏死，5cm

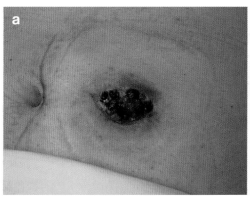
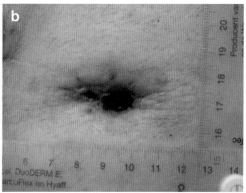

图 93.2　a. 伴有角化过度的结肠造口狭窄；b. 结肠造口狭窄

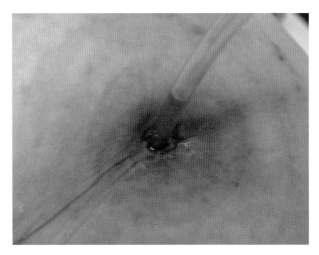

图 93.3 扩张和灌洗狭窄的结肠造口

术，留下一个短的直肠残端。

术后并发症的诊断与治疗

术后第 1 天，结肠造口出现缺血，由于发热和腹部疼痛，行内镜检查，发现 7cm 肠管缺血。第 3 天再次行腹腔镜手术，切除坏死 / 缺血肠管，游离乙状结肠环后进行新的结肠造口。术后恢复良好，6 个月后，患者出现直肠肛门疼痛和里急后重感。直肠指诊和直肠镜检查显示改道性结肠炎 / 旷置结肠炎和黏液性结石，灌肠治疗效果不佳，1 年之后患者再次接受治疗，缩短直肠残端至盆底水平。随后，症状消失。到现在 1 年多的时间，患者状态良好。

讨论

结肠造口术是一种常见的外科手术，它可以是暂时性的，也可以是永久性的。结肠造口术的适应证有很多，比如远端直肠癌、复杂憩室炎和结肠缺血。然而，结肠造口术后的并发症并不少见，最常见的术后并发症是缺血 / 坏死、狭窄伴回缩、脱垂和造口旁疝。为了防止这些并发症的发生，必须应用适当的手术技巧。结肠造口应当有活力，充分显露开放且于皮肤表面微微内陷（1cm）。重要的是要选择适当的造口位置，至少在手术前 1 天由外科医师和造口护士预先标记出来。老年患者、ASA 3 级患者造口后更易发生并发症[1]。

回顾以上 3 个病例提示，造口坏死发病率高，并且常常需要再次手术。乙状结肠分离后肠系膜切除不充分的技术问题会导致缺血。因为比较易于固定在皮肤上，外科医师更喜欢用较少的肠系膜形成乙状结肠环，但这样形成的环路血管供应也少，结果导致局部缺血。另一个晚期缺血的可能原因是环扭转或腹壁开口过小[2]。此外，在手术结束时需要进行肠道指诊检查以确保造口没有在腹壁扭结。这 3 例患者出现缺血的原因尚不清楚，由于没有提到张力的因素，所以可能是上述提及的某个其他因素没有得到正确识别。Cottam 等人发表了一篇关于英国全国造口的统计调查[3]。英国 256 家医院造口护理中心中共有 93 家（36%）参与。记录的 3970 个造口中有 1329 个（34%）被确定存在问题。62 家中心报告 45~50 例造口并发症，并发症发生率为 6%~96%。回肠造口术发生问题最多。我们认为小于 10mm 的造口可能是一个容易出现并发症的因素，并且在紧急手术后更容易发生问题。

一个相关的问题是：如果结肠造口看起来不理想，术后第 1 天该如何处理？可以用带灯的玻璃导管进行检查，以了解有活性结肠的起始深度。如果缺血部分较短，只有 1~2cm，可以保守治疗。其他情况下，应进行内镜检查。如果怀疑有超过 3cm 或深至腹腔的深部缺血，则应立即开始二次手术，以获得一个充满活力和功能良好的造口。否则，患者及其结肠造口将发生许多问题，遭受许多痛苦。本章中的前 2 例患者就遭受了这类痛苦并且深受其影响。

（吴伟强 译）

参考文献

[1] Harris DA, Eqbeare D, Jones S, et al. Complications and mortality following stoma formation. Ann R Coll Surg Engl. 2005;87:427–31.

[2] Arumugam PJ, Bevan L, Macdonald L, et al. A prospective audit of stomas–analysis of risk factors and complications and their management. Colorectal Dis. 2003;5:49–52.

[3] Cottam J, Richards K, Hasted A, Blackman A. Results of a nationwide prospective audit of stoma complications within 3 weeks of surgery. Colorectal Dis. 2007;9:834–8.

第 94 章
造口旁疝

Birgitta M.E. Hansson

关键词 造口旁疝；憩室炎；渗漏；腹腔镜修复；开放手术修复；补片

诊断和手术指征

患者女性，66 岁，因造口旁疝转诊至我院。5 年前，由于急性憩室炎伴穿孔和腹膜炎进行 Hartmann 术。患者诉腹壁伸展时疼痛，造口袋等装置安装不好导致渗漏，并引起造口周围皮肤刺激。此外，患者还指出存在美观方面的问题。自造口旁疝出现症状以来，患者的生活质量严重下降。

临床检查显示其左下腹巨大的造口旁疝，无法用手法缓解。

由于临床检查时无法触及，因此进行 CT 检查来测量疝的缺损，并排除是否合并切口疝。CT 检查显示造口旁疝的缺损超过 5cm，小肠疝出，并伴有下腹部切口疝（图 94.1）。

手术

由于患者的主诉不适越来越严重，医师决定进行腹腔镜手术，用 2 个单独的 Gore-Tex 双面补片来修补 2 个疝。造口旁疝采用 Sugerbaker 法修复（图 94.2），切口疝采用双冠技术修复。术后恢复顺利。应用 Sugerbaker 技术后的术后效果见图 94.3。

讨论

造口旁疝是造口后常见的并发症（示意图 94.la）。发生率不尽相同，结肠造口旁疝发生率可高达 39%。发生造口旁疝的风险因素包括肥胖、慢性咳嗽、合并用药、造口开口过宽或造口过于偏向外侧（腹直肌鞘外侧）。有症状的造口旁疝可通过将造口重新移位（预先选定好）或用人工补片加固局部腹壁来治疗。造口重新移位包括再次开腹手术和将造口移位至对侧腹部，这种方法的复发率大约 36%，还有 20%~30% 可能出现腹部中线切口疝

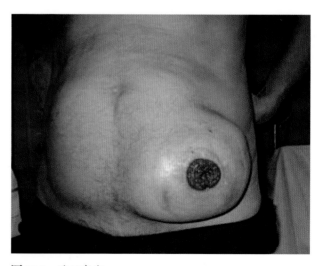

图 94.1 造口旁疝

或原造口部位切口疝的问题[1]。

应用补片修复的复发率较低。根据手术方法和放置位置不同，复发率为 6.9%~17.8%。补片的整体感染率为 2.4%[2]。补片可以通过腹腔镜或开腹手术放置在表面、肌肉后或腹膜内。回顾文献，没有发现哪种方法比另一种有明显的优势，目前仍缺乏随机研究（RCT）的证据[2]。

已证明腹腔镜手术安全可行，并且对腹壁损伤最小[3]。可以应用 Gore-Tex 双面补片加固腹壁，也可以应用有缝或无缝补片加固腹壁，前一种技术

也被称为"锁孔法"。

由于中心锁孔逐渐变宽，这种技术方法的复发率较高。据报道称，复发率超过 20%[2,4]。

无缝技术修复造口旁疝是由 Sugarbaker 提出的[5]。在造口横向化之后，使用网状补片覆盖疝的开口，每侧保留 4cm 的重叠（图 94.3，示意图 94.1b）。据报道称，这种技术方法的复发率较低，为 11.6%[2]。

近年来，生物移植物也被报道用于造口旁疝的修补。然而，回顾文献并没有发现更好的效果，并

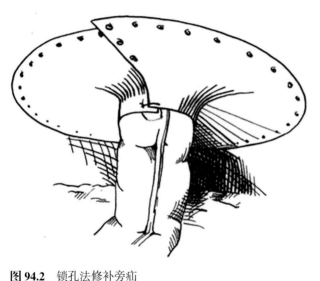

图 94.2 锁孔法修补旁疝

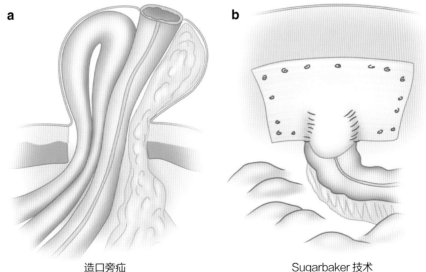

图 94.3 Sugarbaker 无缝技术修复造口旁疝

a

造口旁疝

b

Sugarbaker 技术

示意图 94.1 a. 造口旁疝是造口后常见的并发症。发生率不尽相同，结肠造口旁疝发生率可高达 39%。发生造口旁疝的风险因素包括肥胖、慢性咳嗽、合并用药、造口开口过宽或造口过于偏向外侧（腹直肌鞘外侧）；b. Sugarbaker 技术

且价格较高 [6]。因此，在撰写本章的时候，我们认为 Sugerbaker 技术是更值得推荐的技术。

（吴伟强 译）

参考文献

[1] Carne PWG, Robertson GM, Frizelle FA. Parastomal hernia. Br J Surg. 2003;90:784–93.

[2] Hansson BME, Slater NJ, Schouten van der Velde AP, et al. Surgical techniques for parastomal hernia repair: a systematic review of the literature. Ann Surg. 2012;255:685–95.

[3] Hansson BME, de Hingh IHJT, Bleichrodt RP. Laparoscopic hernia repair is safe and feasible: early results of a prospective clinical study including 55 consecutive patients. Surg Endosc. 2007;21:989–93.

[4] Hansson BME, Bleichrodt RP, de Hingh IHJT. Laparoscopic parastomal hernia repair using a keyhole technique results in a high recurrence rate. Surg Endosc. 2009;23:1456–59.

[5] Sugerbaker PH. Peritoneal approach to prosthetic mesh repair of parastomy hernias. Ann Surg. 1985;201:344–46.

[6] Slater NJ, Hansson BME, Buyne OR, et al. Repair of parastomal hernias with biological grafts. A systematic review. J Gastrointest Surg. 2011;15:1252–8.

第 95 章
痔行 PPH 术后严重并发症

Michael F. Gerhards, Jan Peringa

关键词 PPH；痔脱垂；痔；痔及脱垂手术；橡皮筋结扎；直肠穿孔；回肠造口术

诊断和手术指征

患者女性，55 岁，因Ⅲ度痔脱垂就诊于我院。由于既往采用橡皮筋套扎（rubber band ligation，RBL）治疗并未成功，建议行吻合器痔上黏膜环切术（procedure for prolapse and hemorrhoids，PPH）。除 RBL 外，患者无腹部或肛管直肠手术史。

手术

患者入住日间病房后，全麻下取截石位完成手术。患者通过钠溶液给予标准的肠道准备（Fleet™），按照术者的习惯，先在齿线上方 7~8cm 做一个圆形的荷包缝合。依照标准的程序，使用爱惜康 PPH01 圆形吻合器，关闭荷包，并收紧。保护阴道壁，牵引缝线，击发吻合器，切除黏膜，严密止血，手术顺利完成。术后 2 小时，患者状态良好，安返回家。

术后并发症的诊断与治疗

手术当晚患者主诉腹痛、恶心、呕吐并有发热，被送至急救站，体格检查提示：高热，血压正常，脉搏快，有急腹症征象。血液检查提示：白细胞低，CRP 高。腹部 X 线显示小肠梗阻，CT 检查在盆腔内发现造影剂泄漏（图 95.1）。电子肠镜检查显示：腹侧的直肠壁缺损。急诊腹腔镜探查，术中发现缺损，并行一期缝合修补，行回肠双管造瘘使排便改道。广泛冲洗腹腔之后，左侧盆腔放置引流管，再次关闭腹腔。

患者术后入重症监护病房短期治疗，由于持续发热和败血症，导致恢复时间延长，但反复的 CT 检查排除脓肿形成。通过静脉给予抗生素治疗后，患者在 3 周后恢复。出院 2 周后患者因为腹痛再次入院 3 天，而后腹痛又自然消失。出院 6 周后关闭回肠造瘘，逐渐恢复正常。患者在院外诊所随访期

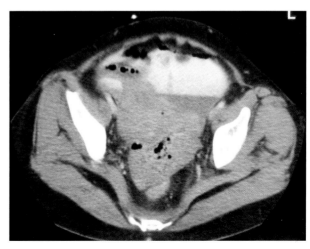

图 95.1 CT 检查显示对比剂泄漏在盆腔内

间，未再有其他主诉。痔脱垂症状消失，未见出血，能自主排便。

讨论

PPH 术后并发症低的发生率，但可能伴随不常见的严重问题 [1]。尽管在短期、中期和长期随访时，出血、血肿和疼痛较常见，但在许多文献中反复提到的还是大便失禁。然而，少数病例记录了更严重的并发症，如狭窄、直肠阴道瘘、全直肠闭塞及穿孔形成盆腔脓肿。正如 Tjandra 等人描述的那样，分析这个病例，是否能够预防这类并发症，仍是个问题。在这个团队关于 PPH 的系统综述里，他们回顾分析了 1918 例手术，最后得出结论，这些主要的并发症可能和技术失误相关，比如黏膜下荷包缝合不正确，在直肠内太深或者太近，导致直肠全层被吻合 [2]。

在这个病例中，手术由一位相对缺乏经验的外科医师（PPH 少于 25 例）采用 PPH01 吻合器完成，黏膜下荷包可能缝合过高（通常在痔顶端上方 2~4cm 内）。排粪造影显示，患者直肠子宫陷凹相对偏低（道格拉斯窝），可产生排便不适感，最终在分析这个病例时被发现（图 95.2）。这些事件综合在一起就可能导致 CT 检查及手术时发现穿孔。

外科医师有足够的经验去安全地完成这样的手术，并能在手术中注意到每个技术问题。但在这之前，要求把所有简单的 PPH 手术置于监督之下较为困难 [3]。然而，相比我们遇到的问题，我们认为充分利用在吻合器和肛肠外科方面已经取得的经验是一个进步。而且既往的 PPH01 吻合器和最新的 PPH03 吻合器相比，闭合系统过大，可导致闭合不完全 [4]。这个问题在经肛吻合器直肠切除术（STARR）术后被反复提及，此手术的目标是完全切除直肠壁 [4,5]。当这个吻合缺损很低、完全在腹

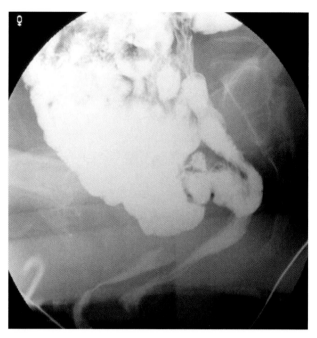

图 95.2 排粪造影提示直肠子宫陷凹降低

侧时，就可能导致直肠阴道瘘。当吻合缺损更靠近侧面或背侧时，直肠周围脂肪可能掩盖吻合缺损。可通过其他经肛直肠手术解决这类问题，比如经肛门内镜微创手术（TEM）手术，而且术后恢复时间可能并不需要延长。在这个病例中，患者道格拉斯窝低，黏膜下荷包缝合过高（图 95.3），闭合不完全导致腹腔内穿孔，继而引起败血症。由于对这种可能的结果认识较晚，才导致患者出现严重的后果。让人不解的是，标本的病理学检查显示其中并没有肌肉纤维，排除小肠壁全层切除的可能。最终，腹腔镜探查不可避免，并需要行回肠造瘘。在其他病例中，Hartmann 术或结肠造瘘改道也是一种手术选择。当稳定病情成为首要目的时，我们很难确定在急诊处置中这些手术哪一个更好。然而，回肠造瘘是解决问题最容易的手术，这个病例也采用了这个手术。

总之，在一个预期良好的 PPH 手术后，出现一个少见但严重并发症。这个病例再次提示，在没有经验的医师中，吻合器仍旧是有危险的工具。

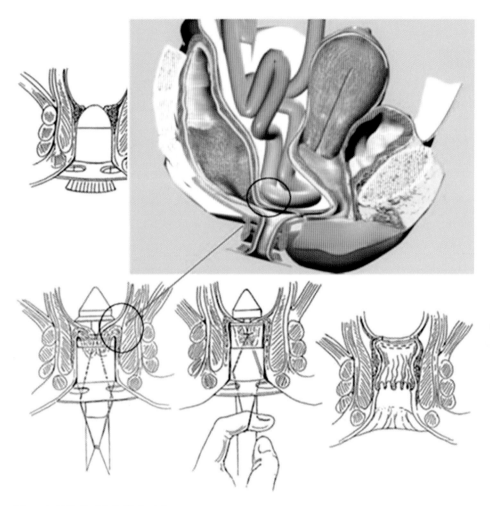

图 95.3　PPH 手术，患者黏膜下荷包缝合过高

（吴涛　译）

参考文献

[1] Festen S, van Hoogstraten MJ, van Geloven AA, Gerhards MF. Treatment of grade III and IV haemorrhoidal disease with PPH or THD. A randomized trial on postoperative complications and short-term results. Int J Colorectal Dis. 2009;24:1401–5.

[2] Tjandra JJ, Chan MK. Systematic review on the procedure for prolapse and hemorrhoids (stapled hemorrhoidopexy). Dis Colon Rectum. 2007;50:878–92.

[3] Jongen J, Bock JU, Peleikis HG, et al. Complications and reoperations in stapled anopexy: learning by doing. Int J Colorectal Dis. 2006;21:166–71.

[4] Pescatori M, Gagliardi G. Postoperative complications after procedure for prolapsed hemorrhoids (PPH) and stapled transanal rectal resection (STARR) procedures. Tech Coloproctol. 2008;12:7–19.

[5] Sileri P, Stolfi VM, Franceschilli L, et al. Reinterventions for specific technique-related complications of stapled hemorrhoidopexy (SH): a critical appraisal. J Gastrointest Surg. 2008;12:1866–72.

第 96 章
复发性肛瘘

Sonsoles Martinez Lopez, Miguel A. Cuesta

关键词　肛周脓肿；肛瘘；复发；瘘管切开术；黏膜皮瓣扩张成形术；挂线法

病例 1

诊断和手术指征

患者女性，45 岁，因复发性肛周脓肿就诊于我院。主诉 1 年来症状反复发作，初始为肛周疼痛，伴随脓性分泌物流出。首次体格检查，诊断为左前外侧肛瘘，经肛超声证实为肛门括约肌前肛瘘，建议手术治疗。

手术

术中探查发现，瘘口为经肛门括约肌的高位瘘，行瘘管刮除，并用纤维蛋白胶清洗干净。

6 周后，瘘口持续存在，遂计划采用新的外科干预措施：推进黏膜皮瓣成形术（mucosal advancement plasty，MAP）。

术后 3 个月，患者肛周切口仍持续不适，并有脓性分泌物。肛周检查证实肛瘘复发。经过肛瘘的外口注射过氧化氢后，行经肛内镜检查，再次诊断为经括约肌的高位肛瘘，未发现第二条窦道及局部脓肿。应用每日排便问卷，即 WCGS 评分系统进行评估，患者自诉有轻度排便失禁。

诊断复发性前位肛瘘，建议通过窦道放置宽松的挂线针，以保证瘘口暂时引流良好（图 96.1）。

6 周后施行瘘管切除术，并进行括约肌重建和黏膜部分切除术，术后给予高纤维饮食。8 周后，体格检查见切口已闭合。患者主诉仍有轻微排气失禁，给予盆底理疗后，症状可耐受。

病例 2

诊断和手术指征

患者女性，38 岁，因 5 次复发性肛瘘就诊。患者 BMI 38 kg/cm²，既往 6 次手术史。第 1 次是 6 年前因马蹄形肛周脓肿行手术治疗（图 96.2），余下 5 次都是因为肛瘘和肛瘘复发行手术治疗。2 年前通过结肠镜及 MRI 灌肠造影检查排除克罗

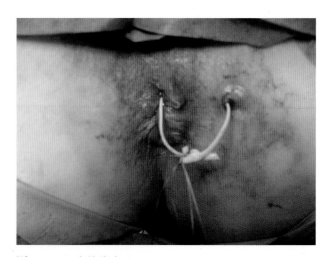

图 96.1　肛瘘挂线疗法

恩病。手术方式包括：瘘管切除术，黏膜皮瓣扩张成形术（2 次），瘘管切除术后挂线疗法。检查发现 2 个后壁瘘管，一个在 6 点位置，另一个在 9 点位置，在齿线上有 2 个不同的外口。以 H_2O_2 作为造影媒介行超声内镜检查提示有 2 个窦道：一处窦道经过肛门括约肌，另一处窦道位于耻骨直肠肌上方的括约肌外侧（图 96.3）。在肛门后方可以看到内、外括约肌都有缺损。患者主诉有轻微排气失禁，但没有粪便。

手术

在麻醉下行探查术，6 点方向的肛瘘直接行瘘管切除术，括约肌上瘘管通过挂线治疗。6 周后再次探查发现，挂线治疗后大量组织缩小，后仍旧给予挂线治疗，不予瘘管切除，继续观察。3 个月后瘘管变得更浅，行瘘管切除术，6 周后伤口二期愈合。患者有遗便，给予盆底理疗，并建议其去做减肥外科手术。

讨论

复杂肛瘘发病率高，是因为其复发率高并可导致肛门失禁，必须通过手术治疗[1-3]。

与传统治疗相比，新的治疗方法如：纤维蛋白胶和肛瘘塞，可降低发生大便失禁的风险，但也存在较低和可变的治愈率[4,5]。

经典的方法如 MAP，针对这例高位复杂肛瘘有技术上的难度。而且，既往手术后出现的纤维化瘢痕组织，增加了手术中的风险和术后并发症的发生率。在这些复杂肛瘘中，扩张黏膜皮瓣需要在直肠内做大范围的游离，以达到无张力的修补闭合，同时也增加了肛门失禁的风险。

对于复杂复发性肛瘘，瘘管切除并括约肌一期修复，复发风险低（9%~14%），肛门失禁风险低[1,4]，是一个很好的技术选择。

近期，肛门塞被推荐作为新的治疗方法，以降低遗便和肛门失禁的发生率及复发率。Van Koperen 等人做了关于肛门塞和 MAP 比较的随机

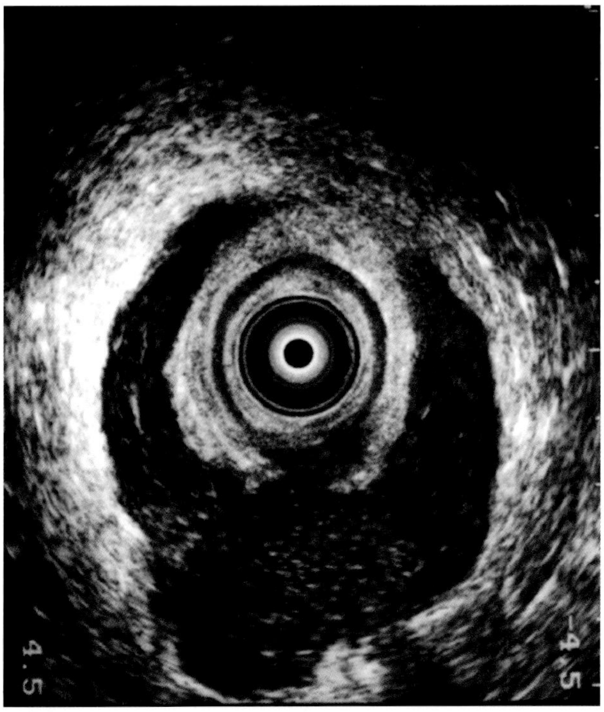

图 96.2　经肛超声内镜显示马蹄形肛周脓肿

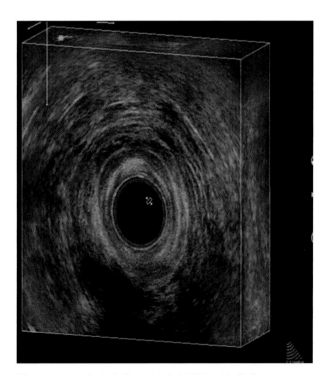

图 96.3　经肛超声内镜显示肛门括约肌后方外瘘

对照试验[5]。在多中心研究中，肛门塞和扩张皮瓣疗法的结果均让人失望。肛门塞和扩张皮瓣疗法在复发率（肛门塞 71%，MAP 52%）、功能学结果和生活质量方面均没有显著差异。他们认为，肛门塞应用简单，损伤小，可以作为高位括约肌上肛瘘的初始治疗选择。

（吴涛 译）

参考文献

[1] Holzheimer RG, Siebeck M. Perianal fistulas: developments in the classification and diagnostic techniques, and a new treatment strategy. Eur J Med Res. 2006;11:501–15.

[2] Poen AC, Felt-Bersma RJ, Eijsbouts QA, et al. Hydrogen peroxide enhanced transanal ultrasound in the assessment of fistula-in-ano. Dis Colon Rectum. 1998;41:1147–52.

[3] Sloots CE, Felt-Bersma RJ, Poen AC, Cuesta MA. Assessment and classification of never operated and recurrent cryptoglandulair fistulas-in-ano using hydrogen peroxide enhanced transanal ultrasound. Colorectal Dis. 2001;3:422–6.

[4] van Koperen PJ, Horsthuis K, Bemelman WA. Long-term functional outcome and risk factors for recurrence after surgical treatment for low and high perianal fistulas of cryptoglandular origin. Dis Colon Rectum. 2008;51:1475–81.

[5] van Koperen PJ, Bemelman WA, Gerhards MF. The anal fistula plug treatment compared with the mucosal advancement flap for cryptoglandular high transsphincteric perianal fistula: a double-blinded multicenter randomized trial. Dis Colon Rectum. 2011;54:387–93.

第 97 章
产后大便失禁

Miguel A. Cuesta

关键词 分娩；大便失禁；外阴侧切术；括约肌成形术；骶神经刺激术；超声检查；测压法

诊断和手术指征

患者女性，30 岁，在医院通过外阴侧切术分娩一个 3.5kg 的女婴。第 2 天母女平安出院。切口无感染，无产后出血，但患者感觉自己不能控制排便。行肛门直肠功能检查，经肛门超声显示肛门外括约肌前缘有缺损（图 97.1）。行肛门测压检查显示肛门直肠静息压低，为 20mmHg；肛门直肠收缩压压力正常，为 60mmHg。患者接受 3 个月的盆底理疗，症状轻度改善。治疗后患者仍大便失禁，由外科医师使用重叠技术行肛门括约肌成形术。术后再次进行 3 个月的盆底理疗，并通过增加摄食纤维素调节排便。尽管病情有所好转，患者仍有大便失禁，只是程度稍有减轻。建议患者接受骶神经刺激术。

讨论

括约肌病变可引起大便失禁，如果括约肌完整仍大便失禁，则可能是支配括约肌的神经系统受到损害。女性患者最常见的大便失禁原因与妊娠和分娩造成括约肌不同程度的损伤有关。在对病因进行评估后，医师通常采取保守治疗，进行盆底理疗（加上生物反馈），并通过止泻和饮食中增加纤维素食物调节排便。如果括约肌前部受损，则通过重

叠技术进行肛门括约肌成形术。我们的研究发现接受首次修复手术的 5 年后，40% 的女性可以恢复控制排便[1]。但是，以上治疗没有效果的患者怎么办？再次手术、股薄肌成形术或者安装人工括约肌的方法都不能解决此问题，其手术结果也不理想。骶神经刺激术运用得越来越多，也可将其作为括约肌修复手术的替代方法。哈佛朝圣者医疗保健公司网站上描述了骶神经刺激术的适应证和手术方法："骶神经刺激术被运用于治疗膀胱过度活动症，包括尿失禁。也被美国食品药品监督管理局批准用于

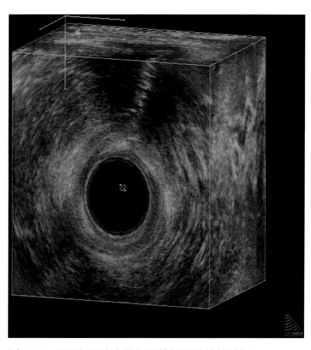

图 97.1 经肛门超声内镜提示外括约肌前部受损

301

治疗大便失禁。其手术方法是在可置入式脉冲发生器上连接一条电极引线，用电极引线穿过相应的骶骨孔引导电流刺激到其中的骶神经"[2]。

Wexner 等人在 2010 年发表了一篇多中心参与的文章，是对 120 名大便失禁患者进行骶神经刺激治疗的研究结果[3]。研究目的是在美国食品药品监督管理局批准的调查程序下，对大规模人群进行骶神经刺激术的安全性和有效性研究。

共有 133 名患者接受测试刺激，120 名患者（110 名女性）接受慢性植入刺激，成功率为 90%，平均年龄为 60.5 岁，大便失禁的平均持续时间为 6.8 年。治疗 12 个月，83% 的患者手术获得成功，且 41% 的患者恢复可完全控制大便能力。治疗进行到 24 个月时，成功率达 85%。随访结果显示，患者的大便失禁次数的基线水平为每周 9.4 次，12 个月后为每周 1.9 次，2 年后为每周 2.9 次（原文的原始数据）。目前，还没有关于使用骶神经调控疗法品牌的装置出现超出预料的副作用的报道。

他们的结论是：使用骶神经调控疗法品牌的装置进行骶神经刺激术是一种安全且有效的治疗大便失禁的方法。

（王品 译）

参考文献

[1] Poen AC, Felt-Bersma RJ, Strijers RL, et al. Third-degree obstetric perineal tear: long-term clinical and functional results after primary repair. Br J Surg. 1998;85:1433–8.

[2] Website Harvard Pilgrim Health Care about Sacral nerve Stimulation for fecal incontinence.

[3] Wexner SD, Coller JA, Devroede G, et al. Sacral nerve stimulation for fecal incontinence: results of a 120-patient prospective multicenter study. Ann Surg. 2010;251:441–9.

第 98 章
分娩后直肠阴道瘘

Suzanne S. Gisbertz

关键词　分娩；会阴破裂；直肠阴道瘘；回肠造口术；马丁斯直肠阴道瘘整形术（Martius plasty）

诊断和手术指征

　　患者女性，25 岁，因分娩后直肠阴道瘘入住转诊中心妇科。患者 5 天前于当地医院分娩一个健康的孩子。然而，病历资料显示，患者无疾病和手术史，但存在肥胖和智力障碍，所产婴儿由产妇母亲进行监护。在分娩期间，由于产程长和进展缓慢，该患者接受了会阴切开术和胎吸术。在切口闭合过程中，妇科医师检查阴道内可能存在的"隔膜"，但未发现异常。产后第 2 天出院后出现胃肠气体和粪便通过阴道排出，从而导致大便失禁和身体不适。体格检查发现，肛门括约肌上方阴道和直肠之间可触及 4cm 缺损，部分括约肌受损，会阴区肿胀疼痛。诊断为分娩导致的直肠阴道瘘，且有手术适应证。

手术

　　第一阶段行腹腔镜回肠造口术（图 98.1），以截留粪便，给予该区域一定的愈合时间。麻醉下，局部检查证实瘘管的存在（图 98.2）。通过阴道超声内镜检查，发现直肠阴道瘘合并前括约肌缺损（图 98.3）。3 个月后，行左侧带蒂球海绵体肌脂肪瓣填补和重叠括约肌成形的 Martius 皮瓣成形术（图 98.4，示意图 98.1）。术后 2 个月，妇科医师告知瘘管已经愈合，行回肠造口还纳术。目前由于

大便失禁，患者正在接受盆底理疗。

Martius 皮瓣成形术（修复直肠阴道瘘）的手术技巧

　　根据 Martius 的报道，可通过插入球海绵体肌肌瓣来闭合直肠阴道瘘[1]。此手术过程包括：从大阴唇获得球海绵体肌肌瓣，该肌瓣应保留阴部血管的会阴分支，并在阴道 – 阴唇之间取小切口将该肌瓣插入直肠和阴道之间的缺损处（示意图 98.1）。

　　患者取截石位，在阴道内将直肠阴道瘘口处取一横切口，将阴道口壁从直肠前壁游离出来。直肠侧瘘缺损用 3-0 可吸收线缝合。在大阴唇和小阴唇

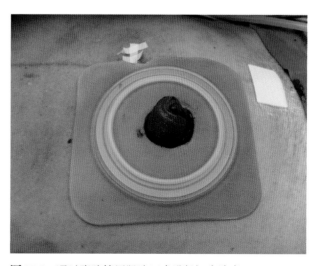

图 98.1　通过腹腔镜回肠造口术进行初步治疗

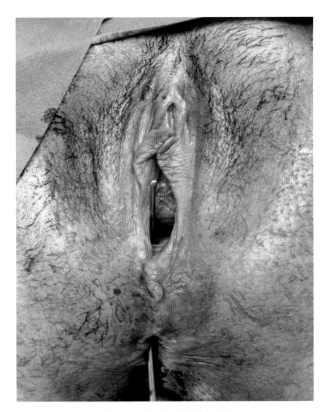

图 98.2 麻醉下检查，证实直肠阴道瘘存在

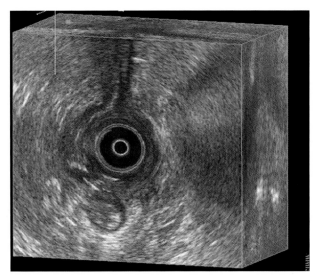

图 98.3 阴道超声内镜检查显示，阴道和远端直肠之间存在缺损

之间取一个切口，取下球茎肌肉并切断肌肉，保留后外侧血管蒂。

皮瓣通过皮下通道转移进入阴道。皮瓣在阴道和直肠之间用可吸收线在直肠闭合处松散缝合。所有切口在引流后分层缝合。

讨论

值得注意的是，在会阴切口闭合过程中未发现瘘，可能是未发现，也可能是直肠阴道间隔受压时间过长引起局部缺血但尚未引起组织坏死。然而，即使早期发现可能也无法改善患者的功能。治疗的第一步，尤其是合并大便失禁或不可控制的会阴脓毒症瘘管较大的情况下，需要进行粪便转流、脓肿引流和局部治疗。直接重建效果不好，残余瘘发生率高[2]。此例直肠阴道瘘的发生可能是由于会阴切开术修复不充分或未识别的裂伤造成的，也可能是由于胎吸术时对直肠阴道隔产生的持续压力所造成的。

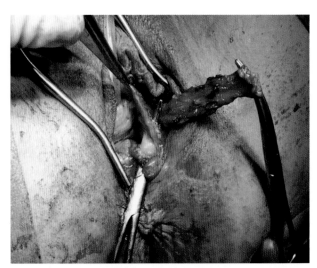

图 98.4 Martius 皮瓣成形术

直肠阴道瘘最常见的病因是分娩损伤（会阴撕裂，示意图 98.1）。直肠阴道瘘的其他病因包括辐射损伤、克罗恩病、手术创伤、传染病和肿瘤。在西方国家，分娩损伤罕见，在阴道分娩中发生率不到 0.1%[3]。会阴撕裂更常见于初产妇、急产、产钳分娩或真空抽吸。未能识别和修复会阴撕裂伤及会阴撕裂伤继发感染，进一步增加发生直肠阴道瘘的可能。长时间的分娩，压迫直肠阴道间隔，可导致直肠阴道坏死，并导致直肠阴道瘘。

治疗是在多学科讨论指导下进行的。伴有会阴切口问题的急性原发性产科瘘应采用粪便转

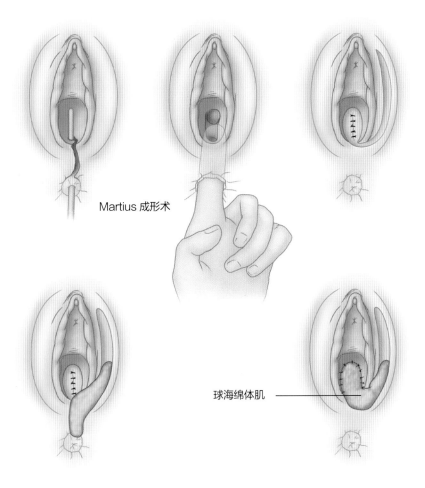

Martius 成形术

球海绵体肌 ——

示意图 98.1 Martius 皮瓣成形术的步骤

流治疗，以获得瘘管手术的最佳时机。瘘管手术包括分层缝合术或黏膜皮瓣推进术，成功率为71%~100%[4]。如果没有炎症或败血症，可以在不偏离造口的情况下进行最终手术。复杂的直肠阴道瘘（高位瘘、大瘘口、复发、潜在疾病）更难治疗。组织与股薄肌、缝匠肌、臀大肌、直肌－球囊肌或大网膜的相互作用都已被描述过。Martius 皮瓣是最常用和最好用的皮瓣[5]。粪便转流修复可能是最佳操作。如有复发，则永久性或暂时性造口需保留一段时间。对于直肠阴道高位瘘管，可能需要实施低位前切除术。所有的括约肌缺损都需要进行修复。

（王金榜 译）

参考文献

[1] Martius H. Die operative Wiederher-stellung der Volkmmen fehlenden Harnrohre und des Schliessmuskels derselben. Zentralbl Gynakol. 1928;8:480–2.

[2] Halverson AL, Hull TL, Fazio VW, et al. Repair of recurrent rectovaginal fistulas. Surgery. 2001;130:753–7.

[3] Venkatesh KS, Ramanyam PS, Larson DM, Haywood MA. Anorectal complications of vaginal delivery. Dis Colon Rectum. 1989;32:1039–41.

[4] Lowry AC. Rectovaginal fistulas. In: Beck DE, Wexner SD, editors. Fundamentals of anorectal surgery. 2nd ed. Philadelphia, PA: Saunders; 2001. p. 174–86.

[5] McNevin MS, Lee PY, Bax TW. Martius flap: an adjunct for repair of complex, low rectovaginal fistula. Am J Surg. 2007;193:597–9.

第 99 章
开腹手术后腹壁裂开／内脏脱出

Maria Dolores Casado, Gianluca Sciannamea, María Socas, Salvador Morales-Conde

关键词 内脏脱出；疝；补片

引言

切口疝是一个罕见（发病率为 0.3%~3.5%）但非常严重的腹部手术并发症。腹部切口裂开的危险因素包括老年人、免疫抑制、癌症、肥胖、血流动力学不稳定、能增加腹压的疾病、急诊手术、肠道手术、低蛋白血症、贫血、腹部创伤、切口感染、直切口和不恰当的关腹技术。死亡率和裂开的可能性似乎与多种风险因素直接相关，因此可以将其发生的风险降至最低。以下讨论 2 个不同的病例：第 1 个病例是正中切口，第 2 个病例是肋缘下切口。

病例 1

患者男性，67 岁，合并肥胖、慢性支气管炎和高血压病，肿瘤位于肛缘 10cm 处，行低位前切除术并行末端结肠造瘘，同时切除肝 S2 和 S4 的转移灶。

术后第 1 天患者出现发热、腹痛、恶心和腹胀。在同一天进行的 CT 检查未发现任何并发症。

术后第 3 天，患者剧烈咳嗽，随后出现切口疝，并通过切口排出血性液体；手术切口中间的皮肤部分裂开，小肠通过裂开切口疝出；筋膜缺损的切口大部分没有皮下组织（图 99.1，图 99.2）。

患者计划通过开腹手术进行切口修补。将

30cm×30cm 的聚丙烯补片作为增强筋膜的材料并固定在切口下方（图 99.3）。补片在筋膜缺损周围各个方向上至少覆盖 5cm 的正常筋膜，皮下组织放置 2 根引流管，皮钉闭合皮肤。术中未发生并发症，术后病情平稳，术后第 6 天，当引流管排出的血性液体不到 100ml 时，取出皮下引流管。

术后第 10 天，患者出院。3 个月后，无任何症状，也未出现切口疝。

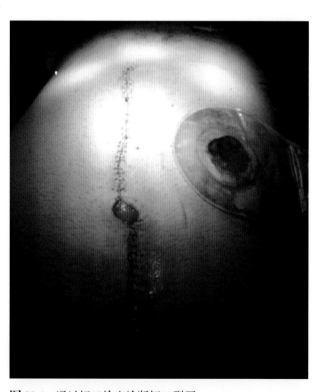

图 99.1 通过切口检查诊断切口裂开

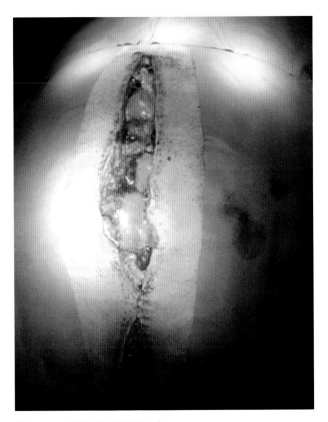

图 99.2　打开皮肤发现切口疝

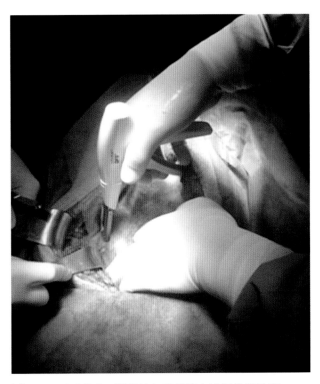

图 99.3　通过将聚丙烯补片钉到筋膜上进行修补治疗

病例 2

患者男性，82 岁，吸烟（每天吸 40 支），酗酒，2 型糖尿病，于 1981 年因多灶性表皮样口腔癌（T_2N_1）手术并进行辅助放化疗。于 2010 年 4 月出现肠梗阻，其症状是便秘、腹胀和疼痛。

结肠镜检查显示整个结肠有多处息肉样病变，呈病理增生性息肉及中度分化、溃疡型的肝曲腺癌并造成肠腔狭窄。CT 检查见巨大的转移性病变几乎侵犯整个肝右叶，非常接近右肾上极，似乎侵犯肾上腺。

结肠内放置假体（支架），结肠梗阻解决后开始新辅助治疗。在多学科会诊后，决定一期切除肝转移灶，二期进行结肠病变手术。2011 年 1 月，在完成新辅助治疗且确定病变对化疗有良好反应后，行右半肝切除术和右肾上腺切除术。术后恢复顺利，无并发症，术后第 8 天出院。

出院 12 个小时后，患者回到医院，手术切口裂开（J 形切口），透过切口可看到肠管（图 99.4）。患者主诉出院后一直咳嗽，然后发现切口有渗出。

患者入院后 3 个小时进行手术。采用双股不可吸收缝合线来缝合腹壁，腹腔内无任何病理异常。因为几个星期后将进行结肠癌手术，所以决定不放补片。

术后恢复顺利，5 天后出院。强烈建议患者戒烟并长期穿戴腹带。

2011 年 2 月，患者再次进行结肠次全切除术和末端回肠造瘘术，过程顺利。术后第 2 天，回肠造瘘排气排便，开始经口进食。

讨论

腹部切口裂开是一个罕见的腹部手术并发症。它常与肠道手术和急诊手术相关。涉及这个并发症

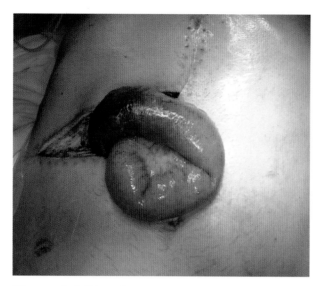

图 99.4 患者的切口疝

的报道通常可见于有腹水的发热患者、腹内压升高时或继发于严重的腹部创伤。

肋缘下切口很少发生切口裂开。案例中，患者是一名重度吸烟者并接受新辅助治疗，这是引起切口裂开的主要原因。

大部分发生切口裂开的患者需要进行再次手术，但是，对于有临床禁忌证的老年患者，可以采取保守的治疗方法，闭合皮肤裂口以预防潜在的切口疝。如果肠管或网膜疝出，则有必要手术[1]。

为了防止随后出现切口疝和再次切口裂开，应根据情况选择是否用补片修复筋膜缺损。虽然使用这种技术修复切口裂开取得了令人满意的结果，但是对危险因素的良好认识是预防的必要条件。

（王金榜 译）

参考文献

[1] Burger JW, van 't Riet M, Jeekel J. Abdominal incisions: techniques and postoperative complications. Scand J Surg. 2001;91:315–21.

第100章
应用轻质聚丙烯补片修补巨大疝术后复发性切口疝

María Socas, Salvador Morales-Conde, María Sánchez Ramírez, Antonio Barranco

关键词 补片；疝；强度；戳卡；扫描

轻质大孔补片的原理包括有关腹壁生理学和力学的所有最新数据。新的补片概念揭示一个优化的异物反应，基于减少所需的网格材料的数量，特别是减小与受体宿主组织接触的大孔模型的面积。而且最近的数据表明，改变疝患者的细胞外基质在疝复发的发展中起着至关重要的作用。远期复发通常发生在手术后数月甚至数年，置入补片可以用细胞外基质假说来解释。然而，如果改变的细胞外基质被证明是薄弱的区域，决定性的问题是材料的数量及手术补片的机械和拉伸强度是否显著影响复发疝的发展。所有的实验证据和第一批临床数据表明，在减少长期并发症的发生，特别是提高舒适性和疝修复后的生活质量方面，轻质大孔补片有其优越性。

诊断和手术指征

患者女性，49岁，BMI为47.7，有青霉素过敏史、高血压病史，2008年因巨大卵巢囊肿手术，同年因巨大腹部疝行手术治疗。

手术

使用聚丙烯补片30cm×30cm放置于筋膜后和肌前，经脐上和脐下切口开放入路修补腹部疝。

术后并发症的诊断与治疗

术后患者恢复良好于第10天出院，无明显并发症。在门诊随访期间，出现一个手术创伤血肿，在1个月的时间里需要每周进行治疗，伤口培养物呈阴性结果。

术后11个月，患者疝复发（示意图100.1a）。检查发现一处局限性缺损，脐下疝缺损距离中线15cm×20cm处。腹部CT检查证实中线有疝（图100.1），决定再次手术。

在此情况下，选择腹腔镜方法修复复发性腹部疝。左侧使用1个12mm戳卡和2个5mm戳卡，右侧使用1个10mm戳卡和1个5mm戳卡，进行腹腔镜手术。术中发现一个15cm×15cm的外部缺损和一个22cm×12cm的内部缺损，结肠、网膜和小肠之间存在粘连，前一张补片中间有多处缺损（图100.2）。放置36cm×24cm的e-PTFE补片，用粘接剂和纤维蛋白胶固定，以预防术后粘连（示意图100.1b）。

开放性修复复发性切口疝1年后，进行腹部CT检查以评估补片的位置，并确定没有新的疝复发（图100.3）。

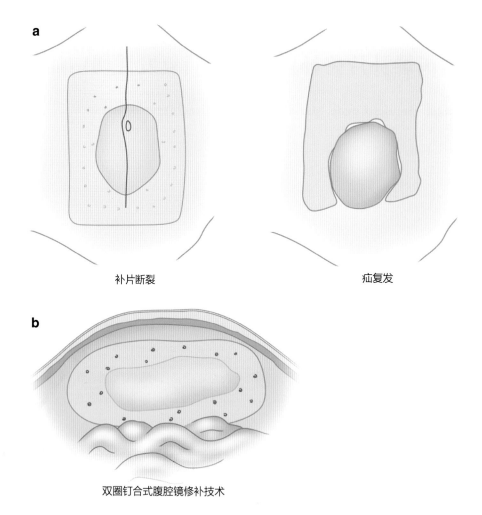

补片断裂　　　　　　　　　　　疝复发

双圈钉合式腹腔镜修补技术

示意图100.1　a, b. 在严重肥胖患者的巨大疝中使用轻量补片可能导致中间断裂，从而导致复发。这种复发可以通过腹腔镜修复

讨论

　　腹腔镜腹疝修补术因其适应证而被广泛接受。腹腔镜修补术的一个优点是可以通过临床检查发现那些无法识别的缺损，特别是在病态肥胖患者中。此外，腹腔内视图还可检查以前采用开放式方法放置的补片。对于一些外科医师来说，困难的腹腔镜腹疝修补术也包括那些以前用聚丙烯补片开放式修补的腹疝。有迹象表明，即使在先前的开放手术中，网格没有被放置在与肠道接触的地方，以前放置的网格的腹内粘连也会增加。因此，身体对假体产生强烈的炎症反应，导致瘢痕形成、腹壁硬度增加和生物材料收缩。从理论上讲，减少聚丙烯的密度并形成"轻质"网状物会减少异物反应，从而提高腹壁的顺应性，减少网状物的收缩，使组织更好地结合在一起。

　　与小孔补片相比，大孔补片可安全地用于开放性原发性切口疝修补，对于宽度小于10cm的非肥胖患者，其复发率和慢性不适均可达到相同的效果。因此，可以得出轻质补片选择的适应证：BMI < 40kg/m^2，疝缺损 <10cm，原发性腹疝无复发。

　　本例显示了先前放置于腹膜前的轻质聚丙烯补片如何产生致密粘连，还证明了在肥胖患者的巨大疝中使用轻质补片可能导致中间断裂，从而导致复发。这种复发可以通过腹腔镜下放置一个网状物与肠道接触的技术进行适当的修复。

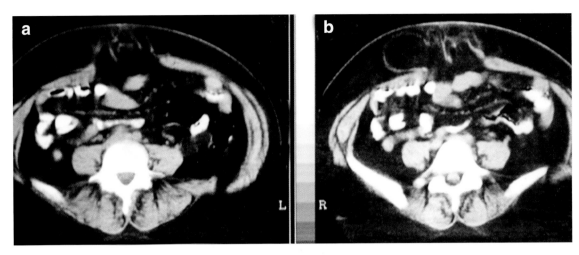

图 100.1　腹部 CT 检查诊断中线位置的腹壁疝

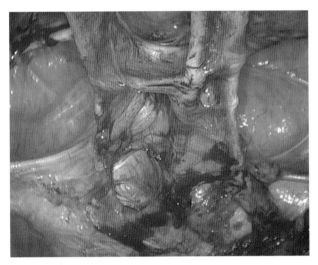

图 100.2　结肠、网膜和小肠之间存在严重的粘连，前一张补片中间有多处缺损

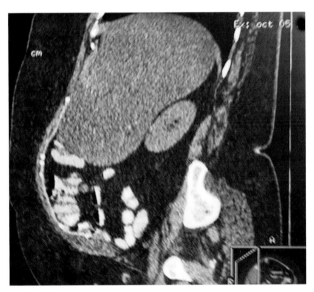

图 100.3　腹腔镜修补术后复查 CT：补片位置良好，疝没有复发

综上所述，在非常大的疝中使用轻质补片治疗病态肥胖患者可能成为开放性腹疝修补术的禁忌证。基于我们的经验，我们已经遇到 3 次类似的情况，轻质补片中间断裂，因此出现复发，这些复发需要恰当的腹腔镜手术修复[1,2]。

（王成果　译）

参考文献

[1] Morales Conde S. Laparoscopic ventral hernia repair: advances and limitations. Semin Laparosc Surg. 2004;11:191–200.

[2] Sharma A, Mehrotra M, Khullar R, et al. Laparoscopic ventral/incisional hernia repair: a single centre experience of 1242 patients over a period of 13 years. Hernia 2011;15:131–9.

第 101 章
间室综合征

Antonio Barranco, Carlos Bernardos, María Socas, Salvador Morales-Conde

关键词 腹腔间室；压力；支持治疗；筋膜；补片

间室综合征（compartment syndrome，CS）是指腹腔内压力超过 12mmHg。CS 早在 19 世纪就已为人所知，但其治疗方法仍存在争议。尽管随着外科手术关腹技术的改进、损伤控制性手术和支持措施的有效实施，相关死亡率已降低，但其在危重疾病患者中仍呈高发趋势，引发了人们的关注。

诊断和手术指征

患儿男性，1 岁。并发症出现前 5 天，患儿因使用乙酰氨基酚（扑热息痛）过量导致肝衰竭行肝移植术。患儿因高热接受经直肠给予扑热息痛治疗后出现全身不适症状，体温最高 40℃，反应逐步减弱，送至急诊科。唯一可获得的信息是患儿父母在高热时给予未知剂量的扑热息痛。

入院时，患儿呈病态面容，有肝性脑病表现。检验结果提示肝衰竭征象，转氨酶水平高，并且在接受维生素 K 治疗后国际标准化比值（INR）升至 9。患儿收入重症监护病房给予支持治疗同时等待肝移植。36 小时后，一名成人供体配型成功，随后应用供体的左外叶（Ⅱ-Ⅲ）施行劈裂式肝移植术。

手术

移植术后由于组织水肿、肠管扩张和供体肝脏体积略大，无法关闭腹壁（图 101.1），未测量腹内压（intra-abdominal pressure，IAP），如图所示，直接关腹腹内压必然升高。为使患者尽快恢复，使用 Bogota 技术（图 101.2），即用 PDS 2-0 缝线临时将 Bogota 袋与筋膜层连续缝合，数天后拆除 Bogota 袋以关闭腹壁。

术后病程

5 天后，患儿状态良好，遂行二次手术；术中取出薄膜，清理筋膜层，并尝试关闭腹壁，但失败。筋膜难以一期缝合，遂使用 PDS 2-0 缝线行皮肤间断缝合（图 101.3a）。术后患儿各项评估逐步好转，肝功能良好，无腹部闭合后相关并发症发生。住院后 24 天，患儿手术切口外观良好，愈合尚可，无并发症出现，遂转出重症监护病房。患儿转出后恢复良好，IAP（每日测量）逐渐下降，在住院观察期间未出现任何问题。患儿顺利出院。3 个月后患儿再次行手术，以 2-0 薇乔线间

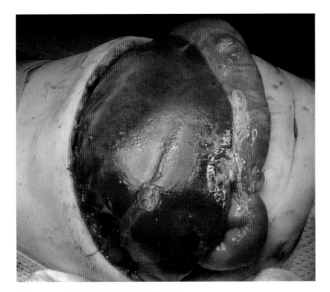

图 101.1 较大的肝脏及肠管扩张

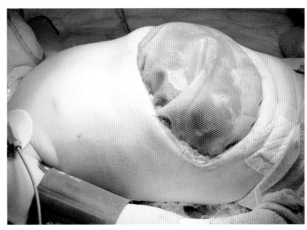

图 101.2 Bogota 袋与筋膜层缝合

断无张力缝合肌肉筋膜，确保没有腹内高压（intra-abdominal hypertension，IAH）存在（图 101.3b）。

讨论

间室综合征是 IAP 升高所致疾病，IAP 通常由经膀胱留置的导尿管测得。CS 与危重患者器官功能障碍和死亡密切相关。

1984 年，Krol 等人第一次发表了 IAP 的测量方法及其定义。在 2004 年召开的第一届腹腔间室综合征会议上，确立了几个定义，开启治疗该种疾病的新时代。

IAH 定义为 IAP >12mmHg（或 16cmH₂O），根据腹内压力的数值将 IAH 分为 4 个等级（Ⅰ～Ⅳ级），根据发病进程分为急性、亚急性、慢性。间室综合征的发病原因有多种因素，包括手术和非手术原因，例如肠梗阻、胃扩张、胰腺炎、腹腔镜下气腹、腹水、腹膜出血等。

腹腔内高压的情况下，可能会出现一些严重的并发症，例如呼吸衰竭、肾脏低灌注和脏器淤血。为避免腹腔内高压，监测腹压，采取支持治疗，必要时进行外科手术以降低腹腔内的高压至关重要，

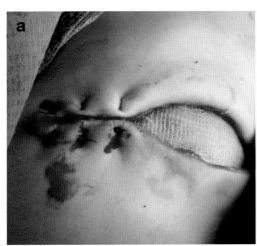
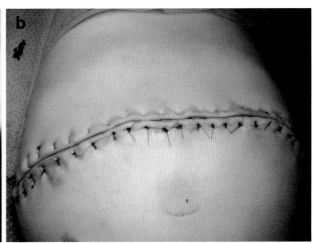

图 101.3 a. 间断缝合关闭切口；b. 最终外观

其中 IAP 高于 20mmHg 和生命支持治疗失败是进行手术减压的指征[1]。

（龚剑锋 译）

参考文献

[1] Schein M, Wittmann DH, Aprahamian C, Condon RE. The abdominal compartment syndrome. The physiological and clinical consequences of elevated intra-abdominal pressure. J Am Coll Surg. 1995;180:745–53.

第102章
开腹手术后肠外瘘

María Socas, Salvador Morales-Conde, Isaias Alarcón

关键词 开腹手术；肠外瘘；支架；补片；伤口保护；营养

肠外瘘是手术后的一种严重并发症，是部分肠管与皮肤之间的异常交通，通常在引流创口或剖腹探查切口处形成。在实施同一手术的过程中，处理肠瘘和关腹之间的矛盾是一个挑战。

诊断和手术指征

患者女性，54岁，既往有急诊剖腹探查手术史，2年前因自杀未遂被起诉，现因呕吐和腹胀急诊入院。腹部X线检查显示多处小肠气液平面。保守治疗失败后，行剖腹探查术。术中探查见致密的小肠粘连导致梗阻。在粘连松解过程中，距Treitz韧带20cm处发生意外肠穿孔，切除10cm空肠并行手工侧侧吻合。

术后并发症的诊断与治疗

术后第3天，患者出现吻合口漏，再次进行手术。使用手术贴片Tachosil将瘘口处直接封闭。之后，患者由于再次肠瘘和继发性腹腔脓肿，分别施行两次开腹手术。

术后，患者手术正中切口部分裂开并可见2处肠外瘘，大量肠内容物漏出（超过1L/d）（图102.1）。

6个月后，尽管期间采用全肠外营养支持及通过与远端瘘相连的Foley导管进行肠内营养保守治疗，但每日瘘口引流量无明显改善。根据患者意愿，我们采取进一步措施。

再次施行剖腹探查术，解剖肠外瘘及周围组织，切除长约80cm小肠（包括瘘管）残端行手工侧侧吻合术。由于既往腹部手术影响，难以关腹，遂放置微孔c-PTFE补片覆盖筋膜缺损（图102.2）。缝合可关闭的皮肤，利用黑海绵建立封闭式负压引流（vacuum assisted closure，VAC）系统覆盖皮肤缺损（图102.3）。

术后2天，VAC系统开始引流出肠液，每日引出量约400ml，给予进一步处理。移除VAC系统，可见小肠吻合口2处裂开，肠内容物通过补

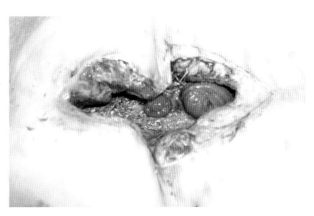

图102.1 部分皮肤裂开，大量肠内容物漏出

315

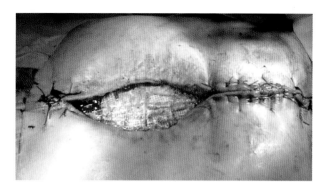

图 102.2 放置 c-PTFE 补片覆盖筋膜缺损

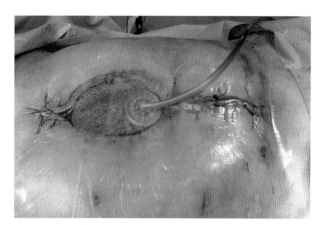

图 102.3 通过封闭式负压引流系统覆盖补片

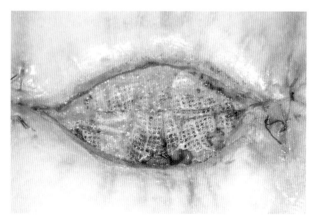

图 102.4 肠内容物通过补片的裂口处排出

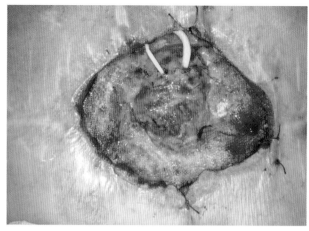

图 102.5 2 处开裂点分别置入 Kehr 管引流肠液控制肠瘘

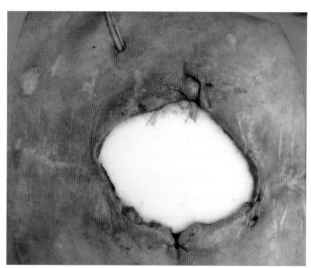

图 102.6 Kehr 管引流流量小于 200ml/d

结论

多次开腹手术后肠外瘘的处理对患者和外科医师来说都是艰难的挑战，积极外科干预还是保守支持治疗目前仍有争论 [1]。

（龚剑锋 译）

参考文献

[1] Bjorck M, D'Amours SK, Hamilton AE. Closure of the open abdomen. Am Surg. 2011;77(Suppl 1):S58–61.

片的裂隙排出（图 102.4）。采取保守方式，用白色海绵替代 VAC 系统覆盖吻合口处暴露的创面，2 处开裂点分别置入 Kehr 管引流肠液控制肠瘘（图 102.5）。8 周后，皮肤状况改善，补片完整，Kehr 管引流流量小于 200ml/d（图 102.6）。再次行剖腹探查及小肠吻合术，使用 Proceed 补片关腹，皮肤行一期缝合。

第103章
腹部开放后的处理和闭合方法

Miguel A.Cuesta, Jurriaan B.Tuynman

关键词 急性胰腺炎；器官衰竭；腹部开放；VAC 治疗；补片；营养；伤口管理

病例 1

诊断和手术指征

患者女性，29 岁，肥胖，因免疫抑制性疾病合并腹痛和肝酶的变化诊断考虑胆总管结石，于外院行 ERCP 治疗。由于 ERCP 时未行乳头切开术，患者在 2 天内逐步发展为坏死性急性胰腺炎，合并多器官衰竭。行气管插管并给予呼气末正压通气压力达 $14cmH_2O$，因合并急性肾功能不全给予紧急血液透析。由于患者 BMI 为 47，存在通气困难并诊断腹腔间室综合征，因此，外科医师取上腹部横切口入腹，引流大量腹腔积液。术后腹腔开放，临时以双 Vicryl 补片关闭。术后第 2 天，补片下方出现大便，并自切口溢出，检查发现漏液来自结肠，遂再次手术。在再次剖腹探查术中，于横结肠近脾区发现一处破口。患者上腹部形成腹茧症，外科医师用闭合器关闭结肠穿孔远端肠管，游离横结肠系膜后，在右中腹行结肠造口术，结肠旁沟和胰腺周围各放置引流管 1 根。腹腔大量冲洗后利用 VAC 系统关闭腹腔（图 103.1）。因通气困难行气管切开术。临床症状有所改善，肾功能恢复，拔除气管插管。患者于重症监护病房治疗 8 周后，已能够前往康复中心，此时患者希望能停止使用 VAC 系统。考虑切口逐步缩小且可见底部肉芽组织增生，医师撤除 VAC 系统。将 Polymm 敷料应用于

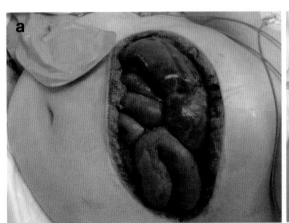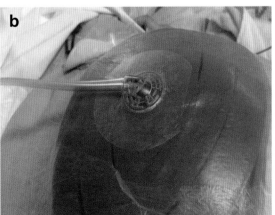

图 103.1 a.腹部开放，右侧结肠造口；b.切口处应用 VAC 系统

切口处。

经过一段时间的观察随访，1 年后患者体重指数 BMI 为 35，并进行再次手术关闭切口和结肠造口还纳。

病例 2

诊断和手术指征

患者女性，71 岁，因择期治疗切口疝而入院。既往曾接受多次手术治疗，15 年前因右侧卵巢低度恶性颗粒细胞瘤行子宫、卵巢切除术。15 年间，患者由于肿瘤复发行切除手术 10 次。最近的一次手术中，因乙状结肠肿瘤侵犯行乙状结肠切除及永久性结肠造口术。切口疝发生在中下腹部偏上。由于治疗复发，开腹手术瘢痕在 3 年前曾用补片治疗，但未成功。患者因切口疝长期困扰，影响生活。在多学科的会诊上，外科医师和妇科医师决定用补片修补切口疝。重要的是 CT 显示左侧闭孔区可疑肿瘤复发，暂无疼痛症状。手术按计划进行，外科医师放置聚丙烯补片。术后第 4 天，患者出现发热，予拆除切口部分缝线以引流脓液。术后第 5 天，可以观察到有肠内容物从切口处流出，考虑来源于横结肠或回肠末端。CT 检查未发现腹腔内脓肿。

对患者进行保守治疗，包括适当的伤口换药及充分的引流、肠内营养、生长抑素及心理支持治疗。

原计划在 6 周后对患者进行再次手术，但在手术前的几天，患者阴道开始有越来越多的肠内容物流出，CT 检查显示发生小肠阴道残端瘘。

手术 3 天后进行（图 103.2），通过切除带瘘管的原瘢痕进入腹部。所有的小肠都是从腹壁和盆腔中分离出来的，其间没有损伤结肠。术中可见 3 个瘘管，其中 2 个沿着腹壁轨迹，第 3 个到阴道残端。采用回肠切除术治疗阴道瘘，其余 2 个均采用水平连续缝合。经过反复检查，排除浆膜缺损的可能，在闭孔处触诊肿瘤，大小约为 5cm×2cm。腹壁以双 Vicryl 补片缝合到筋膜边缘暂时关闭，皮肤逐渐恢复。患者恢复缓慢，3 周后可以转移到再验证中心。

讨论

与此相关的问题是：开放的腹部应该如何处理？

一旦决定腹部开放，根据是否存在肠漏，可采用 3 种不同的方法。分别是：①如果没有肠漏，用可吸收的补片暂时关闭腹腔并引流；②如果切口处有肠漏，用伤口管理系统（具有局部吸引和引流作用）治疗可能是理想的解决方案（图 103.3）。它便于打开或关闭的功能可用于检查和最终处理；③应用 VAC 系统。很明显，对于无瘘的腹部开放，VAC 系统是最佳选择。这个系统可以对切口进行充分的引流，也易于患者管理。在腹部开放并伴有肠瘘的患者中，第一阶段使用能充分引流的伤口管理系统往往有效，VAC 系统可随后用于控制开放的腹部，然后等待至少 6 周或更长时间后再考虑进行确定性手术。

在开腹手术的最终治疗过程中，应闭合瘘管和腹壁。临时用双 Vicryl 补片暂时关闭腹壁，随后，可以对切口疝进行最终闭合[1,2]。

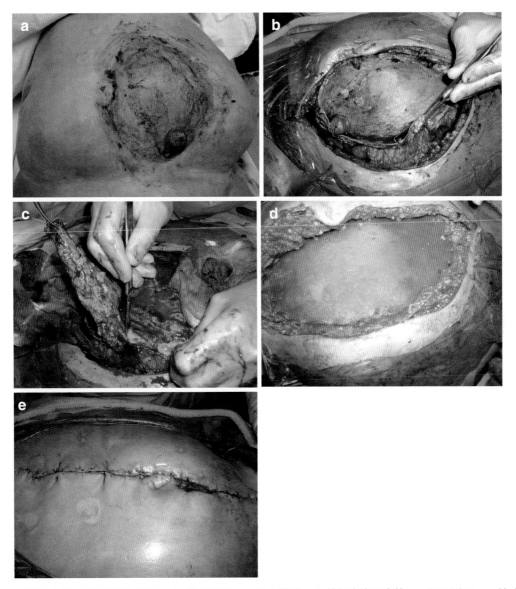

图 103.2 a. 经腹治疗肠瘘后的瘢痕 / 切口；b. 瘢痕切除；c. 进入腹腔；d. 关闭瘢痕和瘘管；e. 用双层 Vicryl 补片关闭腹壁

（龚剑锋 译）

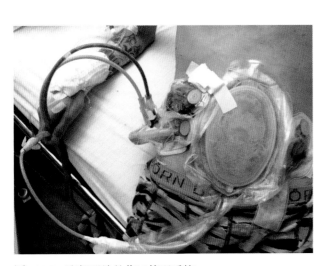

图 103.3 腹部开放的伤口管理系统

参考文献

[1] De Waele JJ, Leppaniemi AK. Temporary abdominal closure techniques. Am Surg. 2011; 77 (Suppl 1):S46–50.

[2] D'Hondt M, Devriend D, van Rooy F et al. Treatment of small bowel fistulae in the open abdomen with topical negative-pressure therapy. Am J Surg. 2011;202:20–4.